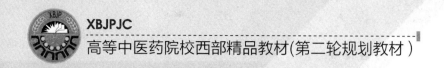

高等中医药院校西部精品教材（第二轮规划教材）

# 内经选读

## （第2版）

（供中西医临床医学及相关专业使用）

主　编　赵　博　周　宜

主　审　张新渝

副主编　李翠娟　柳亚平　汤朝晖　蒋　筱　朱向东

编　者　（以姓氏笔画为序）

王蓓蓓（云南中医药大学）　　　　田炳坤（陕西中医药大学）

朱向东（甘肃中医药大学）　　　　任红艳（甘肃中医药大学）

刘　磊（广西中医药大学）　　　　汤朝晖（成都中医药大学）

李　霞（贵州中医药大学）　　　　李翠娟（陕西中医药大学）

吴筱枫（贵州中医药大学）　　　　余海龙（西南医科大学）

辛小红（新疆医科大学）　　　　　张远哲（贵州中医药大学）

张新渝（成都中医药大学）　　　　周　宜（成都中医药大学）

赵　博（贵州中医药大学）　　　　柳亚平（云南中医药大学）

曹　峰（贵州中医药大学）　　　　蒋　筱（广西中医药大学）

学术秘书　张远哲（贵州中医药大学）

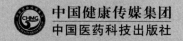

中国健康传媒集团

中国医药科技出版社

## 内 容 提 要

　　本教材是"高等中医药院校西部精品教材（第二轮规划教材）"之一，是在力求保留第一版教材原貌的基础上，集中了西部中医药院校长期从事《黄帝内经》教学、研究的专家教授修编而成。教材分为上篇、下篇和附篇。上篇为《黄帝内经》概论；下篇为原文选读，涉及《素问》原文 36 篇，《灵枢经》原文 24 篇；附篇为《黄帝内经》十三方。

　　本教材为书网融合教材，即纸质教材有机融合电子教材、教学配套资源（PPT、微课、视频、图片等）、题库系统、数字化教学服务（在线教学、在线作业、在线考试）。主要供中医学、中西医临床医学、针灸推拿学、骨伤学、养生学以及康复医学等相关专业使用。

**图书在版编目（CIP）数据**

内经选读/赵博，周宜主编 . —2 版 . —北京：中国医药科技出版社，2019.7

高等中医药院校西部精品教材（第二轮规划教材）

ISBN 978 - 7 - 5214 - 0983 - 3

Ⅰ. ①内… Ⅱ. ①赵… ②周… Ⅲ. ①《内经》– 中医学院 – 教材 Ⅳ. ①R221

中国版本图书馆 CIP 数据核字（2019）第 112204 号

美术编辑　陈君杞

版式设计　友全图文

出版　**中国健康传媒集团** ｜ 中国医药科技出版社

地址　北京市海淀区文慧园北路甲 22 号

邮编　100082

电话　发行：010 - 62227427　邮购：010 - 62236938

网址　www. cmstp. com

规格　889 × 1194 mm $^{1}/_{16}$

印张　18 $^{1}/_{4}$

字数　394 千字

初版　2012 年 7 月第 1 版

版次　2019 年 7 月第 2 版

印次　2019 年 7 月第 1 次印刷

印刷　北京市密东印刷有限公司

经销　全国各地新华书店

书号　ISBN 978 - 7 - 5214 - 0983 - 3

定价　**42.00 元**

获取新书信息、投稿、为图书纠错，请扫码联系我们。

# 数字化教材编委会

主　　编　赵　博　周　宜
主　　审　张新渝
副 主 编　李翠娟　柳亚平　汤朝晖　蒋　筱　朱向东
编　　者　（以姓氏笔画为序）
　　　　　王蓓蓓（云南中医药大学）
　　　　　田炳坤（陕西中医药大学）
　　　　　朱向东（甘肃中医药大学）
　　　　　任红艳（甘肃中医药大学）
　　　　　刘　磊（广西中医药大学）
　　　　　汤朝晖（成都中医药大学）
　　　　　李　霞（贵州中医药大学）
　　　　　李翠娟（陕西中医药大学）
　　　　　吴筱枫（贵州中医药大学）
　　　　　余海龙（西南医科大学）
　　　　　辛小红（新疆医科大学）
　　　　　张远哲（贵州中医药大学）
　　　　　张新渝（成都中医药大学）
　　　　　周　宜（成都中医药大学）
　　　　　赵　博（贵州中医药大学）
　　　　　柳亚平（云南中医药大学）
　　　　　曹　峰（贵州中医药大学）
　　　　　蒋　筱（广西中医药大学）
学术秘书　张远哲（贵州中医药大学）

# 出版说明

"高等中医药院校西部精品教材"自 2012 年由中国医药科技出版社陆续出版以来得到了各院校的广泛好评。为了更新知识、优化教材品种，使教材更好地服务于院校教学，同时为了更好地贯彻落实《国家中长期教育改革发展规划纲要（2010—2020 年）》和《中医药发展战略规划纲要（2016—2030年）》等文件精神，培养传承中医药文明，具备行业优势的复合型、创新型高等中医药院校中西医临床医学专业人才，在教育部、国家药品监督管理局的领导下，在上一版教材的基础上，中国医药科技出版社组织修订编写了"高等中医药院校西部精品教材（第二轮规划教材）"。

本轮教材建设，旨在适应学科发展的新要求，进一步提升教材质量，更好地满足教学需求。本轮教材吸取了目前高等中医药教育发展成果，体现了中西医临床医学的新进展、新方法、新标准；旨在构建具有西部特色、符合医药高等教育人才培养要求的教材建设模式，形成"政府指导、院校联办、出版社协办"的教材编写机制，最终打造我国高等中医药院校中西医临床专业核心教材、精品教材。

本轮教材包含 18 门，其中 14 门教材为新修订教材（第 2 版），主要特点如下。

## 一、顺应当前教育改革形式，突出西部特色

教育改革，关键是更新教育理念，核心是改革人才培养体制，目的是提高人才培养水平。教材建设是高校教育的基础建设，发挥着提高人才培养质量的基础性作用。教材建设应以服务人才培养为目标，以提高教材质量为核心，以创新教材建设的体制机制为突破口，以实施教材精品战略、加强教材分类指导、完善教材评价选用制度为着力点。为适应不同类型高等学校教学需要，需编写、出版不同风格和特色的教材。西部地区作为国家"西部大开发"战略要地，对创新型、复合型、知识技能型人才的需求更加旺盛和迫切。本轮教材是具有西部行业特色的规划教材，有利于培养高素质应用型、复合型、创新型人才，是西部高等医药院校教育教学改革的体现，是贯彻落实《国家中长期教育改革发展规划纲要（2010—2020 年）》的体现。

## 二、树立精品意识，强化实践技能培养，体现中医药院校学科发展特色

本轮教材建设对课程体系进行科学设计，整体优化；对上版教材中不合理的内容框架进行适当调整；内容（含法律法规、临床标准及相关学科知识、方法与技术等）上吐故纳新，实现了基础学科与专业学科紧密衔接，主干课程与相关课程合理配置的目标。编写内容注重突出西部中医药院校特色，适当融入中医药文化及知识，满足复合型人才培养的需要。

参与教材编写的专家以科学严谨的治学精神和认真负责的工作态度，以建设有特色的、教师易用、

学生易学、教学互动、真正引领教学实践和改革的精品教材为目标，严把编写各个环节，确保教材建设质量。

## 三、坚持"三基、五性、三特定"的原则，与执业标准有机结合

本轮教材修订编写将培养高等中医药院校应用型、复合型中西医临床医学专业人才必需的基本知识、基本理论、基本技能作为教材建设的主体框架，将体现教材的思想性、科学性、先进性、启发性、适用性作为教材建设的灵魂，并在教材内容上设立"要点导航"模块对其加以明确，使"三基、五性、三特定"有机融合，相互渗透，贯穿教材编写始终，并且与《国家执业医师资格考试考试大纲》紧密衔接，避免理论与实践脱节、教学与实际工作脱节。

## 四、书网融合，使教与学更便捷、更轻松

本轮教材为书网融合教材，即纸质教材与数字教材、配套教学资源、题库系统、数字化教学服务有机融合。通过"一书一码"的强关联，为读者提供全免费增值服务。按教材封底的提示激活教材后，读者可通过电脑、手机阅读电子教材和配套课程资源（PPT 等），并可在线进行同步练习，实时反馈答案和解析。同时，读者也可以直接扫描书中二维码，阅读与教材内容关联的课程资源（"扫码学一学"，轻松学习 PPT 课件；"扫码练一练"，随时做题检测学习效果），从而丰富学习体验，使学习更便捷。教师可通过电脑在线创建课程，与学生互动，开展布置和批改作业、在线组织考试、讨论与答疑等教学活动，学生通过电脑、手机均可实现在线作业、在线考试，提升学习效率，使教与学更轻松。

本轮教材的编写修订，得到了全国知名专家的精心指导和各有关院校领导与编者的大力支持，在此一并表示衷心感谢！希望以教材建设为核心，为高等医药院校搭建长期的教学交流平台，对医药人才培养和教育教学改革产生积极的推动作用。同时精品教材的建设工作漫长而艰巨，希望各院校师生在教学过程中，及时提出宝贵的意见和建议，以便不断修订完善，更好地为中医药教育事业的发展服务！

中国医药科技出版社
2019 年 3 月

高等中医药院校西部精品教材（第二轮规划教材）

# 建设指导委员会

贺丰杰（陕西中医药大学附属医院）

袁维真（贵州中医药大学）

曹永芬（贵州中医药大学）

常　克（成都中医药大学）

谢春光（成都中医药大学）

谭龙旺（陕西中医药大学）

樊效鸿（成都中医药大学）

戴恩来（甘肃中医药大学）

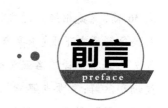

"澄其源而流自清，灌其根而枝乃茂"（明·李中梓）。中医学传世古籍"处则充栋宇，出则汗牛马"（唐·柳宗元）。然《黄帝内经》是现存的中医学经典之首，是中医学理论体系的创建者和引领者，几千年来一直决定和影响着中医学的发展方向和进程，被誉为"言大道"的医家之宗，为历代医者必修之书。在高等中医药院校西部精品教材建设委员会的策划和指导下，《内经选读》（第二版）教材在力求保留第一版教材原貌的基础上，集中了西部中医药院校长期从事《内经》教学、研究的专家教授重新修编而成。

一、编撰宗旨

继承和传授《内经》原著的学术思想，忠实于经典的原貌风格，力求展现和阐释原创中医学理论体系的基本内容、思想观念与思维方法，以培养学生阅读和研习经典医籍的素养和能力为目标，为培养和夯实学生中医思维和临床运用经典理论的自觉性，精选《内经》原著中理论悠久、思想深邃、论述精辟、命题重要、学术渊源和临床具有重要指导作用的相关原文。

为适应国家执业医师资格考试和各种职业资格考试的需要，依照国家执业医师资格考试大纲等要求，为培养实用型、复合型、技能型人才的需要，在编撰和修订时还注重全面覆盖、重点阐释、联系临床、适应考试的原则，使教材的结构、选篇以及重点阐述内容更能满足学以致用的需求。

二、编撰思路

本次修订教材在汲取各版教材优点的基础上，紧密结合新时代对高等中医药人才培养的要求，在力求完整地继承《内经》原著风貌和原创理论体系的基础上，秉持与时俱进的理念，对编写体例与内容表现等方面进行了改进和提高。

1. 保持原著原貌。对具有重要学术思想、理论价值以及对临床医学发展具有奠基作用的原文，采用全选和节选，按照《素问》和《灵枢》原文篇章顺序进行排列，保证原文内容、逻辑性和完整性不被割裂。

2. 坚持五性原则。坚持教材的继承性、系统性、科学性、先进性和实践性。首先，坚持对《内经》原文原貌的继承，保证原创思想和理论系统的完整性，对原文的分析、阐释和理解坚持科学引导；其次，把近现代相关研究的成果引入于相关篇章中，以体现《内经》理论的不断发展；最后，注重选取对临床医学发展和实践具有重要意义的相关篇章。

3. 秉持三精原则。在满足本科教学和执业医师资格考试大纲要求的基础上，精选《素问》和《灵枢》相关原文，避免过多、过繁或重复的弊端，原则上只对疑难章句或字词进行校注。同时，对重要的命题、理论进行深度解析或拓展，以促进学生自学能力的培育。

三、编撰体例

原文依据明·顾从德刻本《素问》和明·赵府居敬堂刊本《灵枢经》（人民卫生出版社 2012 年印本）为蓝本，简体字排版。

教材结构分为上篇、下篇和附篇。上篇为《黄帝内经》概论；下篇为原文选读，涉及《素问》原文 36 篇，《灵枢经》原文 24 篇；附篇为《内经》十三方。

每篇原文下设："要点导航"旨在突出本篇的重点与难点教学内容及必须掌握的学术思想；"篇名释义"正确解释篇名涵义；"原文阅习"引导进入原文阅读研习；"校勘注释"对重点章句或字词进行校勘和注解；"要点解析"对重要理论、观点、命题等进行深入解析、全面理解和联系临床实践。"复习思考题"供课后练习使用。

本教材为书网融合教材，即纸质教材有机融合电子教材、教学配套资源（PPT、微课、视频、图片等）、题库系统、数字化教学服务（在线教学、在线作业、在线考试）。主要供中医学、中西医临床医学、针灸推拿学、骨伤学、养生学以及康复医学等相关专业使用。

四、编撰分工

教材采用主编责任制，由全体编委分工编写和修订。张新渝执笔"《黄帝内经》概论"和"痹论篇第四十三"；周宜执笔"金匮真言论篇第四（节选）"和"阴阳离合论篇第六（节选）"；李翠娟执笔"脉要精微论篇第十七（节选）""至真要大论篇第七十四（节选）"和"经脉第十（节选）"；柳亚平执笔"灵兰秘典论篇第八（节选）""玉机真脏论篇第十九（节选）""本输第二（节选）"和"本神第八"；汤朝晖执笔"五脏生成篇第十（节选）""脏气法时论篇第二十二（节选）"和"厥论第四十五"；蒋筱执笔"四气调神大论篇第二（节选）""营卫生会第十八""逆调论篇第三十四"和"五癃津液别第三十六"；朱向东执笔"异法方宜论篇第十二""举痛论篇第三十九""标本病传论篇第六十五（节选）"和"奇病论篇第四十七（节选）"；王蓓蓓执笔"经脉别论篇第二十一（节选）""痿论篇第四十四""水热邪论篇第六十一（节选）"和"本脏第四十七（节选）"；田炳坤执笔"上古天真论篇第一（节选）""调经论篇第六十二（节选）""百病始生第六十六"和"天年第五十四"；任红艳执笔"五脏别论篇第十一""疏五过论篇第七十七""五常政大论篇第七十（节选）"和"决气第三十"；李霞执笔"汤液醪醴论篇第十四""太阴阳明论篇第二十九""水胀第五十七"和"贼风第五十八（节选）"；刘磊执笔"玉版第六十（节选）""癫狂第二十二（节选）""口问第二十八（节选）"；余海龙执笔"六节藏象论篇第九（节选）""咳论篇第三十八"和"宣明五气篇第二十三"；曹峰执笔"平人气象论篇第十八（节选）""顺气一日分为四时第四十四（节选）""移精变气论篇第十三（节选）"和"五变第四十六（节选）"；吴筱枫执笔"热论篇第三十一""风论篇第四十二（节选）"和"附篇"；张远哲执笔"邪客第七十一（节选）""九针论第七十八（节选）""五色第四十九（节选）"和"脉度第十七（节选）"；辛小红执笔"海论第三十三""大惑论第八十（节选）""痈疽第八十一（节选）"和"五味第五十六（节选）"；赵博执笔"阴阳应象大论篇第五（节选）""生气通天论篇第三"和"评热病论篇第三十三"。由赵博、周宜修改和统稿。

本版教材特邀张新渝教授担当主审。同时，编写过程中得到了高等中医药院校西部精品教材建设委员会亲切关怀和中国医药科技出版社的倾力支持以及各院校的鼎力相助，在此一并致谢。

编　者

2019 年 4 月

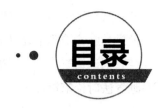

# 上篇

# 《黄帝内经》概论

　　《黄帝内经》（以下简称《内经》），是我国现存最早、最完备的医学巨著，中医学经典著作之首。它集中反映了中华民族古代医学的伟大成就，系统创立了中医学独特的理论体系，牢固奠定了中医学的发展基础。

　　两千多年来，正是在《内经》所揭示的理论原理、思维方式以及运用技能等指导下，中医学才得以不断地发展，历代无数的大医名著才得以辈出，中华民族的身心健康与种族繁衍才得以保障，其至今仍发挥着巨大的作用。因此，《内经》被历代医家尊崇为"医家之宗""至道之宗"，古往今来一直是研习中医学的群经之首、必修之书。

# 第一章 《内经》成书沿革

扫码"学一学"

> **⟐要点导航**
>
> 1. 《内经》创作与成书年代。
> 2. 《内经》作者与书名由来。
> 3. 《内经》历史沿革。

## 第一节 成书年代

关于《内经》的成书年代，历代医家与学者各有其说，归纳起来主要有四种。

### 一、黄帝时期

持此说者，如北宋·林亿在《重广补注黄帝内经素问·序》中云："（黄帝）乃与岐伯上穷天纪，下极地理，远取诸物，近取诸身，更相问难，垂法以福万世。于是雷公之伦，授业传之，而《内经》作矣。"所以言此，实囿于书名冠有"黄帝"，而内容又以黄帝与众臣问答的形式所表述的。

事实上，在结绳记事的黄帝时代，其文字水平、医学与其他自然科学、人文科学都不可能达到《内经》如此高的水平与成就，很难写出这样的宏篇巨著。何况《素问·上古天真论》开篇即云"昔在黄帝"，就已表明《内经》成书当在黄帝之后，故此说显然有可疑之处。其实，自古就有学者提出质疑，如北宋·司马光在《传家集·与范累仁第四书》中云："然谓《素问》为真黄帝之书，则恐未可。黄帝亦治天下，岂可终日坐明堂，但与岐伯论医药针灸耶？"

### 二、战国时期

持此说者自古甚众，尤以北宋学者为多，如北宋·邵雍在《皇极经世·心学》中云："《素问》《阴符》，七国时书也。"同期的程颢在《河南程氏遗书》中云："《素问》之书，必出于战国之末，观其气象知之。"清·魏荔彤在《伤寒论本义·自序》中亦云："轩岐之书，类春秋、战国人所为，而托于上古。"

事实上，战国时期我国由奴隶社会进入封建社会，铁器已广泛使用，随着社会制度的进步、生产力的提高，人们的认识能力也大大提高，文化学术也达到了空前的繁荣，故从春秋末期至战国，诸子蜂起，百家争鸣，争相著述，如《论语》《老子》《孙子兵法》《墨子》《孟子》《庄子》《管子》《易传》《韩非子》《吕氏春秋》等不朽著作，得以相继问世，而《内经》一书应时而现，也是理所当然。

### 三、战国秦汉时期

持此说者也不少见，如《传家集》说："此周汉之间，医者依托以取重耳。"明·方孝儒在《逊志斋集·读三坟书》中亦云："然世之伪书众矣，如《内经》称黄帝，《汲冢书》称周，皆出战国秦汉之人。"

### 四、两汉时期

持此说者亦不乏见，以明代学者为主，如明·顾从德在《重雕素问序》中云："（《内经》）广于秦越人、阳庆、淳于意诸长老，其人遂似汉人语。"明·郎瑛在《七修类稿》中亦云："《素问》文非上古……以为淮南王之作。"日本医家丹波元简亦认为："此经设为黄帝岐伯之间问答者，亦汉人所撰著无疑。"

其实，秦汉也好，两汉也罢，孔孟老庄、孙荀韩吕等诸子文献，已然问世于春秋战国，其后的秦朝两汉更是华夏一统，书同文，车同辙，度量衡同制，《内经》问世于此时期，亦属顺理成章。

然而，《内经》究竟成书于何时？当今学术界比较统一的看法是，成书过程与成书时间概念不同，应予分开。从文化发展的逻辑上看，此看法较为公允。

所谓成书过程，即内容形成，是指由经验到理论、由感性到理性、由零碎到系统，通过认识上的积累到升华，最终形成理论体系的过程。目前较一致地认为《内经》的内容形成当在春秋战国至秦汉时期。

任何的科学理论都是在生活、生产的实践过程中，从无意的发现、初步的认识，然后加以反复刻意的验证、深入的分析，最终进行总结升华而形成，《内经》理论亦不例外，当然过程极为漫长。从春秋战国至秦汉这段历史时期的社会背景、认识能力、科技成就、文化氛围、文字水平等来看，《内经》的内容形成于此是客观的、完全可能的。

所谓成书时间，即指以文字为载体，用书面语言把已经形成的理论编撰成书，并刊行于世的时间。目前较一致地认为《内经》的成书时间当在西汉中晚期（公元前91年至公元前26年）期间。

所以言此，盖因《黄帝内经》之名，在现存文献中，虽首见于东汉·班固所著的《汉书·艺文志》，但该内容却是根据西汉末年的《七略·艺文志》"删其要，以备篇籍"而成。《七略》是刘向、刘歆父子奉诏收集整理的我国第一部图书分类目录，成书于汉成帝河平三年（公元前26年），惜已散佚。成书于汉武帝太初元年至征和二年间（公元前104年至公元前91年）的《史记》，作为我国第一部通史，记载了从黄帝时代至汉武帝时代长达三千余年的历史，收录了包括该时段众多的医史人物与医学著作在内的历史资料，其中许多书籍如《上下经》《五色》《奇恒》《揆度》等，也曾被《内经》所引用而证实。可《史记》却偏偏没有《黄帝内经》亦或《内经》这部宏篇巨著的书名，考虑《内经》不至于被遍览朝廷藏书、周游全国各地、博闻广见、阅历丰富、治学严谨的司马迁所疏漏，其结论只能是此时《内经》尚未成书流传。

因此，《内经》的成书时间当在《史记》之后、《七略》之前。其中有些段落、篇章可能更晚，属于后人所补充。如"六节藏象论"的第一段，在南朝全元起注本、隋·杨上善的《黄帝内经太素》中皆无，而其内容又与七篇大论的运气学说相同，故北宋·林亿等疑为唐·王冰所补。又如"灵兰秘典论"有云"胆者，中正之官""膀胱者，州都之官"，而中正与州都皆是三国魏文帝延康元年才有的官职，在西晋·皇甫谧《针灸甲乙经》中更无本篇内容，故该篇应在《针灸甲乙经》之后。至于"天元纪大论""五运行大论""六微旨大论""气交变大论""五常政大论""六元正纪大论""至真要大论"与"刺法论""本病论"所载之运气学说，王冰整理《素问》之前不见流传，整理之后前七篇大论竟赫然在书，故历代有疑前七篇为王冰整理时所补入，而后二篇连王冰整理本亦无，故古今皆谓乃唐宋间所补之伪书。

# 第二节　作者书名

## 一、作者为何

《内经》的作者，现今已无从考证。但从《内经》的内容形成到书成流传，长达数百年。观其内容虽在一个理论体系之下，许多具体观点却并不统一；各篇论述有粗精之分、文笔有深浅之别、风格有明显之异，显非一时一人之作。就整体内容而言，博大精深，上穷天纪，下极地理，中晓人事，素有中医学"百科之母""百科全书"之称，绝非一人所能成就。由此，完全可以推定，《内经》一书是古代各地无数医家的集体创作，是古代医学的论文汇编。

## 二、书名由来

《黄帝内经》冠名为"黄帝"，古今皆谓托名；至于《内经》之名，古今说法不一。

之所以托名"黄帝"，多谓此乃汉代托古学风之时尚，借以表明源远流长或学有根本，以取其重。正如《淮南子·修务训》所云："世俗人多尊古而贱今，故为道者，必托之于神农、黄帝而后能入说。"司马光亦谓："此周汉之间，医者依托以取重耳。"诚然，黄帝本人及其时代不可能写出《内经》；黄帝其人及事是否有实，司马迁也早已存疑。其实，与其说黄帝是一个人，还不如说黄帝是一个民族的代表，或一种民族精神的寄托，更为可信。那么，《内经》作为中华民族与疾病作斗争的智慧结晶，冠以民族象征者之名，则是理所当然。从更深层次上讲，传说中的中华民族祖先能人贤者甚多，如三皇五帝之类，为何单单冠以"黄帝"？实因相传黄帝恤百姓之病痛、悯黎民之疾苦，而创医学、救苍生、传后世，这在《内经》中多次得到赞述，故后人因赞其仁慈、彰其贤能、仰其伟业，而冠其英名。恰如东汉问世之《神农本草经》《扁鹊八十一难经》，"神农……尝百草之滋味、水泉之甘苦，令民知所避就，当此之时，一日而遇上七十毒"（《淮南子·修务训》），"扁鹊名闻天下，过邯郸，闻贵妇人，即为带下医；过洛阳，闻周人爱老人，即为耳目痹医；来入咸阳，闻秦人爱小儿，即为小儿医，随俗而变"（《史记·扁鹊仓公列传》），因敬前者之仁，表后者之能，故隐去撰者而冠神农、扁鹊，以昭示前者之义、后者之才，实与冠之黄帝一样，皆乃感佩之举。

《内经》之名，古说众多。其实"内经"与"外经"相对，据《汉书·艺文志》所载古代医经有七家，即《黄帝内经》与《外经》《扁鹊内经》与《外经》《白氏内经》与《外经》《旁篇》。除《旁篇》外，均为"内经"与"外经"，其分内、外，即上、下篇，或姊妹篇，别无深意，其他之说，似嫌玄虚。至于"经"，与"典"义同，皆有重要、法则、规范之义，故二字常合并使用，称之为"经典"；亦有谓"经"，乃指绢布之经线，其与纬线交叉有序则绢布无暇，依然与上述义同。在中国古代文化中，凡认为重要、宝贵之文献，皆冠之以"经"，如《诗经》《易经》《书经》《孝经》《四书五经》《十三经》等，《内经》亦不例外。在中医学文献中，被称之为"经"的，如《扁鹊八十一难经》《神农本草经》《针灸甲乙经》《中藏经》《脉经》等，均示其重要、宝贵，为学中医者所必修之书籍、必遵之法则。

《内经》全书，分《素问》《灵枢》两部，各八十一篇，所论内容，各有侧重，又有交叉，密切联系，浑然一体。

《素问》之名，自古说法不一。如南梁·全元起认为："素者，本也；问者，黄帝问岐伯也。方陈性情之源、五行之本，故曰《素问》。"林亿则谓："按《乾凿度》云：夫有形者生于无形，故有太易、有太初、有太始、有太素。太易者，未见气也；太初者，气之始也；太始者，形之始也；太素者，质之始也。气、形、质具，而痾瘵由是萌生，故黄帝问此太素，质之始也。《素问》之名，义或由此。"而明·马莳却认为："《素问》者，黄帝与岐伯、鬼臾区、伯高、少师、少俞、雷公六臣平素问答之书。"其后明·张介宾亦谓如是："平素所讲，是谓《素问》。"如今大多谓此说，符合实际与情理。

《灵枢》之名，历代亦有分歧。如马莳谓："医无入门，术难精诣……谓之曰《灵枢》者，正以枢为门户，阖辟所系，而灵乃至圣至元之称，是书之切，何以异是。"张介宾则谓："神灵之枢要，是为灵枢。"日本丹波元胤却认为："今考《道藏》中有《玉枢》《神枢》《灵轴》等之经，而又收入是经，则《灵枢》之称，意出羽流者欤！"其实，上古之人朴实无华，以名表实，并不刻意深奥隐晦。正如《内经》就是上篇、《素问》乃平素之问答。至于《灵枢》，则因其重在针灸神奇之效，源于方法，是为关键，故名。正如今时大家任应秋所说："灵者，验也。针灸的疗效，至为灵验，但必须得其刺法之枢机（指关键——编者）而后灵，故名之曰《灵枢》。"而其他的"解释得并不透彻，反而神秘化了"，实在精辟。

## 第三节　版本沿革

《内经》一书从见名成书，至今已两千多年，其在历史上，辗转流传，几经整理，乃至于今。

《内经》之名，在现存文献中，首见于《汉书·艺文志》，共有十八卷，但没有确切指出乃由《素问》与《灵枢》所组成，亦无这两部书的名字。直到《针灸甲乙经·序》才明确指出："按《七略》《艺文志》，《黄帝内经》十八卷，今有《针经》九卷、《素问》九卷，二九十八卷，即《内经》也。"这种说法延续到今天。

《素问》之名，最早见于东汉·张机所著的《伤寒杂病论·序》："撰用《素问》《九卷》《八十一难》《阴阳大论》《胎胪药录》，并平脉辨证，为《伤寒杂病论》，合十六卷。"然而，其具体内容是什么不得而知，因为该书中并没有引用《内经》的原文。而在《针灸甲乙经》中，虽有原文，却与后世文献所载亦有差异；且《素问》《灵枢》内容混合，并未处处细分。至全元起首次对《素问》注释训解，此时第七卷已佚，只存八卷，更可惜者全元起注本及其注解在宋以后也已亡佚。至杨上善撰注《黄帝内经太素》，保存了王冰改动以前的《内经》原文，按专题分门别类，并予注释，遗憾的是此书自宋元以后已有残缺，至今不全。时至唐代宝应元年，王冰有感于《素问》"世本纰缪，篇目重叠，前后不伦，文义悬隔，施行不易，披会亦难"，于是据所"受先师张公秘本""兼旧藏之卷"，对其讹误内容，经过分合增删、校勘整理、重新编次，分为二十四卷，并予全面注解；后经林亿等校正，从此历代虽多次翻刻，内容未再有重大改易，流传至今。

《灵枢》，最早称作《九卷》，亦始见于《伤寒杂病论·序》，西晋·王熙在《脉经》中亦称《九卷》。其后不久的《针灸甲乙经·序》才始名《针经》，之所以名此，似乎与《灵枢》之首篇"九针十二原"，开篇所言"先立针经"有关。然《针灸甲乙经》在引用《灵枢》经文时，亦有称之为《九卷》，验其文字与今时《灵枢》相同，显然同为一书。《灵枢》之名，首见于王冰整理的《素问·序》与注解中之引文。然而在具体的引文时，王冰时而称《灵枢》、时而称《针经》，正如林亿在《新校正》中云："王氏之意，指《灵枢》为《针经》也。"考《宋史·艺文志》有"《黄帝灵枢》九卷""《黄帝针经》九卷"，足证唐宋时期两书并存。至北宋元祐八年（公元1093年）高丽进贡，献有《黄帝针经》，哲宗诏颁天下而重现于世，后至南宋绍兴乙亥年（公元1155年），经史崧"校正家藏旧本《灵枢》九卷，共八十一篇，增修音释，附于卷末，勒为二十四卷"，历代翻刻，流传至今。

总之，在历史上，《灵枢》的书名变化虽多，然其内容却增损不多；《素问》的内容多有改变，然其书名却一直没变。

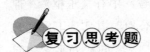 **复习思考题**

1. 如何理解《内经》内容创作与编撰成书的时间？
2. 请简述《内经》《素问》《灵枢》在历史上的沿革。

（张新渝）

# 第二章　《内经》基本内容

> 🖐️ **要点导航**
>
> 1. 《内经》理论体系的基本内容。
> 2. 《内经》学术观念的基本认识。
> 3. 《内经》最主要的基本方法与表述特点。

## 第一节　理论体系

扫码"学一学"

所谓理论体系，乃指若干相互关联的理论构成的完整、系统的知识整体。《内经》的理论体系概而言之，十分丰富、博大精深，素有中医学"百科之母""百科全书"之称。除医学的理论知识外，还涉及天文、气象、地理、历法、心理、生物等许多学科的知识，正如明代大医学家张介宾在《类经·序》中所云："上极天文，下穷地纪，中悉人事，大而阴阳变化，小而草木昆虫，音律象数之肇端，脏腑经络之曲折，靡不缕指而胪列焉。大哉！至哉！"就医学内容而言，大体可归纳为 10 个方面。

### 一、阴阳五行学说

阴阳学说与五行学说，原本是我国古代的哲学理论，属于古人对自然万物的物质属性及其运动规律的认识范畴。《内经》中的阴阳学说、五行学说，则是古代哲学与医学实践相结合的产物，既是医学的理论，也是说理的工具，并贯穿于整个《内经》理论体系的始终、医学内容的各个方面。

阴阳学说，就其代表的属性而言，源于古人对自然万物、客观现象及其运动态势等的观察与归纳，并加以抽象、概括，表示两个相关事物或同一事物两个相关方面对立相反的属性。如"天为阳，地为阴""日为阳，月为阴"（《素问·阴阳离合论》），"水为阴，火为阳""万物之上下""血气之男女""阴在内……阳在外""阴静阳躁""阳化气，阴成形"（《素问·阴阳应象大论》）等皆是。这些征象或态势普遍存在于自然万物的发生发展中，无处不在，无物不有，虽然纷繁无限，然而判定属阴属阳的唯一准则是各自所代表的特定属性，故《素问·阴阳离合论》云："阴阳者，数之可十，推之可百；数之可千；推之可万；万之大不可胜数，然其要一也。"

就其所具有的作用而言，《内经》认为阴阳对立的结果，可向两方面转化：一是协调被破坏而出现偏胜偏衰，事物出现异态，其极端表现则是阴阳离决，事物也就消亡，从而表现出阴阳相败相杀的毁灭作用；二是则通过交感、互根、消长、转化等固有规律的变化，化生万物或在胜衰的基础上重建协调，从而表现出阴阳相生相成的化生作用。这是自然万物发生与消亡、变化与发展的总根源；其所表现出来的规律，也就是自然万物运动变化的总规律，阴阳法则也就成为分析、归纳自然万物运动变化的总法则。故《素问·阴阳应象大论》云："阴阳者，天地之道也。万物之纲纪，变化之父母；生杀之本始，神明之府也。"

就在医学中的运用而言，《内经》认为"生之本，本于阴阳"（《素问·生气通天论》），即生命的发生、存在与发展的过程，皆源于阴阳的作用；而"人身有形，不离阴阳"（《素问·宝命全形论》），举凡脏腑经络、气血精神、形体百骸，从物质到功能无不存在着对立互根、消长转化的阴阳关系；至于"阳化气，阴成形"，与阴阳的升降出入，则是物质代谢、生命活动的基本形式。因此，"阴平阳秘"（《素问·生气通天论》），是生命存在与健康的标志；而阴阳的盛衰失调、升降出入反常，则是疾病发生、发展与变化的根本原因与基本机制，所谓"阴阳更胜之变，病之形能也""阴阳反作，病之逆从也"（《素问·阴阳应象大论》）即是；至于"阴阳离决"（《素问·生气通天论》），则是生命的终结。由此，"察色按脉，先别阴阳"（《素问·阴阳应象大论》），则是诊察病情、分析病机的先决要求；而"谨察阴阳所在而调之，以平为期"（《素问·至真要大论》），"法于阴阳"（《素问·上古天真论》），"圣人陈阴阳"（《素问·生气通天论》），也就成为治疗疾病与养生防病的根本法则。

五行学说，乃根据自然界木、火、土、金、水五类物质，所显示出的五种属性及其之间所存在的生克制化关系，加以概括，借以说明自然万物存在的复杂联系与运动变化。五行学说中的木、火、土、金、水，已不再是该物质的名称，而分别代表生长、升发、条畅，炎热、上升、温煦，承载、受纳、化生，沉降、肃杀、收敛，凉润、下行、闭藏等属性。至于五行之间依序的资生、促进与制约、克服，以及生中有克、克中有生的关系，则是维系事物之间协调稳态，推动事物运行不息的根本所在；五行中的任何一行，一旦出现有余或不及，就会因生、克的太过或不及，打破五行之间的协调关系，事物的运行轻则紊乱、重则毁灭。是故《素问·六微旨大论》云："亢则害，承乃制，制则生化，外列盛衰，害则败乱，化生大病。"

《内经》对五行学说的运用，主要有两方面。①归类同构事物，阐明普遍联系。《内经》认为大千世界、纷纷繁繁，但并非杂乱无章、无序可循，而是有着有机的联系。《内经》根据同质同象的原则，依照五行的特定属性，将自然界的天象、季节、气候、方位、地域、颜色、气味，以及发展过程、变化态势等，分为五个同构系统，其之间的生克制化，维持着自然万物的生化不息；同时将人体的脏腑官窍、形体组织等结构，以及脏腑功能、形体动态、精神活动、气质禀赋等，也分为五个同构系统，建立了以五脏为中心、内外联系的五个生理系统，其之间的生克制化，维系着生命过程的运动不止；此外，还将人体的五行系统与自然万物的五行系统紧密联系，正是这种联系维护着人与自然万物的协调与共存。如此归类，使复杂多变、漫无头绪的自然万物及其现象系统化、条理化、形象化，并成为有条不紊的整体。②阐释生理病理、指导诊断治疗。以五行属性说明脏腑生理功能或特性，当脏腑功能发生偏胜偏衰，相互间生克制化的稳态协调就会被破坏，从而出现相生不及或相生太过、乘我我乘或侮我我侮的病态关系。正如《素问·五运行大论》所云："气有余，则制己所胜而侮所不胜；其不及，则己所不胜侮而乘之，己所胜轻而侮之。侮反受邪，侮而受邪，寡于畏也。"根据这个被破坏的关系所表现出来的偏差，即病变，就可以辨别病机、明确诊断、确立治法、补偏救弊、抑强扶弱，重建生克制化的稳态协调。恰如

《素问·气交变大论》所云："五运之政，犹权衡也。高者抑之，下者举之，化者应之，变者复之，以应生长化或收藏之理，气之常也。"

需指出，相比较而言，阴阳学说的概括性更高、原则性更强，而五行学说的概括性更为具体、特殊性更强；阴阳中包含着五行，五行中亦包含着阴阳；而人体的五脏六腑各有阴阳属性的不同，也各有五行特征的区别，即《灵枢·官能》所云："言阴与阳，合于五行，五脏六腑，亦有所藏，四时八风，尽有阴阳。"故而《内经》更多的是将其结合在一起来说明自然万物，尤其是人体生理病理的变化，两者浑然一体，难以分割，共同成为《内经》理论体系中的重要内容。

## 二、藏象学说

藏，指藏（cáng）于体内的藏府，又多写成脏腑；象，指其功能活动表现于外的征象。藏象之概念乃中医学所特有，源于《素问·六节藏象论》。藏象学说，是《内经》揭示人体脏腑经脉、形体官窍、精气血津以及体质差异等的形态结构、生理功能及其相互关系的理论。

在《内经》之前，人们对脏腑的认识极为混乱，正如《素问·五脏别论》所云："方士或以脑髓为藏，或以肠胃为藏，或以为府"，而且"皆自谓是"，极不利于医学的运用与发展。《内经》以古代人体解剖知识为基础，以长期对生理、心理、病理现象的观察，以及治疗后的验证为依据，从脏腑的功能特征着手，界定了脏腑的分类，创立了以五脏为核心，通过物质上的互用、功能上的促进、经脉上的联系，分别与六腑、奇恒之腑、形体官窍相联系的五脏系统；并确定了各自的功能作用，在心的主宰下得以完成与协调；还揭示了其与精神活动、自然环境的联系，确立了完整的藏象学说，形成了人体内部有机统一、与外部有机统一的整体观念。

从总体上讲，五脏具有化生、"藏精气而不泻"的功能作用，具有"满而不能实"的特点；六腑具有受纳、"传化物而不藏"的功能作用，具有"实而不能满"的特点；奇恒之腑亦"藏于阴"而"藏而不泻"（《素问·五脏别论》）。

需指出，肝、心、脾、肺、肾的名称，最初虽也源于解剖所见而具体有所指，但在藏象学说中已不仅是某实质器官的含义，而是五大生理系统的代称，既包括一定物质脏器在内，更是若干生理、心理现象的综合。其是一个生理单位，与西医学器官的同名概念不尽相同。藏象学说的产生，主要源于观察、类比，与以解剖和实验为基础的西医学有别，故而"象"是主要的。正常之象，是认识内在脏腑生理功能的依据；而异常之象则为疾病的症状，是分析内在脏腑病理变化的依据。因此，藏象学说是《内经》研究人体的核心理论，也是临床各科辨证论治最重要的理论基础。

## 三、经络学说

经络，是人体的重要组成部分；经络学说，属于《内经》理论体系中有关人体构成的核心内容之一。在《内经》里，它仍属于藏象学说的内容，因其内容丰富、相对独立，故而单列介绍。

经络主要分为经脉和络脉，合称经络。经脉为主干，又分为十二正经与奇经八脉。十二正经，各自隶属于某一脏或腑，并与其所对应的腑或脏相联络、所属经脉相交接，构成表里相合关系。其分布左右对称，纵行上下，深行在里；循行在手者称为手经，循行在足者称为足经；循行于形体内侧、连属于脏者，称为阴经；循行于形体外侧、连属于腑者，称为阳经。十二正经既有各自独立的循行路径，又有手之三阴胸内手、手之三阳手外头、足之三阳头外足、足之三阴足内腹的基本规律。十二正经按肺手太阴、大肠手阳明、胃足阳明、脾足太阴、心手少阴、小肠手太阳、膀胱足太阳、肾足少阴、心主（即心包络——编者）手厥阴、三焦手少阳、胆足少阳、肝足厥阴，依次交接、首尾相连；其中，阴经与阳经交接在四肢末端，阳经与阳经交接在头部，阴经与阴经交接在胸内。此外，还有十二经别、十二经筋、十二皮部，因分别属于十二正经别出的支行、十二正经循行部位上分布在筋肉的系统、十二正经在体表部位的反应区，故均按十二正经命名，属于十二正经系统。奇经八脉，只有任脉由下而上纵行于身前正中、督脉由下而上纵行于身后正中、并在面部交接，带脉绕腰一周、连络约束纵行经脉，冲脉、阴维脉、阳维脉、阴跷脉、阳跷脉的循行有其自身的特征，整个奇经八脉相互间没有表里相合关系，与脏腑也无隶属联系。络脉为网络，有别络、浮络、孙络之别，纵横交错，网络全身，循行较浅。

就经络的作用而言，在生理上，由于庞大的经络系统，"内属于藏府，外络于支节"（《灵枢·海论》），表里上下前后左右，网络全身无处不到，因而具有沟通、联系的作用，人体才得以联结成一个有机统一的整体；同时，由于能"行气血而荣阴阳，濡筋骨，利关节"（《灵枢·本脏》），"内溉脏腑，外濡腠理"（《灵枢·脉度》），因而具有承载、运输的作用，形体内外组织才得到气血濡养、各种生理活动才得以正常维持。在病理上，疾病的传变，外感疾病由表入里，内伤疾病脏腑相传，多以经络为传变的途径；至于诊法中的"三部九候法""人迎寸口法""寸口脉法"等重要诊法，治疗中的针刺艾灸、推拿按摩、药物归经等具体运用，无一不是通过观察经络气血而进行诊断，刺激经络以调节气血阴阳、脏腑功能而进行治疗的。所以经络"能决死生，处百病，调虚实"（《灵枢·经脉》）。

此外，《内经》还详细论证了经络本身在病理状态下的具体病候，记载了十二正经、任督二脉的俞（输、腧）穴，以及井、荥、输、经、合、原、络、俞、募等特殊穴位的分布，以及在治疗中的运用。

经络理论在人体构成、生理、病理、诊断、治疗，尤其是针灸学中具有重要的意义与指导作用，所以《灵枢·经别》云："夫十二经脉者，人之所以生，病之所以成，人之所以治，病之所以起，学之所始，工之所止也。"

## 四、血气精神学说

血气精神，亦属于人体的生理构成。血气精神学说是《内经》阐述血气精神化生、作用和其相互之间及与五脏之间关系的理论。因其由五脏所化生与贮藏，严格地讲依然属于藏象学说的范畴，但因其内容丰富与相对独立，故单列介绍。

从总体上讲，《内经》认为"精、气、津、液、血、脉"皆"为一气耳"（《灵枢·决气》），即都是滋养形体、维系生命的宝贵物质；神是对整个生命活动及其征象的概括，即今之所谓广义之神；又是对整个精神活动的概括，即今之所谓狭义之神，皆为生命之根本。故《灵枢·本脏》有云："人之血气精神者，所以奉生而周于性命者也。"同时，《内经》认为"人始生，先成精"（《灵枢·经脉》），"血气已和，营卫已通，五脏已成，神气舍心，魂魄毕具，乃成为人"（《灵枢·天年》）。显然，血气精神皆源于先天，与生俱来；其在后天，则皆以"五谷与胃为大海也"（《灵枢·决气》），即以胃中水谷精微为源泉，经脏腑功能所化而生生不息。

就具体而言，血乃"中焦受气，取汁，变化而赤"（《灵枢·决气》）所生，中焦"受气者，泌糟粕，蒸津液，化其精微，上注于肺脉，乃化而为血"（《灵枢·营卫生会》）。可见，血（包括津液），在后天皆由中焦脾胃受纳运化饮食水谷，汲取其精微，变化而成；并在经脉的运载下，内至五脏六腑，外达皮肉筋骨，"以奉生身"（《灵枢·营卫生会》），起着滋养的作用，从而保证生命活动的正常进行。

气，《灵枢·营卫生会》云："人受气于谷，谷入于胃，以传与肺，五脏六腑皆以受气，其清者为营，浊者为卫，营在脉中，卫在脉外，营周不休。"《灵枢·刺节真邪》云："真气者，所受于天，与谷气并而充身也。"显然，气在后天乃由脾胃所化生的水谷精气，上输到肺，在肺与所吸入的清气结合而成，名真气。真气再由肺之宣发肃降而充沛全身，其特别精纯、柔和者名营气，行于脉中；相对驳杂、滑利者名卫气，行于脉外；"积于胸中，出于喉咙"（《灵枢·邪客》）者名宗气；藏于脏腑、行于经脉者名脏腑之气、经脉之气。至于气的作用，《内经》指出，营气"注之于脉，化以为血，以荣四末，内注五脏六腑"（《灵枢·邪客》）；卫气"温分肉，充皮肤，肥腠理，司开阖"（《灵枢·本脏》）；宗气"贯心脉，而行呼吸"（《灵枢·邪客》）；脏腑、经脉之气，则是维系脏腑、经脉生理活动所必须的基本物质之一。气之在身无处不有，故《素问·刺志论》有云："气实形实，气虚形虚，此其常也，反此者病。"

精，《灵枢·决气》云："两精相搏，合而成形，常先身生，是谓精。"《灵枢·本神》云："生之来，谓之精"。显而易见，人体生命，必从精始，父母的生殖之精乃是下一代生命发生、形体发育的本源物质，又称为先天之精。而在后天，则依赖水谷精微的不断滋养、五脏六腑的不断化生而得以不竭，并贮藏于肾，正如《素问·上古天真论》所云：肾"受五脏六腑之精而藏之，故五脏盛乃能泻。"就作用而言，精是构成形体、滋养形体、繁衍生命的基本物质，故《素问·金匮真言论》云："精者，身之本也。"

神，《灵枢·本神》云父母"两精相搏谓之神"，已阐明广义之神，就是生命之神，即生命的象征，因此神在命在，神亡命亡，"得神者昌，失神者亡"（《素问·移精变气论》）。至于狭义之神，即精神活动，《内经》大体上分为神、魂、魄、意、志，后世称为"五神"，与喜、怒、忧、思、悲、恐、惊，后世称为"七情"。前者是人体的精神、意识、思维、情感等内在的活动变化，后者以及语言、动作等，都属于前者表现于外的行为反应。《灵枢·本神》云"肝藏血，血舍魂""脾藏营，营舍意""心藏脉，脉舍神""肺藏气，气舍魄""肾藏精，精舍志"，《素问·阴阳应象大论》云："人有五脏化五气，以生喜怒悲忧恐。"显而易见，无论内在的五神，还是外在的七情，都以脏腑的精气营血为物质基础，由脏腑的生理功能所产生。因此，一旦脏腑有病则可导致精神活动异常，反之精神活动过激亦致使脏腑气血受损。前者如"肝气虚则恐，实则怒""心气虚则悲，实则笑不休"（《灵枢·本神》），后者如"喜怒不节则伤藏"（《灵枢·百病始生》）等即是。

## 五、病因病机学说

病因病机学说是《内经》探索疾病的起因及其类别、性质、致病特征，疾病的发生与发展、变化与转归等机制与规律的学说，是《内经》对疾病认识的基本原理与核心内容。

　　病因，即致病的原因，《内经》统称为"邪"，即"邪气"。《内经》认为并反复强调百病始生，都必因于一定的邪气伤害机体，如《灵枢·顺气一日分为四时》所云："夫百病之所始生者，必起于燥湿、寒暑、风雨、阴阳、喜怒、饮食、居处。"具体病因，则有外感邪气、七情失调、饮食失节、起居失常、劳逸失度、跌仆损伤等。在分类上，《内经》根据邪气初始伤人的部位不同，分为上、下、中"三部之气"，如《灵枢·百病始生》所云"喜怒不节则伤脏，风雨则伤上，清湿则伤下，三部之气，所伤异类""上下中外，分为三员"。《内经》又按疾病初始发生的途径，分为阴阳两大类，如《素问·调经论》所云："夫邪之生也，或生于阴，或生于阳。其生于阳者，得之风雨寒暑；其生于阴者，得之饮食居处，阴阳喜怒。"这不仅开创中医病因学分类之先河，更将病因来源与发病部位相结合，有利于临床辨证时审位明因。此外，《内经》还反复论述了不同邪气的致病特征，如《素问·阴阳应象大论》所云"风胜则动，热胜则肿，燥胜则干，寒胜则浮，湿胜则濡泻"即是。所以然者，皆因邪气不同其性质有异，人体必然有不同的病理反应，从而呈现出各自的特征性症状，此不仅有利于审证求因，也是病因辨证的基础。

　　尚需指出，《内经》还认为各种病因之所以能致病是有条件的。风寒暑湿燥火，是自然界的气候现象，其变化正常，《内经》称之为"正气"，不会致病；只有在异常变化的条件下，才会成为"邪气"，伤人致病，《内经》常用"胜""淫"等来描述外邪，其意就在于此。喜怒忧思悲恐惊等，乃是人体对外界客观事物刺激应有的正常心理反应，常态下不会致病；只有在超长时间、超常强度的条件下，正常的情绪反应才会从量变到质变，从而变为异常的致病因素，所以《内经》凡论情志致病，必冠以"暴""大""盛""无极""无穷""不止"等，以确指其反应过激。至于饮食、居处、劳逸等生命存在所必须的生活行为，同样是在"无节""失常"的条件下，超越了人体生理机能所能适应与调节的范围后，才足以致病的。故《素问·经脉别论》有着"生病起于过用"的著名论断，这对于认识病因的本质，尤其是消除病因以及治疗与养生意义重大。

　　发病，即疾病发生初始。疾病能否发生，《内经》认为取决于邪正双方的抗争与消长。邪气的伤害作用固然重要，是疾病发生的必备条件；然而人体正气抗邪抗病能力的强弱，才是疾病能否发生的关键。《灵枢·百病始生》谓"风雨寒热，不得虚，邪不能独伤人。卒然逢疾风暴雨而不病者，盖无虚，故邪不能独伤人"；发病者，"此必因虚邪之风，与其身形，两虚相得，乃客其形"；而"两实相逢，众人肉坚"，自然不会发病；大凡"其中于虚邪也，因于天时，与其身形，参以虚实，大病乃成。"从而揭示了"邪之所凑，其气必虚"（《素问·评热病论》），"邪之所在，皆为不足"（《灵枢·口问》），即正气在发病中所起的决定性作用。诚然，在一定条件下，当邪气的质和量过于强盛，超过了正气抗邪能力所能承受的范围时，也可入侵而为病，但也必须是在破坏原本不虚的正气，使正气不足的状态下发生。这就是《内经》重视邪气、强调正气的发病学原理，也是"正气存内，邪不可干，避其毒气"（《素问·刺法论》）的意义所在。

　　病机，是中医学独有的病理学概念，由《内经》所提出，见于《素问·至真要大论》。它反映疾病发生、发展与变化过程中，某一阶段内在变化的本质，是对当时病因、病性、病位、病势等诸多因素的高度概括。《内经》以丰富的内容，阐释了各种疾病的基本病机与具体病证的具体病机。就前者而言，有阴阳失调，如"阴胜则阳病，阳胜则阴病；阳胜则热，阴胜则寒"（《素问·阴阳应象大论》）；邪正盛衰，如"邪气盛则实，精气夺则虚"

(《素问·通评虚实论》)；升降反常，如"清气在下，则生飧泄；浊气在上，则生䐜胀"（《素问·阴阳应象大论》）；寒热变化，如"胃中热则消谷""胃中寒则腹胀""肠中热则出黄如糜""肠中寒则肠鸣飧泄"（《灵枢·师传》）；还有五脏六腑、气血津液的病机变化。如在《灵枢·决气》指出了精、气、津、液、血的病机变化；而《素问·举痛论》以"九气之乱"为例，提出了"百病生于气"的著名论断；更在《素问·至真要大论》，以"病机十九条"为例，揭示了"五脏病机""六气病机"及其分析方法，均堪称典范。至于各病证具体的病机，则见于"热病""咳病""痿病""痹病""疼痛证""痈疽"等众多的论述之中。

关于疾病的传变与转归，在《内经》丰富的论述中，指出了外感疾病由表入里、由浅入深；而外邪入里或内伤疾病，则以脏腑相移、按生克次序，以及循经等方式和规律传变；所有的传变方式又存在着由轻至重的发展趋势。但是，《内经》也指出某些"卒发"性疾病无明显的传变规律。旨在示人以明普遍规律与特殊变化，切不可一概而论。

## 六、病证学说

病证学说，是《内经》阐述具体疾病内在病理变化及其外在证候表现的理论。病，指疾病；证，通常指证候，即疾病的外在表现，时至今日，则指疾病某阶段内在变化的本质，亦即当时病因、病性、病位、病势等的概括，也就是"病机"。《内经》言病，常用"病""疾"或"候"字，"证"字只在《素问·至真要大论》中一见。至于今之所指症状之"症"字，《内经》尚无此字，考证诸文献，晚出于南宋。"疾"与"病"，古义有轻、重之别，而《内经》则义同；此外，《内经》常以"病形""病能"、病"状"、病"候"等表述，其义或指疾病，或指其表现，可见病名与证名之义并未严格划分，故亦统称病证。

《内经》有关病证的种类记载与具体论述极为丰富。设专题讨论的就有热病、寒热病、风病、咳病、疟病、痹病、痿病、厥病、肿胀、消渴、癫狂、积聚、痈疽、疼痛等，加上其他病证，以及官窍疾病、外伤等数不胜数，仅名称就多达300多个，其范围涉及今之内、外、妇、儿、五官等多个临床学科。

就病证的分类而言，《内经》并没有明确的分为外感病或内伤病，而是按照"气有定舍，因处为名"（《灵枢·百病始生》）、"气合而有形，得藏而有名"（《灵枢·顺气一日分为四时》）的原则，分为六淫病证、脏腑病证、经脉病证、形体病证、官窍病证。至于具体的命名方式，大致有五种：一是根据病因命名，如伤寒病、暑病、风病等；二是根据主要症状命名，如热病、咳病、痿病、肿胀、癫狂等；三是根据病机命名，如痹病、厥病、积聚等；四是根据病位命名，如头痛、胁痛、腰背痛等；五是专门的病名，如疟疾、消渴、痈疽等，许多病名沿用至今。

此外，《内经》在许多病证的论述中，从病因病机、临床表现、传变规律、预后转归，到治疗原则、具体治法甚至护理保健等，都做了非常详尽的阐述，不仅系统地展示了《内经》时代的临床水平，更为后世临床学科的发展奠定了坚实的基础。

## 七、诊法辨证学说

诊法辨证学说，是《内经》诊察与辨别病证的理论，也是手段和技能。

所谓诊法，就是诊察疾病、搜集病情资料的方法。"诊法"二字，出自于《素问·脉要精微论》。望、闻、问、切四诊，是中医学从古至今诊病的基本方法，然其肇始于《内经》。《内经》认为疾病表现虽然纷繁，然"视而可见""言而可知""扪而可得"（《素问·举痛论》）、"听音声而知所苦"（《素问·阴阳应象大论》），所论内容极为丰富，基本上涵盖了后世四诊中的大部分内容，不过《内经》所论以望色与切脉为多。

具体而言，望诊方面，既有全身性的望神、色、形、态，亦有局部性的望形体官窍、经脉络脉，以及排泄物质、具体病灶的不同表现，其中以五色善恶、颜面分部、衰惫姿态、体质形态、诊络脉法等尤具特色。闻诊方面，像呼吸、声音、语言、肠鸣、气味等诸多内容都有一定的论述。问诊方面，不仅涉及众多病证的各种表现，还涉及发病的经过与原因，强调问清人事经济、情感纠纷等变化，以及病人主观的好恶宜忌，更为可贵。切诊方面，提出了切脉、诊尺部、按局部等多种方法，其中以切脉最为丰富。关于切脉，不仅有三部九候法、人迎寸口法、独取寸口法等不同的方法；对于切脉的时间、方法，以及平脉、病脉、真脏脉，都做了极为详尽的论述；尤其对"脉贵有胃气""脉合四时""脉逆四时"的阐述极为丰富、非常形象；此外，还提出诊脉时必须使病人保持"气血未乱"（《素问·脉要精微论》）的要求，发明以健康人的呼吸为标准、测定病人脉搏迟速的诊法，即"常以不病调病人""故为病人平息以调之为法"（《素问·平人气象论》）等，更是难得。以上所论，不仅就疾病的表现做了病机分析，许多还阐述了其诊法的原理，如"夫精明五色者，气之华也""脉者，血之府也"（《素问·脉要精微论》），"气口何以独为五脏主"（《素问·五脏别论》）等，就是色诊、脉诊、独取寸口的原理所在。还必须指出，在四诊的运用中，《内经》反复强调务必四诊合参。因为，四诊中的任何一种方法，都只能针对疾病表现的某一个方面，各有长处与不及，相互绝不能取代；而疾病的表现错综复杂，也绝不可能只表现在某一个方面；单用某一个诊法，所得病情资料必然是片面的，甚至是错误的。唯有望闻问切"以此参伍"，才能"决死生之分"（《素问·脉要精微论》），"以治无过，以诊则不失矣"（《素问·阴阳应象大论》）；并在《素问·微四失论》等中，对单用某诊、故弄玄虚者，做了无情的批判。所有这些，不仅反映了《内经》时代高超的诊法水平，更为后世中医诊断学的创建与发展，奠定了坚实的基础。

所谓辨证，就是对四诊所搜集得到的病情资料，进行分析与归纳，以求得病机的过程，是中医治疗中最重要的一个环节。时至今日，中医学所运用的辨证方法有八纲辨证、病因辨证、气血津液辨证、脏腑辨证、经络辨证、六经辨证、三焦辨证、卫气营血辨证等，然而大多数辨证方法的雏形，在《内经》都已有所体现。

就具体而言，《素问·阴阳应象大论》云"阳胜则热，阴胜则寒"，《素问·调经论》云"阳虚则外寒，阴虚则内热，阳盛则外热，阴盛则内寒"，《素问·通评虚实论》云"邪气盛则实，精气夺则虚"等，实为八纲辨证的基础。《素问·阴阳应象大论》云"风胜则动，热胜则肿，燥胜则干，寒胜则浮，湿胜则濡泻"，《素问·痹论》云"痛者，寒气多也""多汗而濡者，此其逢湿甚也"，《素问·刺志论》云"气虚身热，得之伤暑"，《素问·生气通天论》云"因于暑，汗""因于湿，首如裹"，《素问·举痛论》云"寒则气收，炅则气泄"等；《素问·阴阳应象大论》云"怒伤肝""喜伤心""思伤脾""悲伤肺""恐伤肾"，《素问·举痛论》云"怒则气上，喜则气缓，悲则气消，恐则气下""惊则气乱""思则气结"等，不仅论述了六淫、七情等病因的致病特征，实际上也开启了审证求因、病因辨证之先河。《灵枢·决气》云"气脱者，目不明；津脱者，腠理开，汗大泄；液脱者，骨属屈伸不利、色夭，脑髓消，胫痠，耳数鸣；血脱者，色白，夭然不泽，此其候也"等，显为气血津液辨证的初始。而在《素问》的"调经论""脏气法时论""宣明五气""大奇论""至真要大论"，《灵枢》的"五邪""本脏"，以及"邪气脏腑病形""经脉"等众多篇幅中，详尽地论述了五脏六腑与十二经脉的病理表现，实为脏腑辨证、经脉辨证之肇始。至于《素问·热论》中的六经传变，更是伤寒病六经辨证的源泉。

## 八、论治学说

论治学说是《内经》阐述治疗疾病的基本原则、具体治法与治疗手段等的治疗体系的理论。首先，《内经》认为疾病的治疗必须以正确的诊断为前提，只有诊之不失，才能治之无过，如《素问·移精变气论》所云："治之要极，无失色脉，用之不惑，治之大则。"在具体论治时，又必须以具体的病因病机为依据，如《素问·至真要大论》所云："必伏其所主，而先其所因。"辨证论治才能达到"治病必求于本"（《素问·阴阳应象大论》）的根本目的。这是《内经》论治学说中最核心的理论、最根本的要求，由此确立了一系列的治疗原则、具体治法以及治疗手段。

所谓治疗原则，实指治疗时最根本的要求与法则。阴阳失调是一切疾病发生的根本原因与基本形态，"血气不和，百病乃变化而生"（《素问·调经论》），正邪斗争是贯穿疾病始终的基本矛盾，疾病的发生、变化与表现又存在着表里上下、部位差异、轻重缓急、原发继发以及时间、地域、体质的差异等诸多情况，为此，《内经》确立了协调阴阳、疏其血气、扶正祛邪、因势利导、标本先后、三因制宜等基本的治疗原则。

所谓具体治法，乃指在治疗原则的指导下进行治疗的各种具体方法。从总体而言，《内经》将具体治法分为正治法与反治法两大类。正治法用于外在表现与内在病机完全一致时，如"盛者泻之、虚者补之""寒者热之、热者寒之""坚者削之、客者除之、劳者温之、结者散之、留者攻之、燥者濡之、急者缓之、散者收之、损者温之、逸者行之、惊者平之"（《素问·至真要大论》）等皆是，举凡绝大部分的治法，皆属于此；反治法属于特殊情况时的变通疗法，只用于真寒假热、真热假寒、真虚假实、真实假虚，即外在表现与内在病机不一致的情况下，如"热因热用、寒因寒用、塞因塞用、通因通用"（《素问·至真要大论》）即是。

至于治疗手段即疗法，《内经》所论非常丰富，而且行之有效，包括砭石、针刺、灸芮、汤药、熏洗、药熨、敷贴、按摩、导引，以及手术治疗、饮食疗法、精神疗法与护理手段等。其中以针刺疗法最为详尽，从针具的规定、针刺的原理，到针刺的手法、治疗的范围、具体的选穴、治疗的宜忌等，应有尽有。对于药物的性味与制方的理论，也有明确的论述，并载有十三首方剂。

## 九、养生学说

养生学说是《内经》最具特色的学说。"养生"一词，在古文献中，最早见于《庄子·内篇·养生主》；在医学文献中，则首见于《素问·灵兰秘典论》与《灵枢·本神》。所谓养，保养、护养、调养之意；生，生命、生存、生活之意。人之天年，虽可百岁，因其病残，达者不多。如何做到身心健康、却病延年，这正是养生的目的与养生学说所研究的内容。对此，《内经》有着极为丰富的论述，独具特色。

《内经》认为，养生的目标，并不是让病残之躯，苟延残喘，而是要达到"内外调和，邪不能害，耳目聪明，气立如故"（《素问·生气通天论》），"老者复壮，壮者益治"（《素问·阴阳应象大论》），"年皆度百岁，而动作不衰"（《素问·上古天真论》）的目的。显然，通过养生，机体保持内环境及与自然、社会外环境的协调，尽可能减少疾病的摧残，让生命活力更旺、生存时间更长、生活质量更高。为此，《内经》确立了一系列的原则，如"法于阴阳，和于术数，食饮有节，起居有常，不妄作劳""恬淡虚无"（《素问·上古天真论》），而其核心就在于保养正气，也就是保养生命。围绕这些原则，《内经》具体提出了"虚邪贼风，避之有时""志闲而少欲，心安而不惧，形劳而不倦""美其食，任其服，乐其俗""嗜欲不能劳其目，淫邪不能惑其心"（《素问·上古天真论》），"谨和五味"（《素问·生气通天论》）以及导引、按跷等若干具体的要求和方法。这些方法又可归纳而分为养形与养神两方面，强调只有形神共养，保持"形与神俱"，才能"尽终其天年，度百岁乃去"（《素问·上古天真论》）。这不仅因为，形生神为之基，神驭形为之主；更在于，神能生智，智能处物。神与智，作为人类思维活动最高的层次与境界，既然能够处理一切事物，也必然能够调控养生，唯有智者，才懂得养生、善于养生，即所谓"志意者，所以御精神，收魂魄，适寒温，和喜怒者也"（《灵枢·本脏》），故曰"智者之养生也，必顺四时而适寒暑，和喜怒而安居处，节阴阳而调刚柔。如此，则僻邪不至，长生久视"（《灵枢·本神》）。

### 十、运气学说

运气即五运六气。运气学说是研究自然界天象、气象变化规律与人类疾病发生与流行关系的学说。由于"人以天地之气生，四时之法成"（《素问·宝命全形论》），天象日月星辰的运转、春夏秋冬的循环更替、风寒暑湿燥火的变化等，必然影响人体的健康与生存、疾病的发生与流行。运气学说，正是在此天人相应思想的指导下，以阴阳五行与天干地支为说理与演绎的工具，运用古代干支纪年的推算方法，天干地支相合，六十年为一周，并将十天干与木、火、土、金、水五运相联，十二地支与风、寒、暑、湿、燥、火六气相联，将三阴三阳纳入其中，构成了五运六气两大运动系统；并根据其太过或不及的变化所致的气候、物候、病候，用同一规律进行分析与研究。这种节律性、周期性的变化，在疾病的诊断与治疗上，尤其在疾病的预测与预防上起指导作用。所谓"治病者，必明六化分治""必先五胜""无失气宜"（《素问·至真要大论》），"必先岁气，无伐天和"（《素问·五常政大论》）等即是。

## 第二节　学术观念

所谓学术观念，是指对学术问题的认识思想、理念，或观点看法，它体现在具体的学术内容之中。《内经》最主要的学术观念，可归纳为8个方面。

### 一、以人为本

以人为本，是《内经》最为可贵的一种学术观念。人为万物之灵，生命又是唯一、短暂的，故《素问·宝命全形论》云："天覆地载，万物悉备，莫贵于人。"因此，在疾病的

扫码"学一学"

诊治与养生中,《内经》处处坚持"以人为本"。

**1. 察神治神为先** 《素问·宝命全形论》云"一曰治神,二曰知养身,三曰知毒药为真,四曰制砭石大小,五曰知脏腑血气之诊,五法俱立,各有所先"。《灵枢·本神》云"凡刺之法,必先本于神"。神乃生命活动与生命存在的象征,神在命在,神亡命亡;保神则是保命,治神意在活人。因此,凡是治疗,必先察神治神,"得神者昌,失神者亡"(《素问·移精变气论》)。

**2. 保命救命为务** 《素问·标本病传论》指出:"病有标本,刺有逆从。"一般情况下虽应治其本,即从原因、原发、主病、主要着手,然而一旦出现危及生命的可能性,则不管何时,不拘标本,必须先予救命活人。其所谓但见"中满""小大不利"者,必先救治即是此意;而"病发而有余,本而标之,先治其本,后治其标;病发而不足,标而本之,先治其标,后治其本"更为突出。前者为实,邪盛为本,由于正气尚未大虚,生命无虞,故尽可治其本而祛其邪;后者为虚,正虚因于邪伤,致伤者为因为本,被伤者为果为标,虽说治该从本,但因正已大伤,生命堪忧,故虽属于标仍先救正,待生命挽回再予祛邪。

**3. 保正存正为主** 正气代表着整个生命的形质及机能,具有抗御邪气与疾病、自我调节与修复的功能与作用,"正气存内,邪不可干"(《素问·刺法论》),"邪之所在,皆为不足"(《灵枢·口问》)。疾病之生,全因正气先虚邪乘而犯,或因邪气太盛伤正而入;疾病之变,正胜邪退则向愈而康,邪胜正衰则恶化而亡。显然,保正存正既能抗病逐邪,更能保命活人。因此,治疗之时,"必先度其形之肥瘦,以调其气之虚实……无问其病,以平为期"(《素问·三部九候论》)。《灵枢·病本》中"病发而不足,标而本之"之论亦指此意。而《素问·阴阳应象大论》中的"病之始起也,可刺而已;其盛,可待衰而已",其意亦在邪正斗争搏结正盛之时,斯时用针虽可逐邪亦可伤正,即所谓"方其盛时必毁"(《素问·疟论》),故而必待病衰邪正分离之机予以用针,既能逐邪又不伤正,皆以保护正气为主要目的。

**4. 救其萌芽轻浅** 《素问·阴阳应象大论》云:"邪之所至,疾如风雨,故善治者治皮毛,其次治肌肤,其次治筋脉,其次治六腑,其次治五脏。治五脏者,半死半生也。"疾病之所以能够由浅入深、由轻至重,全因正气日益受损,抗病逐邪能力日益削弱,终致正衰邪胜而亡。显然,病深要害人,病重要夺命,故而《内经》反复强调必须"救其萌芽",即救在病重之前、正衰之先,以避免"半死半生"、正衰命危的发生,才能实现保命活人的目的。

**5. 用药中病当停** 药物虽然是治疗疾病最主要的武器,却有有毒无毒之不同,虽能逐邪治病,也能伤正害人。因此,《素问·五常政大论》提出:"大毒治病,十去其六;常毒治病,十去其七;小毒治病,十去其八;无毒治病,十去其九。"中病停药,千万"无使过之",以免"伤其正也。"药停之后,可以"谷肉果菜,食养尽之",即用食疗食养之法,促进正气的恢复。

**6. 养生护正为要** "虚邪贼风"伤害正气,故当"避之有时"(《素问·上古天真论》);"喜怒不节则伤脏"(《灵枢·百病始生》),故应"和喜怒"(《灵枢·本神》);"饮食自倍,肠胃乃伤"(《素问·痹论》),"劳则气耗"(《素问·举痛论》),故须"食饮有节,起居有常,不妄作劳"(《素问·上古天真论》)。总之,养生的要求与方法虽多,其宗旨只有一个,即保护、调养正气,唯有正气充盈,方可少病长寿。

此外，尚有三点也体现了"以人为本"的学术观念。①病人为本。众所周知，病人的疾病，虽须依靠医生的治疗而得以消除；医生的治疗，又有赖于病人的配合才得以实施。在《素问·汤液醪醴论》中，把这种医患关系称为"标本关系"，并明确指出"病为本，工为标"，唯有标本相得，即医工正确施治、病人积极配合，疾病则易消除；倘若"标本不得"，即病人不予配合甚至悖道而为，就会使"邪气不服"，疾病自然难愈。②择人授术。《内经》认为，医生医术，既能活死人、肉白骨，也能杀生人、致枯骨，生杀予夺全赖于医生的职业道德与医学水平，两者同等重要。因此，为保证医学仁术的实施与传承，对于凡学医者，《素问》的"疏五过论""征四失论"等篇，不仅对医学知识的掌握、职业道德的修养做了全面的规定、严格的要求；更对那些学业不求甚解、只知欺世盗名、滥用旁门左道、危害生命之徒，予以无情的鞭笞。在《素问·金匮真言论》《灵枢·官能》等中更是明确提出"非其人勿教，非其人勿授""非其人勿言""非其人勿传"，即非具仁慈之心、刻苦之志、聪慧之悟者，则不能传其医术，否则杀人不见血为祸苍生，罪莫大焉。③欲的节从。在养生保健中，《内经》虽然反复指出，七情、劳倦、饮食、起居等的失度，伤形害神，导致疾病，甚至夭折，然而在具体的要求上却并未完全禁止。显然，《内经》深知这些行为活动，是生命发生与繁衍、人类生存与生活所必需或必然的反应，绝不应该、也不可能禁止。细品《素问·上古天真论》中所谓"不妄作劳""形劳而不倦""嗜欲不能劳其目"等论，其首先是承认了有"欲"、有"劳"、有"嗜欲"，并认为只要符合各自身体与能力的条件，还应该"各从其欲"，适时适当予满足，以使之"皆得所愿"，才能满足身心的正常需要，只是绝不能过或不节。所谓"从欲快志于虚无之守"（《素问·阴阳应象大论》），即是说欲可"从"、志可"快"，但必须有"守"，即要有一个量与度的把握，做到"少欲""不倦""不妄"即可；只有"以妄为常""不知持满"，才会导致"半百而衰"（《素问·上古天真论》）。可见，《内经》这种"节欲"的观点，较之"禁欲"的主张，更为客观、更为人道。

## 二、以防为主

以防为主是《内经》最为难得的学术观念。人的寿命绝大多数不能达到天年，疾病的危害致死是最主要的原因。而"病之始生也，极微极精"，待到"病成名曰逆""则针石不能治，良药不能及"（《素问·汤液醪醴论》）。因此，在疾病的预防与治疗中，《内经》始终主张"以防为主"，防重于治，并精辟地归纳为"治未病"，明确地提出"不治已病治未病，不治已乱治未乱"（《素问·四气调神大论》），能为此者，方为"上工"、可称为"圣人"。

何谓未病?《内经》所论，一指身体精神，现时尚未患病；二指虽然患病，但轻或待发作；三指已经有病，应传而没有传；四指病虽初愈，极有可能复发。凡此种种，或因目前无表现，或因表现不严重，既难为病人所重视，也易为医生所忽略。一旦先机错失，"病已成而后药之，乱已成而后治之，譬犹渴而穿井，斗而铸锥，不亦晚乎"（《素问·四气调神大论》）。因此，未病先防，有病早治，见微得过，既病防变，就成为《内经》"治未病"的内容与要求。

首先，与其得病之后，跟病魔长期抗战，不如患病之前，尽早防患于未然。故暂且无病者，应当养生防病，让身心更康乐，如"必顺四时而适寒暑，和喜怒而安居处，节阴阳而调刚柔，如是则僻邪不至，长生久视"（《灵枢·本神》），"谨和五味……则骨气以精，谨道如法，长有天命"（《素问·生气通天论》）等，构成了《内经》最具特色的养生学说。其次，疾病的变化总是由浅入深、由轻变重，故有病或轻者，皆须早治杜渐，以防大病酿成。因此，《内经》要求"上工救其萌芽，必先见三部九候之气，尽调不败而救之""下工救其已成，救其已败"（《素问·八正神明论》），所谓"上工治未病，不治已病，此之谓也"（《灵枢·逆顺》）。第三，为防止浅入深、轻至重，诊断上必须把握先机，为早治提供保证，故而《素问·阴阳应象大论》提出，必明"以我知彼，以表知里"，才能"以观过与不及之理"，做到"见微得过"，从而"用之不殆"。第四，对于待发或未传变者，应予及早防发与防传，不令疾病猖獗而淫泆。前者如《素问·刺热》所云："肝热病者左颊先赤，心热病者颜先赤，脾热病者鼻先赤，肺热病者右颊先赤，肾热病者颐先赤。病虽未发，见赤者刺之，名曰治未病。"显而易见，疾病虽然尚未大发，仍可据细微之征兆，把握先机，治发之前，免其大发。至于根据传变规律而早治防传，在《内经》中的论述则是举不胜举。此外，对于疾病虽初愈而有可能复发者，《内经》十分强调调养防复，以"谷肉果菜，食养尽之"（《素问·五常政大论》）。

## 三、以和为贵

以和为贵，是《内经》最为突出的学术观念。所谓和，乃指具有密切联系的事物各方之间必须和谐协调，方能共生共存；任何一方都不能太过或不及，否则就会破坏这种和谐共存的关系。和者为常，和者得生；不和为异，不和得死。

在阴阳关系中，《素问·阴阳应象大论》云："阴在内，阳之守也；阳在外，阴之使也。"《素问·生气通天论》云："阴者藏精而起亟也；阳者卫外而为固也。"显而易见，阴与阳虽是相反对立，更是互根互存、互生互用，唯有"阴平阳秘"，才能"精神乃治"。如果，"两者不和"，偏胜偏衰，轻则致病，重则致死，所谓"阴阳离决，精气乃绝"即是此义。因此，在治疗与养生上，就必须"因而和之，是谓圣度"（《素问·生气通天论》）。"圣度"之意，最为根本、最为正确者也，足见协调阴阳，以和为贵，何其重要。

在五行关系中，任何一方的太过与不及，都会导致相互之间的"乘""侮"异常，从而破坏正常的生克制化，所谓"亢则害，承乃制，制则生化，外列盛衰，害则败乱，化生大病"（《素问·六微旨大论》）意即指此。治疗上抑强扶弱的基本原则，正是为恢复相互之间的正常和谐。

在气血关系上，"人之所有者，血与气耳"（《素问·调经论》），各自的作用虽然不同，但又互生互用以共存，形体才得以滋养，生机才得以旺盛，即所谓"血气已和……乃成为人"（《灵枢·天年》）；反之，"血气不和，百病乃变化而生"（《素问·调经论》）。治疗上必须"疏其气血，令其调达，而致和平"（《素问·至真要大论》），以确保生机。

其他，如五脏六腑之间的凡"此十二官者，不得相失也"（《素问·灵兰秘典论》），脏腑与形体官窍之间的"五脏不和，则七窍不通"（《灵枢·脉度》），以及"志意和，则精神专直，魂魄不散，悔怒不起，五脏不受邪矣。寒温和，则六腑化谷，风痹不作，经脉通利，肢节得安"（《灵枢·本脏》）的生理、病理、养生，还有人与自然、社会关系各方面等众多论述，皆在表达"内外调和，邪不能害"（《素问·生气通天论》）的重要性，都属于《内经》"以和为贵"学术观念具体的体现与运用。

## 四、天人合一

天人合一是《内经》最为重要的学术观念。在自然界中，万事万物及其运动变化，如日月星辰的运行、白昼黑夜的更替、寒暑燥湿风的产生、生长化收藏的繁衍，以及人体生长壮老已的过程、疾病发生与发展的演变等，都有着自己固有的客观规律，并不随人类的主观愿望为转移。然而，《内经》却认为，这些规律都是可以认识、掌握并加以利用的；只要充分认识、主动掌握、正确运用了它们，人类就可以变被动为主动，从而"提挈天地，把握阴阳"（《素问·上古天真论》），成为"天地之镇"（《灵枢·玉版》），让这些规律为人类服务，以实现与自然界和谐共处、保持身心康乐、却病延年的美好愿望。

在养生上，《素问·上古天真论》中所列举的"真人""至人""圣人""贤人"，无非是借以告诉人们，他们之所以能康乐少病、却老全形，其关键就在于他们是"知道者"，即认识与掌握了事物的客观规律，并全面、正确、积极应用于养生防病的实践，才能"德全不危"。《素问·阴阳应象大论》中的"知之则强，不知则老""智者察同，愚者察异"。与此一脉相承，皆展示了一种"天人合一"的客观事实与人格理想。

对于疾病的治疗，《灵枢·九针十二原》明确指出："五脏之有疾也，譬犹刺也，犹污也，犹结也，犹闭也。刺虽久，犹可拔也。污虽久，犹可雪也。结虽久，犹可解也。闭虽久，犹可决也。"何以敢于言此，完全在于疾病虽是危害健康、夺人性命的大敌，然其病因病机、发生发展的规律都是可以认识与掌握的，只要认真学习医学知识、牢固掌握这些规律，并"能行此术"，疾病就可以预防与治疗，就"可以横行""终身不殆"。唯有"受术不通""医事不明"（《素问·疏五过论》），才会"言久疾之不可取"或"言不可治"，此纯属"非其说"，实乃"未得其术"（《灵枢·九针十二原》）之故。这也说明了从"必然王国"到"自由王国"的认识过程，反映了在"天人合一"观念指导下发挥人的主观能动性的重要意义。

## 五、唯物无神

唯物无神是《内经》最为鲜明的学术观念。上古社会，由于人类对大自然的依存性，更由于生产方式与生产力都极为落后，人们认识与改造自然的能力极为低下，故而唯心主义盛行、鬼神迷信猖獗，甚嚣尘上、不可一世。然而，在《内经》的学术内容中，却充满着唯物主义的思想与不信鬼神的观念，非常了不起。

在对自然万物的认识上，《素问·天元纪大论》引用我国古代天文著作《太史天元册》的精彩表述，做了明确的回答："太虚寥廓，肇基化元，万物资始，五运终天，布气真灵，揔统坤元，九星悬朗，七曜周旋，曰阴曰阳，曰柔曰刚，幽显既位，寒暑弛张，生生化化，品物咸章。"其意再明显不过，广袤无际的太空充满着气，这是天地万物形成的物质本原；而气分阴阳，"积阳为天，积阴为地"，天地既成，才有了万物化生、生命起源及其生成的条件；而"阳化气，阴成形"（《素问·阴阳应象大论》），与五运周天的运动，布敷生气，推动着万物的发生和发展，才有了日月星辰的运转、四时昼夜的交替、芸芸众生的繁衍。人为众生之一，当然也是"以天地之气生，四时之法成""天地合气，命之曰人""君王众庶"（《素问·宝命全形论》），概莫能外。这就是《内经》对天地万物的起源与演变所做出的物质说明。至于纷繁大千世界，为何万物种类有别，《素问·六节藏象论》指出

"气合而有形，因变以正名"，即天地万物虽共同源于物质之气而千差万别的原因，乃取决于构成具体事物之气在质、量、性质、结构、运动规律等内部变化的不同，是根据各事物内部的特殊矛盾，确定了不同的名称，这不仅是唯物的，更是辩证的。

在疾病的认识上，《内经》认为，一切疾病都是因于一定的致病因素作用于人体，导致脏腑经络、气血阴阳或物质上的损伤或功能上的异常而产生，绝非是神灵作祟、鬼魂附体。即使是某些"毋所遇邪气，又毋怵惕之所志，卒然而病者"，亦非"鬼神之事"，实乃"此亦有故邪留而未发，因而志有所恶，及有所慕，血气内乱，两气相搏"而病，只因"其所从来者微，视之不见，听而不闻，故似鬼神"（《灵枢·贼风》）。所谓"似"，在唯心者或不懂医学者看来就是，而在《内经》的唯物观看来则绝不是。《素问·五脏别论》中还指出："拘于鬼神者，不可与言至德。"唯物论与唯心论，无神论与有神论，泾自清渭自浊，态度何等鲜明。

在疾病的治疗上，医生采用的是四诊、针灸、汤药等，即医学科学的诊疗技能；巫师则采用的是念咒、祈神、祛鬼等，即"祝由"之类的迷信把戏，其在《内经》里两者判然有别。如《素问·移精变气论》《灵枢·贼风》里就明确指出，"色脉"为"先师所传"，"祝由"乃"先巫"之术，绝不可鱼目混珠。至于个别巫师通过"祝由"，或许能解决某些轻微的疾病，其奥秘亦在于"先巫者，因知百病之胜，先知其病之所从生者，可祝而已"（《灵枢·贼风》），显然是事先知道了病所生的原因，实际上仍然是利用了医学知识。因此，在"小病必甚，大病必死"之时，"故祝由不能已也"（《素问·移精变气论》）。

## 六、运动不已

运动不已也是《内经》最为重要的学术观念。运动是物质的存在方式和固有属性，任何物质的存在及其作用只有在运动中才得以显示，宇宙万物之所以能演变、发展不息，就在于永恒的运动。

在自然界，"天气下降，气流于地；地气上升，气腾于天"（《素问·六微旨大论》），"上者右行，下者左行，左右周天，余而复会也"（《素问·五运行大论》）。显而易见，天体在上而右旋、自东而西，大地在下而左转、自西而东，正是左右旋转，天地气交，阴阳相合，运动不息，四时寒暑的变化、万物众生的繁衍，才能随之而出现。

在人体，诸如"清阳出上窍，浊阴出下窍；清阳发腠理，浊阴走五脏；清阳实四肢，浊阴归六腑"（《素问·阴阳应象大论》），"营在脉中，卫在脉外，营周不休，五十而复大会，阴阳相贯，如环无端"（《灵枢·营卫生会》），"经脉流行不止，环周不休"（《素问·举痛论》），"食气入胃，浊气归心，淫精于脉，脉气流经，经气归于肺，肺朝百脉，输精于皮毛，毛脉合精，行气于府，府精神明，留于四脏""饮入于胃，游溢精气，上输于脾，脾气散精，上归于肺，通调水道，下输膀胱，水精四布，五精并行"（《素问·经脉别论》）等，皆以说明，只有脏腑经脉、气血阴阳等的运动不息，生命及其活动才得以存在、显示与发展。

就万物运动的过程而言，一般遵循从无到有、从小到大，再从强到弱、从有到无，即生、长、壮、老、已的基本规律，从而旧事物在不断的衰老、消亡，新事物又在不断的诞生、成长。正是这种从物生到物极、从物极到物变的运动不已，才有自然万物的不断更新、繁衍不息，正如《素问·六微旨大论》所云："夫物之生，从于化；物之极，由乎变。变化之相薄，成败之所由也。""成败倚乎生乎动，动而不已，则变作矣。"

就万物运动的方式而言，《内经》归纳为升、降、出、入四种基本形式。升，指物质由下向上的运动；降，指物质由上向下的运动；出，指物质由内向外的运动；入，指物质由外向内的运动。升降出入的意义，在于维系与满足物质之间必须的环流与交换。如在自然界，唯有"地气上为云，天气下为雨，雨出地气，云出天气"（《素问·阴阳应象大论》），才能保证寒暑燥湿的协调。在人体，只有通过升降出入的不断运动，阴阳阴间的更胜协调才得以实现，脏腑间的资生制约才得以调节，全身的组织才得以气血的滋养，而人体内部及其与自然外部的物质交换、新陈代谢才得以完成。因此，升降出入既是事物运动的方式，也是事物存在的象征；反之，升降出入也只有在物质的基础上才能表现出来。虽然，具体事物的范围有大有小、时长有长有短，然皆以升降出入这一共同的运动方式维系着自己的存在与发展。故《素问·六微旨大论》云："出入废则神机化灭，升降息则气立孤危。故非出入，则无以生长壮老已；非升降，则无以生长化收藏。是以升降出入，无器不有。故器者，生化之宇，器散则分之，生化息矣。故无不出入，无不升降。化有大小，期有远近，四者之有，而贵常守，反常则灾害至矣。"

至于升降出入的产生，则因于各种物质在位置上有高下之分，在质量上有盈虚之别，而必然产生对立之间的相互作用，于是高者下降、下者上升、盈者溢出、虚者纳入，升降出入因此而产生，正如《素问·六微旨大论》所云："高下相召，升降相因，而变作矣。"

## 七、整体联系

整体联系是《内经》最具特色的学术观念。它认为人体内部是一个有机统一的整体，人与自然、社会也是一个有机统一的整体，而疾病的发生正是这两个统一关系被破坏，因此在认识防治疾病的过程中，都必须从整体的角度加以考虑。

就人体内部而言，主要表现在"五脏一体""气血同类""经脉相联""形与神俱"等方面。首先，五脏是人体的核心，为"中之守""身之强"（《素问·脉要精微论》），通过功能的作用、物质的滋养，尤其是经络的联系，分别与六腑、五体、五华、五官、九窍、四肢、百骸等内外组织相联，构成五脏系统。《素问》的"六节藏象论""五脏生成"及《灵枢·脉度》等中，皆阐明了这种以脏为中心，与形体之间的整体联系。《内经》不仅从五行相生相克、气血精神的产生等多方面阐述了五脏六腑相互间的促进制约与分工合作，更在《素问·灵兰秘典论》《灵枢·口问》等中指出，其在心的主宰、调节下，相互间实现了协调与统一。所谓"凡此十二官者，不得相失也，故主明则下安""主不明则十二官危""心者，五脏六腑之主也……心动则五脏六腑皆摇"，正说明了这种以心为主导的脏腑与脏腑之间的整体联系。其次，关于气血津液等物质在后天的新陈代谢，虽由五脏六腑的分工合作才得以完成，然其初始皆源于先天所生，后天均赖于水谷精气所养，实属同源异流，"异名同类"（《灵枢·营卫生会》），故而相互之间存在生理上互化、病理上互累的整体联系。《灵枢·营卫生会》所谓"夺血者无汗，夺汗者无血"义即指此。第三，人体的经络，不仅经脉络脉相联、阳经阴经阴阳相合、十二经脉依序循环，本身就是一种系统的整体联系；而且，"内属于脏府，外络于支节"，将人体联络为一个统一的整体。第四，形与神是生命构成与存在的两方面。《灵枢·天年》云："血气已和，荣卫已通，五脏已成，神气舍心，魂魄毕具，乃成为人。"《素问·六节藏象论》云："气和而生，津液相成，神乃自生。"显而易见，形及活动是神的承载与化生者，神是形体活动的体现与驾驭者，形无神则无以存，神无形则无以生，"形与神俱"（《素问·上古天真论》），相依相制，共生共存，和谐统一，则生命不息；倘若"五脏皆虚，神气皆去，形骸独居而终"（《灵枢·天年》）。此外，举凡阴阳之间的互根互化、互累互伤，五行之间的生克制化、胜复乘侮，又何尝不是整体联系的一种反映。

就人体与自然而言，主要表现在"天人合一"，或谓"人天合一"。前者之谓，当指天地气交，万物始生，人为之一，"气交之中，人之居也"（《素问·六微旨大论》）；人的生命现象亦属自然现象之一，其运动变化与自然变化在某些法则上有一致之处，如"夫五运阴阳者，天地之道也，万物之纲纪，变化之父母，生杀之本始，神明之府也"（《素问·天元纪大论》）。后者之谓，则指天地自然的客观变化，并不以人的主观意志为转移，人只能主动去适应它，以"与天地如一"（《素问·脉要精微论》）。皆在说明人与自然界是一个统一的整体，不过《内经》之意主要指后者。《灵枢·本神》云："天之在我者德也，地之在我者气也，德流气薄而生者也。"《素问·六节藏象论》云："天食人以五气，地食人以五味。"显然，天地阴阳不仅产生了人类最原始的第一代生命，也供养着其后至今的无数代生命。然而，天地自然的客观变化又必然制约和影响到人，因此，人类为保障生存与繁衍，在长期的自我进化和对自然的依存性中，获得了许多适应自然变化的调节能力，从而与天地阴阳的变化规律保持着一致性。所谓"天地之大纪，人神之通应也"（《素问·至真要大论》），"人与天地相参也，与日月相应也"（《灵枢·岁露论》）等，皆以言此。具体如在一年之中，"五脏应四时，各有收受"（《素问·金匮真言论》），肝"通于春气"，心"通于夏气"，肺"通于秋气"，肾"通于冬气"，脾"通于土气"（《素问·六节藏象论》）；在一天之中，"平旦人气生，日中而阳气隆，日西而阳气已虚"（《素问·生气通天论》）等，五脏主气有年节律、阴阳消长有日节律；以及"天暑衣厚则腠理开，故汗出""天寒则腠理闭，气湿不行，水下留于膀胱，则为溺与气"（《灵枢·五癃津液别》）；"阴阳者，寒暑也……人气在外，皮肤缓，腠理开，血气减，汗大泄，皮淖泽。寒则地冻水冰，人气在中，皮肤致，腠理闭，汗不出，血气强，肉坚涩"（《灵枢·刺节真邪》）；脉象上的"春应中规，夏应中矩，秋应中衡，冬应中权""春日浮""夏日在肤""秋日下肤""冬日在骨"（《素问·脉要精微论》）等，皆是人"与天地同纪"（《灵枢·营卫生会》）的具体表现。

就人体与社会而言，主要表现在人与社会的协调。人是一个社会化的高等动物，生活在一定的社会环境之中，客观的社会环境既复杂多变，又不因个人主观的欲望而改变。因此，每一个人的处境既不可能随心所欲，也不可能一帆风顺；意想不到的地位之差、贫富之别、情爱之变等巨大反差都可以因于社会、社会关系的变化，骤然而至或经常而至，从而对人体的健康与疾病产生重要的影响，这在《素问》的"疏五过论""征四失论"等篇中有着精辟的论述。因此，《素问·上古天真论》提出，要"美其食，任其服，乐其俗，高下不相慕""适嗜欲于世俗之间"，即与社会协调相处，尽可能减少不协调所带来的危害。

正是以上整体联系的学术观念，决定了《内经》在论述疾病的诊治过程中，要求医生不仅要把握病变的具体表现与局部情况，还要注意其与整体的联系或整体对其的影响；不仅要着眼于人体自身的变化，也要考虑到天地自然、季节气候、地域环境，以及社会与社会关系、个人的显赫与失势、富贵与贫贱、生离与死别、恩爱与仇恨等诸多因素的影响。具体在诊病时，"必知天地阴阳，四时经纪，五脏六腑，雌雄表里，刺灸砭石，毒药所主，从容人事，以明经道，贵贱贫富，各异品理，问年少长，勇怯之理，审于分部，知病本始，八正九候，诊必副矣"（《素问·疏五过论》），唯全面审察，综合分析，才"以诊则不失"（《素问·阴阳应象大论》）。在治疗时，既要针对病因病机，还必须因时因地制宜，"必先五胜""无失气宜"（《素问·至真要大论》），"必先岁气，无伐天和"（《素问·五常政大论》），只有如此，才能"以治无过"（《素问·阴阳应象大论》）。在养生时，只有做到"顺四时而适寒暑，和喜怒而安居处，节阴阳而调刚柔"，才能"长生久视"（《灵枢·本神》）。

## 八、辨证论治

辨证论治是《内经》最为精华的学术观念，也可以说是临床治疗过程中的思维与法则，时至今日已成为中医治疗学的精华。

任何的病理变化，都是一定病因作用于机体，使机体物质或功能异常的结果，因此都具有病因、病位、病性、病势等诸要素。各要素不同，其表现必然有异，临证治疗必须因此而异，才能达到"治病必求于本"（《素问·阴阳应象大论》）的目的，收到满意的疗效。

辨证论治，先是辨证。诚然，《内经》所言"证"字不多，而以言"病""候"为主，但在如何辨明"病""候"的病机归属上，则与今时所言之"辨证"的目的所指异曲同工；换言之，今时之"辨证"既是辨明病机，则理所当然乃从《内经》而来。具体如何辨别，《内经》所论甚多。最为精妙的当属《素问·至真要大论》的"病机十九条"，它不仅演示了正确分析病机的方法，也体现了辨证论治的精髓。任何一个病证，有其主要的病因、病位、病性、病势，而其他的病因、病位、病性、病势亦可导致本病，故而辨证必须同中察异、异中察同。就以该文所论最多的"风"证为例，在表现上有"掉眩""收引""瘛""禁""痉项强""暴强直""转反戾"等的不同；在病位上，主要属于肝，肾病亦可致；在病因上，风、热、火等阳邪最易致病，湿之阴邪同样可致；实证可以动风，虚证也会动风。只有辨证准确，才能把握病机"各司其属"，保证"有者求之，无者求之，盛者责之，虚者责之"等论治的实施，从而消除疾病，"而致和平"。

在论治上，首要"必先其所因"（《素问·至真要大论》），即必须辨明具体的病因，这不仅因为疾病的产生都有一定的病因存在；更因于病因的不同，病候的性质与表现必然有异，治疗当然因异而各别。如《素问·至真要大论》云"风淫所胜，平以辛凉""热淫所胜，平以咸寒""湿淫所胜，平以苦热""火淫所胜，平以酸冷""燥淫所胜，平以苦湿""寒淫所胜，平以辛热"等。其次，在病性上，必须辨明寒热虚实而治之。如"寒者热之，热者寒之""盛者泻之、虚者补之"（《素问·至真要大论》），"形不足者，温之以气；精不足者，补之以味"（《素问·阴阳应象大论》）等。第三，在病位上，必须辨"其病所居，随而调之。病在脉，调之血；病在血，调之络；病在气，调之卫；病在肉，调之分肉；病在筋，调之筋；病在骨，调之骨"（《素问·调经论》）；不仅如此，还必须根据部位的不同，予以恰当的治法，因势利导，以使邪气就近外出，如"其高者，因而越之；其下者，引而竭之；中满者，泻之于内……其在皮者，汗而发之"（《素问·阴阳应象大论》）等。第四，在病势上，必须辨明疾病轻重态势而治之。如"因其轻而扬之，因其重而减之""其慓悍者，按而收之"（《素问·阴阳应象大论》）。

至于，《素问·热论》中治热病，"治之各通其脏脉""其未满三日者，可汗而已；其已满三日者，可泄而已"，治宜"视其虚实，调其逆从"；《素问·咳论》中治咳，"治脏者，治其俞；治腑者，治其合"；《素问·痹论》中治痹，"循脉之分，各有所发，各随其过"；《素问·痿论》中治痿，"各补其荣而通其俞，调其虚实，和其顺逆"等诸多论述，以及因人、因地、因时以治，无一不是辨证论治的要求与体现。

以上所论，不仅构成了《内经》辨证论治的观念与内容，也为后世至今的辨证论治打下了坚实的基础。

# 第三节　思维方式

所谓思维方式，指在创建理论体系的过程中，为实现这一目的，所采取手段的总和。从方法论的角度讲，《内经》中阴阳五行、整体联系、辨证论治等，既属于思想认识上的世界观、学术观，也是一种重要的思维方式，亦称哲学方法。本节所介绍的方法，则指在《内经》指导下，所采取的具体手段。归纳起来，最主要的有三种。

扫码"学一学"

## 一、取象比类

所谓取象比类，就是根据已知或已确定的一致性，将不同的事物或现象加以比照、并予联系，进行归类的一种方法。这种方法在《素问·示从容论》中，又称"援物比类"。其原理在于，既然自然万物皆由气而生、阴阳五行的变化而成，在许多基本法则上又相一致，在质或象上就必然存在着相同、相似、相类的一致性，就可以进行比照，加以归类，从而得出有关的结论。取象比类方法，在《内经》的理论体系中运用得最多、最为广泛。

在阴阳五行学说中，如地、月、水、腑、血或天、日、火、脏、气等，本非同一事物，然而根据已确定的阴或阳之属性，加以比照，就可以归属于阴或阳；又如春、东、木、肝、筋等，亦非同一事物，也可根据已确定的升发、条畅等属性，进行类比，则归属于"木"系统，从而阐明以上事物所具有的阴阳或五行的属性构成。

在藏象学说中，《素问·灵兰秘典论》巧妙地取朝廷君臣职能之"象"，比类人体脏腑功能之"象"，借以阐明五脏六腑主要的功能作用。如皇帝统治江山社稷、为国家之君主，而心能主宰五脏六腑、为生身之"君主"。又如海容百川之水，而胃纳五谷之味，故"胃者，水谷之海"（《灵枢·海论》）。在《灵枢·五变》中，还用匠人砍削树木与木质的种类取象比类，借以阐明不同体质在发病上的差异。

在疾病的认识上，所谓"风胜则动""燥胜则干"（《素问·阴阳应象大论》）等，无不是取各种气候现象之"象"，说明各种病因致病之特征；在具体病证的描述、归纳与命名上亦如是，如"门户不要""水泉不止"（《素问·脉要精微论》），门户不关则留不住人，水泉不止则失于控制，借以描述二便失禁之症状。又如掉眩、瘛、疭、转、反、戾一类病证，为何叫"风证"，全因于自然界之风起树摇、飞沙走石，故取风之"象"归纳此类病证，借以说明其共同所具有"动"的病理特征。

在疾病的诊治中，取象比类的方法亦为常用。如《素问》的"五脏生成""脉要精微论"等篇中，就以"翠羽"与"苍璧"、"鸡冠"与"白裹朱"、"蟹腹"与"罗裹雄黄"、"豕膏"与"鹅羽"、"乌羽"与"重漆色"、"草兹"与"蓝"、"衃血"与"赭"、"枳实"与"黄土"、"枯骨"与"盐"、"炲"与"地苍"，来描述面部色诊之善与恶的要点。每一对词组中，前者取其明亮、津润之象，以阐明五脏精气尚未虚衰或大虚，病情轻浅，预后较好；后者取其晦暗、枯槁之象，以指出五脏精气衰竭，病情危重，预后不良。在脉象的阐述上，在《素问·脉要精微论》《素问·平人气象论》《素问·玉机真脏论》等篇中，更是普遍采用了取象比类之法，如取"规""矩""衡""权"的圆滑、洪大、平衡、重沉之象，以阐明四时平脉之象；取"新张弓弦""如乌之喙""如鸟之距""如弹石"，或"如屋之漏""如水之流"等坚硬之象或软弱之象，而表死脉之征；其他如浮、石、滑、弦、钩、紧等脉象的表现与名称，以及《灵枢·逆顺》以兵法类比针刺法，阐明既能逐邪治病、又不伤人正气的最佳针刺时机等，皆为取象比类方法的具体运用。

以上所论，有些虽属于文字表述的比喻、形容等手法，但之所以要作如此的比喻、形容，实乃受取象比类的意识与方法而所为。

## 二、以外测内

所谓以外测内，就是根据事物所表现出的外在征象，加以分析、类比，以探知事物内部变化的一种方法。这种方法在《灵枢·外揣》中，又称"司外揣内"，其以形与影、响与声的因果关系，说明此法的原理所在。事实上，在自然万物中，事物的内部变化虽难于直接把握，尤其在科技条件极为落后的上古社会里更难做到，但是有诸内必形诸外，任何内部的变化必然要通过某些征象表现于外。正如《灵枢·刺节真邪》所云："下有渐洳，上生苇蒲，此所以知形气之多少也。"正因为"形精之动，犹根本之枝叶也"，所以"仰观其象，虽远可知也"（《素问·五运行大论》）。

《内经》运用此法，就是在不破坏、不干扰人体所固有的内外联系前提下，通过对生理常态、病理变化时各种在外的表征，并加上不同时空以及治疗等的外界刺激所致不同反应的观察，进行类比、分析与验证，以此把握生命活动与病理变化的基本规律。如心动依然，则肌肤温暖、生命尚在；心动停止，则肌肤冰冷、生命消失，故心为"阳中之太阳"、属火、"生之本"；天空之清气入于肺，人体之浊气出于肺，须臾不可停，而鼻为必经之道，故肺为"气之本"（《素问·六节藏象论》），"开窍于鼻"（《素问·金匮真言论》）。病理上，如外感风寒，常先见体表恶寒、毫毛慄立、鼻塞清涕，继而咳嗽、咳痰，甚至呼吸困难，故云"皮毛者，肺之合也，皮毛先受邪气，邪气以从其合也"（《素问·咳论》）；人体大怒则面红耳赤、眼怒张，甚至仰天长啸，受到恐吓则头俯身蹲，甚至二便失控，思虑忧愁则胸闷不舒甚至长嘘短吁，劳累过度则身体软弱，甚至懒言懒动，故有"怒则气上""恐则气下""思则气结""劳则气耗"（《素问·举痛论》）之论。在《内经》的理论体系中，许多的观点内容由此而得以总结。

必须指出，常态之象乃是内在生理活动的正常外现，属于"藏象"之象；异态之象，则属于病理变化时的失常现象。后者又称为"症状"，可分为主观感觉与客观体征，若干个具有病机联系的症状组成证候，是内在病理本质的必然反应，也是中医学辨证论治所凭借的依据。《素问·五脏生成》谓"五脏之象，可以类推"。《灵枢·本脏》谓"视其外应，以知其内脏，则知所病矣"，就揭示了"以外测内"方法，在生理探索与病理诊断方面具有实用意义。

### 三、知常达变

所谓知常达变，就是以事物正常时的现象作为标准，再对其异常时的表现进行比较分析，找出两者之差异，确认异常之所在，然后得出结论的一种方法。这种方法在《素问·玉版论要》中，又称"揆度奇恒"。从原理上讲，任何异常都是源于正常之变，两者之间存在必然的差异，差异点的掌握得越多、越细微，探索事物的本质就越深、越准确。因此想要通达其变异，首先必须掌握其正常。此方法在《内经》理论体系中的运用亦十分普遍。

"生之本，本于阴阳"（《素问·生气通天论》），"人生有形，不离阴阳"（《素问·宝命全形论》），因此"阴阳匀平，以充其形，九候若一，命曰平人"（《素问·调经论》），这是《内经》从阴阳学说的角度给正常人所下的定义。"此阴阳反作，病之逆从也""此阴阳更胜之变，病之形能也"（《素问·阴阳应象大论》），正是在"阴平阳秘"（《素问·生气通天论》）生理协调的基础上，从发生的失调异变中，加以比较而得到的病理本质。再如掌握了"清阳出上窍，浊阴出下窍"的正常升降，就可以洞识"清气在下则生飧泄，浊气在上则生䐜胀"的病机，知晓五行生克制化之"承"的常态，就能通达乘侮胜复之"亢"的病态；为辨证论治提供依据。

在诊法上，只有事先了解五色之明亮、津润为五脏精气充足或尚未大衰的表现，方晓晦暗、枯槁为五脏精气衰竭的象征；唯有首先了解"人一呼脉再动，一吸脉亦再动，呼吸定息脉五动，闰以太息，命曰平人"之平脉，才能比较出"人一呼脉一动，一吸脉一动""人一呼脉三动，一吸脉三动""人一呼脉四动以上"（《素问·平人气象论》）是为病脉、死脉，此亦即《素问·三部九候论》中所云"先知经脉，然后知病脉"之义。至于在《素问·平人气象论》中，以健康人的呼吸来测定病人脉搏的迟速，即"常以不病调病人；医不病，故为病人平息以调之为法"，亦属于知常达变方法的另一种运用。

文字是学术理论表述与传承的载体与工具。《内经》的全部内容是用古代的汉语言文字表述而成，了解其文字表述的特点，有利于对原意的理解与运用。

《内经》全书约15万字，单字用字有2280余个，绝大多数篇章以问答的方式写成。虽然各篇表述的风格有异、深浅有别，但从总体上讲都能做到言简意赅、条理清晰、逻辑严密，行文以四字语句为多，富含韵文，诵读顺口，易于记忆。就文章的体裁而言，有散文体、论说体、解说体、记叙体；至于修辞的手法，古代汉语中常用的如形容、比喻、比拟、对照、对仗、排比、递进、省略、倒装、互文、设问、自释、引用，以及名动用法、形动用法、意动用法等修辞手法，应有尽有，丰富多彩，堪称古代汉语修辞运用的典范，亦不失为学习古代汉语极佳的教科书。

《内经》在文字表述上有三个特点非常鲜明。

其一，描述事物常是先自然后人体，先远处后近处，先宏观后微观，先生理后病理、先正确后错误、先有益后有害，而且总同时描述。这大概与取象比类、知常达变等意识，在头脑中已形成牢固思维，以致在表述时自然流露有关。了解这个特点，对于具体内容的领会极为有利。

其二，在阐述完一个论点或论题后的结尾句，总是画龙点睛之笔，总结主题之语。如此，不仅使人易于掌握该论点或论题的核心思想或精神实质，也使人清楚其后的论点或论题即将转换。

其三，常用一大段文字甚至一个整篇，就一个论题进行详细的论证、专门的阐述，并不言其他。掌握这个特点，许多疑问就可迎刃而解。如《素问·生气通天论》"体若燔炭，汗出而散"中的"汗"与"散"，是出汗还是发汗、是散脉脉象还是阳气外泄？《素问·举痛论》中的"喜则气和志达，营卫通利"，《灵枢·海论》中的"髓海有余，则轻劲多力，自过其度"，是生理还是病理？以上自古于今，众说纷纭、莫衷一是。事实上，"生气通天论"是阳气生理、尤其病理的专论，根本就未言及治疗与诊脉，这两个字绝不能作治法与脉象解；"举痛论""海论"的上下文都是在阐述病理，这两句话理所当然是指病理而非生理。诚然，经撰已逾两千年，原意实难得以知；后人皆以己度经，仁智则在所难免；近原意而益临床，方为至真与至善。由此可见，掌握《内经》文字表述的特点与惯例，对于经义的解读意义重大。

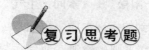 复习思考题

1. 《内经》理论体系的具体内容有哪些？
2. 《内经》学术观念的具体认识有哪些？
3. 《内经》所使用的思维方式主要有哪些？

（张新渝）

# 第三章 《内经》理论基础

**要点导航**

1. 《内经》理论体系形成重要的哲学基础。
2. 《内经》理论体系形成主要的科技基础。
3. 《内经》理论体系形成坚实的医学基础。

扫码"学一学"

　　《内经》是中国古代文化中最为宝贵的遗产，它根植于中国古代文化，就必然与之有着密切的渊源关系，而中国古代文化也必然成为《内经》理论体系形成的基础。

## 第一节　哲学基础

　　《内经》的哲学基础，指直接影响《内经》理论体系的形成，成其为渊源的某些世界观和方法论。春秋战国是我国古代文化发达的一个高峰时期，百家争鸣，繁荣空前，涌现出了许许多多著名的思想家、学说与著作，其对内容形成于同时期的《内经》而言，影响极大。最主要的学说可归纳为5个方面。

### 一、阴阳学说

　　阴阳学说是我国古代哲学思想中，最著名、最盛行的学说。其名早在殷商时期就已出现，最初的含义仅指日光的向背。如《诗经·公刘》云："既景乃岗，相其阴阳。"《山海经·南山经》云："又东三百七十里之山，曰扭阳之山，其阳多赤金，其阴多白金。"其后才逐渐从万事万物都具有相反对立这一表象中，加以抽象与推衍，转向哲学的范畴。

　　时至战国，达到了空前的高峰，基本上形成了较完整的对立统一观，即阴阳学说。如《吕氏春秋》中"大乐"云"太一出两仪，两仪出阴阳，阴阳变化，一上一下，合而成章，浑浑沌沌，离则复合，合则复离，是为天常"，"知分"云"凡人、物者，阴阳之化也；阴阳者，造乎天地而成者也"。《荀子》中"礼论"云"天地合而万物生，阴阳接而变化起"，"天论"云"阴阳大化，风雨博施，万物各得其和以生，各得其养以成"。《易传·系辞》云"阴阳合离，则刚柔有体，以体天地之撰，以通神明之德""刚柔相推，变在其中矣""一阴一阳，谓之道"。《管子》中"乘马"云"春夏秋冬，阴阳之推移也；时之短长，阴阳之利用也；日夜之易，阴阳之化也"；"四时"云"阴阳者，天地之大理也"等。显而易见，以上认为宇宙万事万物的产生与变化，都是阴阳对立与变化的结果，其既是万物形成、变化的物质根源，也是物质属性的代表；并从阴阳刚柔动静，对立与消长的相互作用中，领悟到双方既排斥又依存，并通过相推、相感、相荡等方式，发生消长与转化，因此阴阳也代表万事万物运动变化的基本规律。

上述认识，从总体上来讲是正确的，但毕竟很零碎而不系统，更缺乏具体的事实作支撑与规律性的认识。然其基本思想在引入《内经》的理论体系之后，不仅广泛运用于中医学对自然、生命、疾病、防治的认识，成为牢固而可靠的事实依据；更在阴阳的物质性、普遍性、无限可分性、具体形态的多样性，阴阳所概括事物对立双方的特性、对立互根消长转化的规律性，在物质上的不灭性、时空上的永恒性与无限性，阴阳运动不已辨证发展规律的逻辑性、可知性等诸多方面都做了系统性的诠释和理论上的升华，有了新的发展。

## 二、五行学说

五行学说是战国哲学思想中的主要学说之一。五行之名称，大约在夏朝就已出现。如《尚书·甘誓》云："有扈氏威侮五行，怠弃三正。"其义最初主要指生活、生产中须臾不离的五种物质。如《尚书·大传》云"水火者，百姓之所饮食也；金木者，百姓之所兴作也；土者，万物之所资生也，是为人用"，《左传·襄公二十七年》亦云"天生五材，民并用之，废一不可"。

比较深入地认识五行特性及其生克关系，并加以抽象、概括而成为哲学范畴，依然是在战国时期。如《尚书·洪范》云："五行：一曰水，二曰火，三曰木，四曰金，五曰土；水曰润下，火曰炎上，木曰曲直，金曰从革，土爰稼穑。润下作咸，炎上作苦，曲直作酸，从革作辛，稼穑作甘。"阴阳家邹衍首先肯定了火胜金、金胜木、木胜土、土胜水、水胜火的五行相胜次序。从《管子》《吕氏春秋》中五行与春、夏、长夏、秋、冬相配来看，木生火、火生土、土生金、金生火、水生木的顺序也已形成。此外，在此二著作中，已根据五行的属性将五时、五方、五色、五味、五气、五谷等加以推衍与归类。可见，作为哲学范畴的五行学说基本形成。

以上认识，从自然的物质性、相关性、整体性看，无疑是正确的，在《内经》的理论体系中，对五行学说的论述与运用主要在两方面：一是用于自然万物与人体的属性归类，即整体联系；二是利用五行的生克关系来探讨自然界事物之间、人体内部之间、人与自然之间的相互关系，以指导对疾病的认识与防治。尽管如此，《内经》在具体事物，尤其是人体生理、病理的相互联系、整体性、具体的运动变化等方面，又有着比较系统、深入的阐述，总结出了生克制化的规律，形成了自己独特的理论，也弥补了古代哲学五行学说的严重不足。

## 三、精气学说

精气学说也是古代一种重要的哲学思想，属于"气"学说、"气一元化论"学说。气的本义，当指天空中的云以及天地间的大气，如《说文解字》云："气，雲气也。"作为哲学思想中的一种学说，依然形成于战国时期。

精气学说认为，气是天地间最原始、最基本的物质，自然界一切有形之物皆由无形之气而化生。如《庄子·至乐》云："察其始而本无生，非徒无生也而本无形，非徒无形也而本无气；杂乎芒芴之间变而有气，气变而有形，形变而有生。"因此，从万物的物质根源上讲，"通天下一气耳"（《庄子·知北游》）。《易传·系辞》《吕氏春秋·大乐》说得更为明白："易有太极，是生两仪，两仪生四象，四象生八卦，八卦生万物。""太一出两仪，两仪出阴阳，阴阳变化，一上一下，合而成章。"很显然，构成天地之初的是一元之气，而气分阴阳，阴阳化生五行，在其运动变化之下，进而化生出纷繁的大千世界。至于"精气"，则是气中一种更为精微之气，如《管子·内业》云："精也者，气之精者也。"举凡自然界生命之物，皆由精气而所化生。如《吕氏春秋·尽数》云："精气之集也，必有入也。集于羽鸟，与为飞扬；集于走兽，与为流行……集于树木，与为茂长；集于圣人，与为复明。"人不仅"天出其精，地出其形，合此以为人"，更因于"气，通乃生，生乃思，思乃知，知乃止矣"（《管子·内业》），而有别于众生，故为万物之灵。

精气学说从"气"的角度，对客观存在的本原做了唯物的说明，从而将纷繁的大千世界，无限的多样事物统一于"气"这一基本的物质之中，这是正确的。但对于物质世界的多样性及其千差万别的根本原因，尤其对气的运动变化等的论证很少或者非常笼统，仅有"流动着"这样一个十分模糊的概念。在《内经》中，对精气学说的论述却非常深入，运用也极为广泛。首先，它吸收与继承了哲学精气学说中气为物质本原这一根本思想，认为天地之间、六合之内无不充满着气，万物无不肇始于气，人体生命概莫能外。其次，更对各具体事物之所以千差万别的原因，做了科学的论证，即事物内部的特殊矛盾，是一事物区别于其他事物的根本原因与依据，深刻地揭示了物质世界的统一性和多样性，以及具体事物的特殊性和差异性的由来。第三，就气的运动而言，《内经》做出了更精辟的论述，即气遵循着一定的固有规律，通过升降出入的基本方式而运动不息，从而推动自然万物不断的新陈代谢、永恒的发展。《内经》这些认识，对于哲学精气学说来说，无疑是重要的补充与发挥，在疾病发生与防治，尤其是养生保健方面的广泛运用与指导作用，则更为《内经》所独有。

## 四、道家学说

"道"学说，亦是古代哲学思想中比较著名的一种学说。"道"的本义，乃指道路而言，如《说文解字》云："道，所行道也。"作为哲学范畴，最早则见于《老子》。

就《老子》对"道"最主要的认识而言，首先认为"道"是宇宙的本体、构成宇宙的原始物质。如"有物混成，先天地生……独立而不改，周行而不殆，可以为天地之父母……字之曰道"（《老子·二十章》）。即天地之生，万物之成，乃由乎"道"这种浑然之物、及其循环往复的运动。尤其是"道生一，一生二，二生三，三生万物，万物负阴而抱阳，冲气以为和"（《老子·四十二章》），更明确地指出万物统一于阴阳二气的相互作用，而阴阳二气又根源于"道"，显然是客观的、唯物的。其次认为，既然"万物得一以生"（《老子·三十九章》），愈衍愈繁，组成了纷繁的大千世界，当其寓形成势之初，必极精极微；待其成长壮盛之极，则向衰老、消亡转化。如"合抱之木，生于毫末；九层之台，起于垒土"（《老子·六十四章》），"物壮则老"（《老子·三十章》）。因而主张"为之于未有，治之于未乱"（《老子·六十四章》），"图难乎，其易也；为大乎，其细也；天下之难，作于易；天下之大，作于细"（《老子·六十三章》）。显然看到了事物的发生和变化，都是从无到有、由弱小到强大，再向衰老、消亡的发展过程，体现了由量变到质变的法则。无疑是辩证的、积极的。然而，在《老子》的认识中，"道"似乎又是一种不具任何物质属性、独立存在的精神实体；加之具有万能、主宰一切的作用，难于认识与掌握，从而带有唯心的成分与消极的因素。前者如"道"者，"视之不见""听之不闻""博之不得""其上不曒""其下不昧""无状之状""无物之象"(《老子·十四章》),故而"玄之又玄"(《老子·一章》);后者如"道恒无为,而无不为"(《老子·三十七章》),"天之所恶,孰知其故?天之道,不争而善胜",唯有"无为而治"(《老子·七十三章》)。

"道",在《内经》的运用,严格地讲,除少数语法用词、量词,以及经脉气血流经的道路等外,作为一种认识范畴,只是在表示事物变化的客观规律时借用了"道",更赋了积极的意义。《内经》认为天地自然的变化、昼夜四时的更替、自然风寒暑湿燥的气象、万物生长化收藏的演变、人类生长壮老已的过程以及生理、病理现象等,都有着自己固有的客观规律,其虽然不以人们的意志为转移,却是可以认识、掌握并加以利用的,从而达到为人类的生存与生活、疾病的预防与治疗服务的目的。这种科学的可知论与大无畏的人定胜天论,显然要深刻、正确、积极得多。其次,对于《老子》"为之于未有,治之于未乱",图之于细、小、易的主张,在《内经》则通过具体的治疗与养生等方面的运用,得到了淋漓尽致的发挥,构成了《内经》特色鲜明的"治未病"观念与学说,对《老子》之论,无疑是起到了科学论证与实践补充的作用。

## 五、诸子学说

在先秦时期的哲学思想中,尚有一些学说,如"神"学说、天人相应学说,以及兵家所反映的哲学思想等,同样对《内经》有很大的影响。

何谓"神"?《荀子·天论》云"列星随旋,明暗递照,四时代御,阴阳大化,风雨博施;万物各得其和以生,各得其养以成;不见其事,而见其功,夫是之谓神";在人则"形具而神生,好恶喜怒哀乐藏焉"。在《管子》《吕氏春秋》等书中亦有类似的看法。显而易见,在先秦时期的唯物主义者看来,神并不是客观存在以外的东西,乃是以事物本身为基础,表现在事物发生发展过程中的一种内在的、能动的、巨大的物质势力。它的变化与作用,大则可是无边无际的宇宙万物,小则是极细极微、具体事物的物质单位,包括人的生命活动以及精神活动等,一切都是神的变化和作用而显形致变的结果。因此,"神也者,妙万物而为言也"(《易传·说卦》),"阴阳不测谓之神"(《易传·系辞》),当然是唯物的。

"神"在《内经》的含义很多。首先,认为其是一种足以能使自然万物内部致变、外部显形巨大而能动的物质势力,其源于事物本身的运动变化。所谓"天地之动静,神明为纪""物生谓之化,物极谓之变,阴阳不测谓之神,神用无方谓之圣"(《素问·天元纪大论》)。然而,《内经》对"神"的阐述与运用,更主要的还是在于人的生命活动与精神活动两方面。神是以整个形体本身为物质基础、各种生理与精神活动,即整个生命的活动与征象的集中体现,形成于生命之初、与身俱来,长养于后天水谷精气的滋养。同时,十分强调"形与神俱",认为神之所生乃以形为基础,形之所存则以神为象征,形为神之体、神为形之用,形壮则神旺、神健则形安,形弱则神衰、神衰则形败,无神则形不可活、无形则神无以生,生命就存在于形与神的统一之中。不仅从唯物辨证的角度,深刻地阐明了形与神相互依存与影响的关系,更将其广泛地运用在对疾病的诊断治疗与养生保健之中。后者则专指人的意识、思维、情绪、感觉等整个精神活动,其以五脏的精气为物质基础,由五脏的机能所产生主持。此外,《内经》认为精神活动并非是独立存在于体外的事物,而是人体对客观现实的反映。如《素问·解精微论》云,心之"有亡,忧知于色,是以悲哀则泣下"。正是客观事物的刺激作用于人，使人"心有所喜，神有所恶"（《灵枢·大惑》），精神活动才因此而产生。至于精神活动的发生，《灵枢·本神》有着绝妙的描述，极为生动地阐明了心在接受客观事物之激后，通过认识、印象、记忆、思考、意向、抉择、应答等方式，进行分析与综合的具体细节和由简单、低级、表浅、表象、感性向复杂、高级、深入、实质、理性逐渐发展的全部过程。所有这些论述，深刻地揭示了物质是第一性、本源性的，精神是第二性、物质所派生的，很好地解决了古代唯物主义因事实的缺乏，对于难于解决的重大问题，也弥补了其在细节上论证的明显不足。

春秋战国时期，诸侯割据、群雄兼并，以致战争不断，由此出现了一些军事著作，最负盛名者当数《孙子兵法》，其许多思想在《内经》中也有所反映。首先，《孙子兵法》极力反对鬼神灾异迷信，认为战争的胜利只能靠调查研究、全面掌握敌我双方的情况，既不能仅凭经验办事，也不能依赖于鬼神、占星卜卦。如"明君贤将，所以动而胜人，成功出于众者，先知也。先知者，不可取于鬼神，不可象于事，不可验于度，必取于人，知敌之情者也"（"用间篇"）。为此，不仅提出了"知彼知己，百战不殆"（"谋攻篇"）著名的军事法则，并要求为将之道必须"经之以五事，校之以计，而索其情：一曰道，二曰天，三曰地，四曰将，五曰法""凡此五者，将莫不闻，知之者胜，不知者不胜"（"始计篇"）。显而易见，《内经》中反对鬼神的无神论，对医者必须"上知天文、下知地理，中知人事，可以长久"（《素问·气交变大论》）的严要求，在思想上与其一脉相承。战争要杀人夺命，医事却活人救命，看似风马牛不相及，但若把敌人与邪气相提，把己方与正气并论，存己杀敌与扶正祛邪显然就有一致之处。战争之道，不是敌死就是己亡，如何才能保全自己、消灭敌人，《孙子》指出应当"避实而击虚"（"虚实篇"）与"以患为利"（"军争篇"）。前者指在保存自己的前提下，寻敌方之弱点而击之。如敌势正盛，则"无邀正正之旗，勿击堂堂之阵""锐卒勿攻"，应"强而避之""避其锐气""以治待乱"；敌势已衰，则"击其惰归"（"军争篇"）。后者指如何变不利，甚至患害为有利，尽可能变自己不利为有利，化敌方有利为不利，并千方百计地麻痹敌方、诱使敌方犯错误，然后寻找战机，动而全歼。如"计利以听，乃为之势，以佐其外。势者，因利而制权也"（"始计篇"）。疾病之道，不是正胜邪退、疾病向愈而康复，就是邪胜正衰、病情恶化而死亡，显然，疾病中正气的存亡，决定着生命的存亡。因此，如何选择最佳时机给予治疗，既不伤害正气又能祛逐邪气，至关重要。《灵枢·逆顺》谓："兵法曰：无迎逢逢之气，无击堂堂之阵。刺法曰：无刺熇熇之热，无刺漉漉之汗，无刺浑浑之脉……故曰：方其盛也，勿敢毁伤，刺其已衰，事必大昌。"显然就是在审时度势，"避实而击虚"、存正以逐邪。此外，疾病、衰老、死亡等，对生命的健康与长寿而言，无疑是为害为患的；自然、社会及社会关系、人事变迁、贫贱富贵、恩爱仇恨等的变化，也影响人体而致病甚至死亡，同样是为患为害的。但是，若能积极发挥人的主观能动性，善于把握与利用自然、人体以及疾病发生发展的各种客观规律，进行及时、正确的预防与治疗，变不利为有利、以患为利，以实现防病祛病、康乐延年的目的，是完全可能的。这些思想，不仅与《孙子兵法》思想完全一致，也构成了《内经》"以人为本""人定胜天"等学术观念的重要内容。

其他诸如《易传》中的"近取诸身，远取诸物"，《论语》中的"和为贵"与"爱人"，《孟子》中的"有诸内，必形诸外"，《吕氏春秋》中的"同类相召，气同则合，声比则应"等先秦时期诸多的思想认识，对于《内经》的"取象比类""以人为本""以和为贵""以外测内"等观念的形成与方法的使用都有不同程度的影响。即使是《易传》中的"自强不息"与"厚德载物"的进取精神和道德观念在《内经》中亦不乏体现。如《素问》的"疏五过论""征四失论"等篇，就对医德做了全面的论述与严格的要求；而黄帝不仅要知其然、更求知其所以然的表现，更是无数次得到了充分的展示。

必须指出，上述古代哲学的思想与学说，虽是《内经》理论体系形成的基础，但《内经》却并非是全盘照搬，更不是被动的受其支配。因为在古代哲学的各种思想或学说中，虽唯物、辨证的正确认识不少，但由于缺乏实践依据，许多认识很含混、空洞或主观，亦有唯心与消极的成分，而这些内容在《内经》的理论体系中却十分罕见。显然，《内经》是一个主动吸收的过程，并做了一番去伪存真、去粗取精的精心处理，只吸收了其合理的内核，而扬弃了不合理的成分。不仅如此，《内经》更凭借着本身所拥有长期医学实践的事实依据，对古代哲学的思想或学说，进行了深入的论证和尽可能的完善，这是无庸置疑的事实。

# 第二节　科技基础

《内经》的科技基础，指对《内经》理论体系的形成有支撑作用的古代自然科学技术中的有关知识。从春秋末期到战国，是我国从奴隶社会全面进入封建社会的历史变革时期，随着铁器在各个领域内的广泛使用、生产力的大大提高，人们对自然事物认识的能力也大大提高，自然科学技术也得到了长足的发展，成为《内经》理论体系形成的坚实基础。《内经》吸收与运用的古代科技知识十分丰富，但凡当时能有的几乎都有所涉及，不过最主要的有3个方面。

首先，在农业物候方面，人们已经掌握了二十四节气的变化规律，并将节气及自然物候变化对农作物的影响，作为农业生产的安排依据。《内经》则从人与自然界的整体联系出发，充分研究了自然气候变化、二十四节气变换等对人体生命过程以及疾病发生发展的影响，从而总结出了"人天合一"的学术观念，并广泛运用于诊断治疗、养生保健的具体实践之中。

其次，在天文历法方面，古人通过对天象的长期观察，不仅创建了盖天说、宣夜说、浑天说以及"二十八宿"与"三垣"的天体分区等，用来阐述浩瀚宇宙的结构与演化，汉初所建立的阴阳合历四分历法也已在实践中运用。《内经》理论，尤其是七篇大论的"运气学说"，就是根据天文历法的规律，以历法中的干支甲子作为演算的工具，将气候、物候、病候的变化，置于同一规律进行分析与研究，以期对大自然的影响、疾病流行的预测与防治起指导作用。

第三，在冶金技术方面，春秋战国群雄争霸以致战争不断，刀枪箭戟盾甲战车得以不断改良，促使冶金技术不断进步。《内经》更是直接的受益者，最突出的体现是在针刺工具的进步方面。人们最早用于针刺的工具是砭石，这在《内经》中已有记载，随着冶金技术的发明与发展，铁针、金针等金属针具逐渐取而代之。及至战国，炼钢技术诞生，针具的制作就更为精细。这不仅大大减轻或减少了砭石等粗糙工具在治疗时带来的痛苦与创伤，更使得针刺手法也得到不断的变革与发展，从而疗效也得到不断的提高。针刺疗法的盛行与普及，至今二千多年不衰，不能不说与此有关。在《内经》，不止一次地对"九针"的制作与规格及其各自的用途做了详细的阐述，并称之为"官针"，具有官方、法定的意义；对针刺的理论、方法、治疗上的论述，则更为丰富、精辟，为后世至今针灸学的发展奠定了坚实的基础。

# 第三节 医学基础

《内经》的医学基础，指在《内经》理论体系形成，尤其是书成流传之前，长期积累的直接成为《内经》理论体系的素材的医学知识。

人类发展史告诉我们，有了人类就有了医学，医学应该是从人类在生存、生活与生产的过程中，本能的抚摸、按揉、止血等行为得以开始。从最初无意识的发现与体验，到后来有意识的探索与验证，经过若干年不断的反复认识，及至春秋战国，已积累了大量的医药知识，也出现了许多的理论认识。

早在殷商时期，就已发明了酒及汤液，也有了用"毒药"治病的实践。西周时期，已经能为疾病确立专门的病名，如《诗经》中就载有许多古代疾病的证候与病名，《山海经》亦收载了100余种药物、30多种疾病；并有了简单的医学分科，如《周礼·天官》将医学分为"食医""疾医""疡医""兽医"四科。到了春秋战国时期，随着历史的进步、文化的繁荣，医学的进步也更为快速，其认识见诸于大量的诸子文献。如《左传》载秦国名医医和提出的"六气病源说"，已勾画了病因病机学说的雏形；《史记》载扁鹊诊病已运用了类似四诊的技能，说明"四诊"的方法也基本形成；《吕氏春秋》载文挚以怒胜思的病例，可谓是最早的情志相胜疗法；至于酒与汤液、针刺与灸疗以及药物，更是当时医家们广泛使用的治疗方法。1973年，在长沙马王堆汉墓出土的大批西汉医学资料中，如《足臂十一脉灸经》《阴阳十一脉灸经》《五十二病方》等记载了103个病名、247个药名、283个药方，涉及内、外、妇、儿、五官各科疾病的防治。所有这些丰富的知识积累与实践事实，都为《内经》理论体系的形成打下了坚实的医学基础。

需指出，古人为了探索生命与疾病的奥秘，不仅采用了取象比类、以外测内、知常达变等思维方法，也采用了实践方法，即除了长期对自然与人体生理病理的实际现象进行观察与类比外，还采用了人体解剖的方法。如《灵枢·经水》云"夫八尺之士，皮肉在此，外可度量切循而得之，其死可解剖而视之，其脏之坚脆、腑之大小、谷之多少、脉之长短、血之清浊……皆有大数"，并在《灵枢》的"肠胃""平人绝谷""骨度""脉度"等篇中，对脏腑器官的长度、直径、容量以及骨骼、经脉的长度都做了详尽的论述，其中许多数据与现今差别也不大。如果没有切实的解剖实践，绝不可能达到如此的成就。这不仅为《内经》的理论体系，尤其是藏象学说的创建奠定了形态学基础，在针灸疗法的体表取穴，尤其是对针刺时如何避开体内重要脏器的指导上，更是意义重大。

还需指出，知识不仅具有融合性，正如先秦时期各种哲学思想、科技知识引入《内经》中的那样，又具有连续性。人们总是从未知到有知，再利用已有的已知，去探索新的未知，从而使认识得到不断的积累、升华与发展。如前所述，在《内经》之前的医学知识，无论是理论上还是实践上，都已经有了长期、丰富的积累，还出现过大量的专业性文献。这些极为珍贵的资料如今虽散佚无存，殊为遗憾，但从《内经》中所引用到的《上经》《下经》《揆度》《奇恒》《本病》《五色》《脉变》《九针》《刺法》《阴阳》以及《论》《经》等数十种古籍书名来看，深信其在《内经》之前确实出现过，并对《内经》理论体系的创建有过重大的影响，其中许多理论认识与诊疗技能就直接源于此。

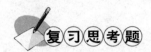 复习思考题

1. 《内经》是如何吸收先秦哲学思想中的重要成就，又有哪些发展？

2. 《内经》是如何利用先秦自然科技中的重大成果，又如何运用的？

3. 为何说古代的医学积累，是《内经》理论体系形成的坚实基础？

（张新渝）

# 第四章　注家注本

扫码"学一学"

## 一、全元起与《素问训解》

全元起，南朝齐梁间医家，注《素问训解》八卷，又称《黄帝素问》。

该注为《内经》最早的注本，所注多与经旨本义相符。注时《素问》只存八卷，第七卷已佚，计注六十八篇，至南宋后佚。《隋书·经籍志》："《黄帝素问》八卷，全元起注。"原书虽已不可见，但因其篇目被林亿等《新校正》所保留，其某些注释先后又被王冰、林亿等所引用。史载全氏临证经验丰富，"悉祖《内经》，以医鸣隋"，故其灼见、尤其丰富的临证经验亦可见一斑。

## 二、杨上善与《黄帝内经太素》

杨上善，隋末唐初医家，约生于 575 年，卒于 670 年。曾在隋大业年间（公元 605 ~ 616 年）任太医侍御。精于医术，诊疗出奇，能起沉疴，对于《内经》有较深研究。著有《黄帝内经太素》三十卷。

杨氏与《黄帝内经太素》，新旧《唐书》均有记载，在南宋至金元年间散佚，《宋史》称仅存三卷，其后此三卷亦失。清光绪年间（公元 1875 ~ 1908 年）杨惺吾访书于日本，得二十三卷与残卷一册，共十三纸，1924 年肖延平对其进行了校注，即为现在的通行本。1979 年 11 月王雪苔等考察日本，日本友人小川晴赠送由日本仁和寺新发现的《黄帝内经太素》第十六卷、第二十一卷、第二十二卷，1980 年加以影印成册，故现在所见的《黄帝内经太素》共为二十六卷。《黄帝内经太素》是其研究《内经》毕生的成就，亦是其临床经验的结晶。它是研究《内经》的早期著作，故是现在研究《内经》必备的参考书。

杨上善对《内经》研究的贡献，首先是改编原文篇章，为分类注解《内经》之始。杨上善受皇甫谧所著《针灸甲乙经》的启示，把《素问》《灵枢》两部书内容重新归纳编排，分成了十九大类，即摄生、阴阳、人合、脏腑、经脉、经穴、营卫气、身度、诊候、证候、设方、九针、补泻、伤寒、寒热、邪论、风论、气论、杂病。大类下再分小类，同类相汇，不仅集中反映了《内经》散在于各篇以上相关专题的内容，也清晰展示了《内经》学术的体系与成就。

其次，杨上善通过对经文的注解，对针灸理论、命门学说、脾胃学说等诸多方面做了系统的研究与阐发，尤其首次提出阴阳"一分为二"的辩证法观点，所有这些对后世的影响极大。

第三，杨上善十分擅长训诂和反切，他将释音、释义、释形、释词综合以注，是典型的六朝注经特点。训诂多以《说文解字》为据，释音除用直音法外，更多地用了反切法。

其反切上字的声纽系统，反切下字的韵类系统，多与《广韵》相一致，反映了唐初的实际读音，也为研究中古音者提供了珍贵的资料。

此外，《黄帝内经太素》所载的《内经》原文，有许多字、词与后世版本不相同，由于它的成书时间相对较早、更接近原貌，加之杨上善治学严谨，对原文敢于存疑、绝不妄改，故而《黄帝内经太素》是后世至今对《内经》原文校勘的重要依据。

### 三、王冰与《重广补注黄帝内经素问》

王冰，自号启玄子，曾为太仆令，故又称王太仆，唐代医家，里居籍贯不详，约生于景云元年（公元 710 年），卒于贞元二十年（公元 805 年），著有《重广补注黄帝内经素问》二十四卷。

《素问》传至唐代，其"世本纰缪，篇目重迭，前后不伦，文义悬隔"，以致"施行不易，披会亦难"，王冰因有感于此，于是"精勤博访……历十二年"，对《素问》进行了重新的整理并加以注释，于唐宝应元年（公元 762 年）成书，世谓"次注本"。王冰以全元起所著《素问全元起注》为祖本，匡正重复错易，重新调整篇次，改编为二十四卷、八十一篇；并将养生类篇文作为首卷，再按阴阳、藏象、诊法、病能、经络、治法等排列，如此的编排顺序和王冰个人"夙好养生"相关。

王冰对《素问》的贡献，首先是对于原世传本文字的重叠、错乱做了大量的校订工作。正如他在序中所云："其中简脱文断，义不相接者，搜求经论所有，迁移以补其处。篇目坠缺，指事不明者，量其意趣，加字以昭其义。篇论吞并，义不相涉，缺漏名目者，区分事类，别目以冠篇首。君臣请问，礼仪乖失者，考校尊卑，增益以光其意。错简碎文，前后重叠者，详其旨趣，削去繁杂，以存其要。"至于"凡所加字，皆朱书其文，使今古必分，字不杂糅"，可见其不仅呕心沥血，更是学风严谨。其次是引证其他古籍，对《素问》做了详细注解。如《素问全元起注》早已散佚，王冰引注而得以窥测。王冰注文探本溯源，深入浅出，着重对养生、阴阳、运气以及藏象、病机等《内经》的理论做详尽的注解与诸多的发挥，对后世有深远的影响，若干名句至今仍为中医界津津乐道。

### 四、滑寿与《读素问钞》

滑寿，字伯仁，号樱生，元代医家，祖籍河南襄城，出生于江苏仪征（一说浙江余姚），约生于元大德八年（公元 1304 年），卒于明洪武十九年（公元 1386 年），著有《读素问钞》三卷。

滑氏认为岐黄为医之源、术之本，不究《素问》，岂知病源，遂摘选原文之精华，共分为十二类，附补遗一篇，钩玄提要，注释阐义，为最早《内经》的摘要选注本。

### 五、马莳与《黄帝内经素问注证发微》《黄帝内经灵枢注证发微》

马莳，字仲化，号玄台子，明代医家，浙江会稽人，生于 15 世纪，卒于 16 世纪，著有《黄帝内经素问注证发微》《黄帝内经灵枢注证发微》各九卷。

马莳认为王冰所注《素问》"章节不分，前后混淆"，更与《汉书·艺文志》所载的卷数不相合，故对《素问》《灵枢》重新编次，改唐后二十四卷本为每部九卷，每卷九篇，以复其旧。可见其还经原貌的一番苦心。但《素问》的原文排列却仍以王冰注本为序，唯在篇首予以"篇解"。至于具体的注解，后世对《黄帝内经素问注证发微》多有微词，而对《黄帝内经灵枢注证发微》赞誉有加。究其原因，不仅因《灵枢》之注马莳为始，更因其对针灸、经脉研究较多，故其注解建树颇多。

## 六、吴崑与《黄帝内经素问吴注》

吴崑，字山甫，别号鹤皋，明代医家，安徽歙县人，生于嘉靖三十年（公元 1551 年），卒于泰昌元年（公元 1620 年）。著有《黄帝内经素问吴注》二十四卷。

吴崑精于理论，注重实践，长于针药并用，对《内经》尤其推崇，所著《黄帝内经素问吴注》最具代表性。该书以王冰所注《重广补注黄帝内经素问》为蓝本，按篇分段逐句注解，各篇之首皆有简述，提纲挈领介绍大意，有利于对全篇精神实质的掌握。具体注解则结合自己多年的研究与实践所得，多有发挥。由于吴崑所注简明易懂，又切合临床，故后世医家甚为遵崇而多宗其说。此外，吴崑为匡谬误，对原文凡自以为讹误、错简者，则径改动，全书达二百五十余处。

## 七、张介宾与《类经》

张介宾，字会卿，号景岳，别号通一子，明代医家，生于嘉靖四十二年（公元 1563 年），卒于崇祯十三年（公元 1640 年）。祖籍四川绵竹，后移居浙江山阴（今浙江绍兴）。著有《类经》三十二卷、《类经附翼》十一卷、《类经图翼》四卷。张介宾治病"以内经为主，小试则小效，大试则大效"，然感"经文奥衍，研阅诚难"，欲"发隐就明，转难为易"而潜心深研，"从类分门，然后附意阐发"，历经 30 余年，将《素问》《灵枢》两书合一，重编类注而成《类经》。编著中，张介宾发现"义有深邃而言不能赅者，不拾以图，其精莫聚；图象虽显而意有未达者，不翼以说，其奥难窥"，故而又另撰《类经图翼》和《类经附翼》，以补其不足。三本相得益彰、浑然一体，为后世研究《内经》极其重要的参考书。

张氏对《内经》学术最大的贡献在于，"以《灵枢》启《素问》之微，《素问》发《灵枢》之秘"，使二书之论水乳交融，"相为表里，通其义也"。对《内经》的分类汇编，虽然是杨上善的《黄帝内经太素》首开先河，金元李杲、罗天益的《内经类编》亦在张介宾之前，然此两部书在明代均无流传，张介宾分类汇编之法不仅实属原创，且与《黄帝内经太素》相比，其更为优。《类经》共三十二卷，分摄生、阴阳、藏象、脉色、经络、标本、气味、施治、疾病、针刺、运气、会通十二类，各类下又分三百六十二节，每节先引录《内经》原文，后注明所引篇目，再详加注释，确实起到"条理分，纲目明，晦者明，隐者见，巨细通融，歧贰毕彻"的作用。由于张介宾"幼禀明慧，自六经以及诸子百家无不考镜"；早年学医，壮年从戎，身处幕府，游历北方；后回乡专心医学，从事临床及著述。扎实的文化根基，复杂的人生经历，决定了张氏学识渊博，思路广阔，不仅通晓天文、象数、律吕、兵法等，更有着丰富的临床经验，研究又善于用《易经》的思想、临床实践阐发与印证《内经》的精义，故而在注解中论阴阳之玄机、五行之造化、藏象之内外、经络之始终、方药之奥妙等，无一不有独到的见解与精辟的论述。此外，张介宾还长于用分类注解与专题发挥两相结合，即以《类经》来分类注解，以《图翼》《附翼》来深入阐发、并作专题发挥，相辅相成，共彰经义，实在绝妙。其文笔流畅、文辞优美，亦属难得。因此，《类经》三书，不仅是现存分类汇注《内经》最完整的医学巨著，也堪称注家之中第一大家。

## 八、李中梓与《内经知要》

李中梓，字士材，号念莪，明代医家，江苏华亭人，生于万历十六年（公元1588年），卒于清代顺治十二年（公元1665年），著有《内经知要》二卷。

李氏有感于此前《内经》注释庞杂冗赘，重点难寻，实不便于初学者，遂摘选《素问》《灵枢》的重要、常用原文，分为八卷，注释编纂而成。是书要言不繁，提纲挈领，执简驭繁，由博返约，尤胜滑氏，故被后世视为学习《内经》入门读物之佳本。

## 九、张志聪与《黄帝内经素问集注》《黄帝内经灵枢集注》

张志聪，字隐庵，明末清初医家，浙江钱塘人，生于明万历三十八年（公元1610年），约卒于清康熙三年（公元1674年）。著有《黄帝内经素问集注》《黄帝内经灵枢集注》各九卷。

张志聪为医学世家，曾在杭州胥山办"侣山堂"，聚同行，论医道，从者众。《黄帝内经素问集注》《黄帝内经灵枢集注》乃张志聪在"侣山堂"会同诸生、门人三十余人，集思广益，历经五年编撰而成，故名《集注》，亦开集体研究《内经》之先河。因其集众长、择善从，故注文质量与造诣较高，在《内经》注家中影响颇大。其主要的贡献：一是以经注经，即聚《内经》各篇之论，解《内经》某段之意；二是擅长将《素问》与《灵枢》二书之论融会贯通、互为论证；三是不泥字解，但求理明；每弃以旧，注益以新；四是不拘成规众议，注重临床实用。

## 十、高世栻与《素问直解》

高世栻，字士宗，清初医家，浙江钱塘人，生于明崇祯十年（公元1637年），卒年不详。著有《素问直解》九卷。

高世栻作为张志聪之弟子，曾参与了《黄帝内经素问集注》的编写，但认为该书"义意艰深，其失也晦"，加之世传之《素问》"后之注者，或割裂全文，或删改字句""非苟简隙漏，即敷浅不经"，故予全文重新编注。其体例是先释篇名并概括大意，置于篇首；然后根据内容分节注释；并对经中衍文、错漏、讹误详加考校，还说明原貌，以别真伪。由于高世栻医学造诣颇深，注解创见不少，故在《内经》的注家中影响不小；尤其注文白理畅，深入浅出，通俗易懂，"直捷明白，可合正文读诵"，即《直解》之意，故对《内经》学术的传播有重要贡献。

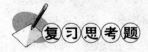 复习思考题

1. 为什么学习《内经》要研读注家及注本？
2. 现存第一部注释《内经》的注家以及注本是什么？
3. 简析杨上善《黄帝内经太素》的编撰特征以及学术成就。

4. 简述王冰对《黄帝内经素问》的贡献。

5. 现存最早的《灵枢》注家是谁？主要贡献有哪些？

6. 简述张介宾《类经》的学术成就和特征。

7. 第一部采用节选《素问》和《灵枢》进行注释校勘的作者是谁？对后世有什么影响？

8. 简析黄元御对《素问》和《灵枢》学术思想的发挥和贡献。

9. 怎样认识丹波元简《素问识》和《灵枢识》的注释特点和学术贡献？

（张新渝）

# 第五章　《内经》重要贡献

扫码"学一学"

> **要点导航**
>
> 1. 《内经》对中医学理论体系的创建及其历经千年不衰的原因。
> 2. 《内经》指导中医学保障中华民族繁衍与健康的卓越贡献。
> 3. 《内经》成就后世名医名著的概况与原因。

《内经》作为中医学现存文献中的经典著作之首，升华了中华民族长期与疾病做斗争的实践，总结了我国古代对生命与医学认识的成果，创建了中医学独特的理论体系，确立了中医学特有的思维方法，形成了"天地－社会－形神"的整体医学模式，对中医学的形成发展与实际运用、成就后世名家名著、保障中华民族繁衍与健康等方面，都做出了不可磨灭的卓越贡献。其中，最突出的表现有 3 个方面。

## 一、创建理论

《内经》以我国古代长期、丰富的医学实践为依据，主动吸收了我国古代哲学思想中的优秀认识，主动利用了我国古代自然科技中的先进成果，对中华民族有史以来医学的实践与认识，进行了全面的总结，将零碎的系统化、无序的规律化、经验的理论化，从而创建了中医学系统、独特的理论体系，完成了中医学认识上的升华与本质上的飞跃，使中医学从过去的经验医学跨入了理论医学的行列，从而成为了真正的科学。

其后在长达两千多年的历史进程中，《内经》不仅有效地推动后世中医学术的不断发展，指导后世中医学临床的具体运用，本身也经受住了历史与实践的检验，由其所确立的体系框架与基本内容，也成为从古至今中医学一切学科的理论根基与学术渊源。

《内经》的形成有着丰富的思想基础、可靠的科技基础、坚实的医学基础，关键还在于《内经》站在了战略的高度上，揭示与确立了自然、生命、疾病、防治等重大命题，以及最基本的原理与观念、法则与方法，从而具有指导性、广泛性、移植性。内妇儿外也好、药性制方也罢，只要不离开自然、生命、疾病、防治这基本的命题，就可将其移植、受其指导。《内经》所论并非主要从战术角度对支节进行论证，因此有别于一般性的诊治手册。此外，《内经》并非一人一时一地之作，而是各地无数代、无数名的先贤，在数百年间呕心沥血、殚精竭虑的研究和总结，更是整个中华民族长期与自然、疾病做斗争实践与智慧的结晶，这决定了《内经》与书俱来就具有的系统性、稳固性与科学性，避免了某些一人一时一地著作容易出现的局限性、脆弱性与经验性。这就是《内经》自出世就牢固占据了至尊的经典地位，虽历经二千多年不仅不衰、至今依然大用的原因所在。

## 二、保障健康

从春秋战国至新中国成立期间，全面的或局部、短期的或长时的战争不少，而且交战双方动辄就是数十万大军，死伤何记其数。历朝历代的瘟疫流行也很多，仅以东汉末年为例，曹植《说疫气》云"建安二十二年，疠气流行，家家有僵尸之痛，室室有号泣之哀；或阖门而殪，或覆族而丧"，张机《伤寒杂病论·自序》亦云"余宗族素多，向余两百，建安纪年以来，犹未十年，其死亡者，三分有二"，可见一斑。然而，从古至今中华民族人丁兴旺、繁荣昌盛，究其原因之一，不能不说是历代医家们在《内经》的指导下，运用中医学的知识与技能所作保障的结果。《类经·叶序》谓："治世之病，一以《内经》为主，小试则小效，大试则大效，无所不试则无所不效"，则是最好的说明。

## 三、成就后学

翻开《内经》不难发现，在疾病的治疗上，绝大多数内容并不像后世许多著作那样，一病一证、一方一药，非常具体，除了十三方外根本就没有方药；即便是针灸治疗，也不如后世许多著作那样，一病一穴或几穴，十分明确。然而，举凡张机与《伤寒杂病论》、孙思邈与《备急千金要方》、刘完素与《素问病机原病式》、张从正与《儒门事亲》、李杲与《脾胃论》、朱震亨与《丹溪心法》、张介宾与《景岳全书》、吴有性与《瘟疫论》、叶桂与《外感温热篇》、吴瑭与《温病条辨》等，以及各个学术流派与内、外、妇、儿、五官、针灸等各具体学科，无数的名医与名著，无一不是以《内经》为思想之根本、学术之根基、理论之源泉、运用之指导。正如张机自己所说"撰《素问》《九卷》"而成就《伤寒卒病论集》。这些都是不容置疑的历史事实。

其根本原因，不仅因《内经》的内容，涵盖了中医学的全部内容，既有基础理论，也有临床技能，任何人只要从中悟出道理、得其真谛，就可以拯救苍生、开创学派、著书立说、成名成家；更何况，《内经》为后世所提供的是医学上战略性的思想与观念、原理与法则，给后世医学家们留下了足以发挥与运用的余地，成就了后世学者，使得名医与名著世世代代层出不穷。

这就是中国古代文化中最珍贵的遗产、最有用的财富、最绚丽的瑰宝，最伟大的医学巨著——《黄帝内经》。

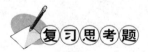 复习思考题

1. 如何理解中医学科学的形成以《内经》的问世为标志？
2. 如何认识《内经》在保障中华民族健康上所起的巨大作用？
3. 为何说《内经》成就了后世无数的名医名著？

（张新渝）

扫码"练一练"

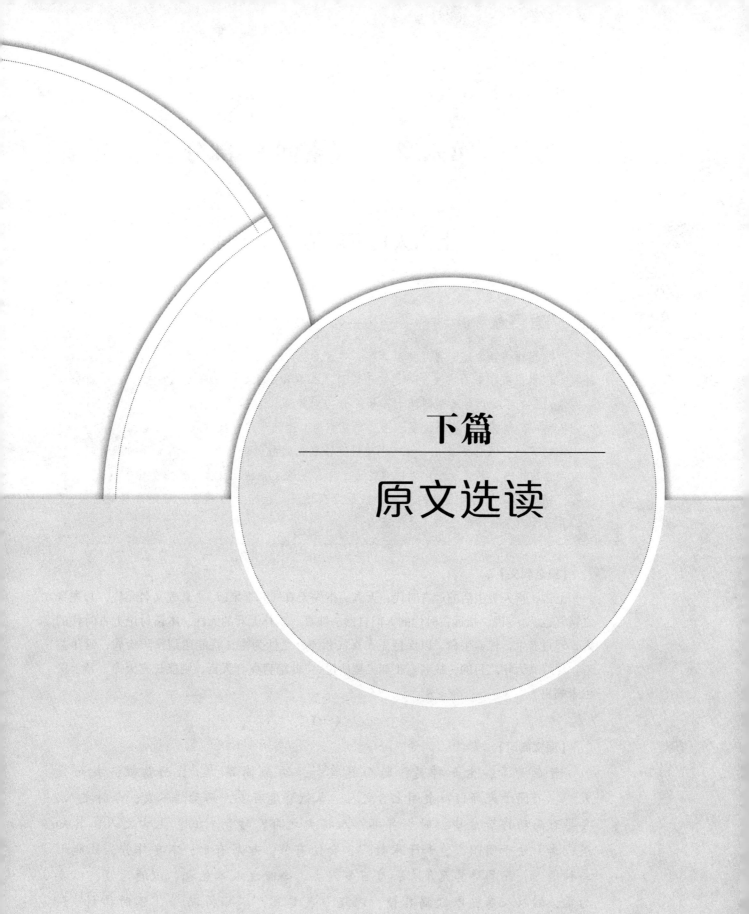

下篇

原文选读

# 第六章 《素问》部分

## 上古天真论篇第一（节选）

扫码"学一学"

👉 **要点导航**

1. 遵循养生之道，可尽终其天年；违逆养生之道，则易半百而衰。

2. 提出五项养生方法，一是法于阴阳，二是和于术数，三是食饮有节，四是起居有常，五是不妄作劳。强调两大养生原则：对外顺应自然环境变化，外避邪气；对内调摄精神，精神内守。不仅要养形，更要养神，达到形与神俱。

3. 阐述了人体生长壮老及其生殖机能盛衰的过程及其规律。强调肾气的盛衰起着决定性的作用，其盛衰变化可以通过齿、骨、发的发育状况及生殖能力变化来判断。

4. 讨论了年老而有子的机理，一是天寿过度，生殖能力超常，与先天禀赋有关；二是善于养生，却老全形，肾气充盛。

**【篇名释义】**

上古，指人类生活的远古时代；天真，指先天真气。李杲曰："真气又名元气，乃先身之精气也。"一说，指远古时代的人们自然、纯真、质朴无邪的天性。本篇讨论上古时代的人，通过养生，保养生命，以保持先天真气和纯朴之性为主，就能达到预防疾病，延年益寿，尽终其天年之目的，故名。正如吴崑所说："此篇言保合天真，则能长有天命，乃上医治未病焉。"

### （一）

**【原文阅习】**

昔在黄帝，生而神灵，弱而能言[1]，幼而徇齐[2]，长而敦敏，成而登天[3]。乃问于天师曰：余闻上古之人，春秋皆度百岁，而动作不衰；今时之人，年半百而动作皆衰者，时世异耶？人将失之耶？岐伯对曰：上古之人，其知道[4]者，法于阴阳[5]，和于术数[6]，食饮有节，起居有常，不妄作劳，故能形与神俱[7]，而尽终其天年[8]，度百岁乃去。今时之人不然也，以酒为浆，以妄为常，醉以入房，以欲竭其精，以耗[9]散其真，不知持满[10]，不时御神[11]，务快其心，逆于生乐[12]，起居无节，故半百而衰也。

**【校勘注释】**

[1] 弱而能言：《史记索隐》："弱，谓幼弱时也。盖未合能言之时，而黄帝即言。"

［2］徇齐：博知而迅速。徇（xùn，音讯），疾速。

［3］登天：登天子之位。又，丹波元简曰："以上六句，疑王氏所补，非古经之文……其文取之于《史记》《大戴礼》及《孔子家语》。"

［4］道：天道，即自然法则。王冰注："知道，谓之修养之道也。"

［5］法于阴阳：顺应自然界寒暑往来的阴阳变化规律。法，顺应。

［6］术数：调摄精神、锻炼身体的养生方法，如导引、按跷、吐纳等。张介宾曰："术数，修身养性之法也。"

［7］形与神俱：形神健全，这是健康的标志。俱，偕也，共存、协调之意。姚止庵注："形者神所依，神者形所根，神形相离，行尸而已，故惟知道者，为能形与神俱。"

［8］天年：天赋的自然寿命。古人认为人的自然寿命是120岁。《尚书·洪范》："一曰寿，百二十岁也。"

［9］耗：《针灸甲乙经》作"好"，为是，嗜好。胡澍曰："耗，读嗜好之好，好亦欲也。"

［10］不知持满：保持体内精气的充盈。王冰注："言爱精保神如持盈满之器，不慎而动，则倾竭天真。"

［11］不时御神：时，善于。胡澍曰："时，善也。不时御神，即不善御神也。"《孔子家语》注云："御，统也，治也。"

［12］逆于生乐：与生命健康的快乐背道而驰。王冰注："快于心欲之用，则逆养生之乐矣。"

**【要点解析】**

本段通过对比古今之人不同的寿命，阐发了养生的重要性。上古之人为何长寿？本节认为，寿夭之异，缘于人为。明确指出了遵循养生之道，可尽终其天年。如何养生呢？古人提出了五项养生方法：一是法于阴阳，二是和于术数，三是食饮有节，四是起居有常，五是不妄作劳。如此，才可以保养形体健康，精神饱满，达到形与神俱，寿过百年。

今时之人为何早衰？这是由于他们违逆了养生法则，以酒为浆，醉以入房，起居无节，恣意妄为，放纵嗜欲，这种贪图一时享乐的生活方式，其危害在于耗竭了天真精气，消弱了生命能力，导致早衰。这些现象在当今社会相当普遍，应该引起我们的重视与反思。倡导健康的生活方式，是预防疾病、提高寿命的主要途径。

## （二）

**【原文阅习】**

夫上古圣人之教下也，皆谓之：虚邪贼风[1]，避之有时；恬惔虚无[2]，真气从之。精神内守，病安从来。是以志闲而少欲，心安而不惧，形劳而不倦，气从以顺，各从其欲，皆得所愿[3]。故美其食，任其服，乐其俗，高下不相慕，其民故曰朴[4]。是以嗜欲不能劳其目，淫邪不能惑其心，愚智贤不肖，不惧于物[5]，故合于道。所以能年皆度百岁而动作不衰者，以其德全不危[6]也。

**【校勘注释】**

［1］虚邪贼风：泛指一切乘虚伤人致病的外来邪气。高世栻曰："凡四时不正之气，皆谓之虚邪贼风。"

［2］恬惔虚无：思想闲静，没有杂念。

［3］各从其欲，皆得所愿：顺从符合客观现实的欲望，每个人都实现了自己的愿望。

[4] 朴：原指未经雕琢的木材，此处引申为质朴敦厚。《孔子家语》曰："民敦俗朴。"

[5] 不惧于物：不为外物所困扰。郭霭春注："惧"应作"攫"，意为"取"，寻求。"不攫于物，似说不寻求酒色之事"，亦是。

[6] 德全不危：全面符合养生之道，不会受到衰老死亡的危害。马莳注："盖修道而有得于心，则德全矣。危者，即动作之衰也。"

**【要点解析】**

本节从适应外环境的变化和保持"精神内守"两方面确定了基本的养生原则。获得长寿的关键是什么？关键是要严格恪守两个养生原则：一是要对外适应自然环境，"虚邪贼风，避之有时"；二是对内要调摄精神，保持"恬惔虚无"，做到"精神内守"。最终达到形神共养，形与神俱。其中，调神之道，其一要恬惔少欲，避免情志刺激，如暴怒、狂喜、大悲、惊恐之类，保持精神上的安闲宁静，气血就能够和顺调畅，百病不生；其二要精神内守，如采取静坐养神等方式，神守于内，则气不耗于外，气血充沛了就会提高健康水平，不仅防病，还可以延年益寿。临床上遇到情志不遂而致病者，遵循本节"恬惔虚无，真气从之，精神内守，病安从来"的精神，调摄精神，调畅情志，或疏肝解郁，或清肝泻火，从肝论治；或养血安神，或清心安神，从心论治。除了用药，医生的言语疏导、病人的心理调整必不可少，即心病还需心理求助或心理辅导。只有这样，才能精神内守，病患自瘳。

## （三）

**【原文阅习】**

帝曰：人年老而无子者，材力尽邪？将天数[1]然也？岐伯曰：女子七岁，肾气盛，齿更发长。二七而天癸[2]至，任脉通，太冲脉盛，月事以时下，故有子。三七，肾气平均，故真牙生而长极。四七，筋骨坚，发长极，身体盛壮。五七，阳明脉衰，面始焦[3]，发始堕。六七，三阳脉衰于上，面皆焦，发始白。七七，任脉虚，太冲脉衰少，天癸竭，地道不通，故形坏而无子也。丈夫八岁，肾气实，发长齿更。二八，肾气盛，天癸至，精气溢泻[4]，阴阳和[5]，故能有子。三八，肾气平均，筋骨劲强，故真牙生而长极。四八，筋骨隆盛，肌肉满壮。五八，肾气衰，发堕齿槁。六八，阳气衰竭于上，面焦，发鬓颁白[6]。七八，肝气衰，筋不能动。天癸竭，精少，肾藏衰，形体皆极[7]。八八，则齿发去。肾者主水[8]，受五脏六腑之精而藏之，故五脏盛乃能泻。今五脏皆衰，筋骨解堕，天癸尽矣。故发鬓白，身体重，行步不正，而无子耳。

帝曰：有其年已老而有子者，何也？岐伯曰：此其天寿过度，气脉常通[9]，而肾气有余也。此虽有子，男不过尽八八，女不过尽七七，而天地之精气皆竭矣。帝曰：夫道者年皆百数，能有子乎？岐伯曰：夫道者能却老而全形，身年虽寿，能生子也。

**【校勘注释】**

[1] 天数：身体生长变化规律中的定数。张介宾曰："天数，谓天赋之限数。"

[2] 天癸：肾中精气充盛而产生的具有促进和维持生殖机能的精微物质。天，先天。癸，十天干之

一，五行属水，此指癸水。

　　[3] 焦：通"憔"，即憔悴。

　　[4] 精气溢写：肾中精气盈满，生殖之精可以外泄。写，同"泻"。

　　[5] 阴阳和：指男女两性交合。《易·系辞上》："男女媾精，万物化生。"

　　[6] 颁白：即头发花白。颁，同"斑"。

　　[7] 天癸竭，精少，肾藏衰，形体皆极：此十二字，丹波元坚《素问绍识》在"八八"之后。当是。形体皆极，指身体各部分均已衰竭。

　　[8] 肾者主水：此指肾主藏精的功能。姚止庵注："夫肾藏五脏之精，是肾为五脏之本也。男女之壮也，并始于肾气之壮实。"

　　[9] 气脉常通："常"似"尚"，犹言尚通。

**【要点解析】**

**1. 男女生长壮老的规律及其与肾气的关系**

　　人年老而无子的原因是什么呢？本节详细而深入地回答了这个问题，揭示了人体生长壮老及生殖机能盛衰的生命过程及其规律。女性的生长发育及生殖机能的变化以七岁为一阶段。从七岁到二七，肾气逐渐充盛，产生天癸，此时冲任两条奇经随之盛满畅通，于是月经按月来潮，具备了生殖能力。三七至四七阶段，肾气平均充盈，身体发育盛壮，生育也持续旺盛。五七、六七之后，肾气渐衰，三阳脉衰于上，颜面开始憔悴，生殖能力也由盛转衰。七七，肾气虚衰，天癸衰竭，冲任二经气血亦随之而衰，于是月经闭止，丧失了生殖能力。男性生长发育及生殖机能的变化则是以八岁一阶段，其盛衰过程与规律类同于女性，形体强弱与生殖机能的盛衰同步相关。总之，本节通过观察，采用司外揣内的方法，科学地揭示了人类的生长壮老及生殖能力变化是有规律可循的，是以肾中精气的盛衰为根本，肾在整个生命过程中占有十分重要的地位，后世称之为先天之本。此外，齿、骨、发的发育状况和生殖能力的变化，均伴随肾中精气的盛衰而变化，所以它们经常被作为判断肾中精气盛衰的标志。本节为中医学有关生殖和生长衰老的学说奠定了基础。临床上，小儿生长发育迟缓和障碍的"五迟""五软"；须发早白、牙齿早落的早衰；生殖机能与性功能低下的不孕、不育；阿尔茨海默病、骨质疏松症等老年病，须从补肾中精气入手治疗。

**2. 天癸和冲任**

　　此外，本节也揭示了女子的月经和胎孕不仅与天癸有密切关系，还与冲任两条奇经中气血盛衰密切相关，为后世妇科学的发展奠定了基础。女性从二七到七七这一阶段，天癸到来，冲任两脉气血充盛而畅通，从而月经按月来潮，能够有子。因而冲任盛衰对于女子经、带、胎、产的生理、病理至关重要，这就为从冲任入手、调理冲任治疗多种妇科疾病的理论基础。如陈自明《妇人大全良方》说："冲为血海，任主胞胎，肾气全盛，二脉流通，经月渐盈，应时而下。"张志聪《黄帝内经素问集注》说："女子之天癸，溢于冲任，充肤热肉，为经水下行而妊子也。"张锡纯《医学衷中参西录》中的理冲汤、安冲汤、固冲汤、温冲汤，用于治疗妇女癥瘕经闭、经多、崩漏、不孕等，就是本着这一理论制定的。

**3. 生育能力与年龄的关系**

　　为什么有些年岁已高者仍能够具有生殖能力呢？这主要是由于这些人先天禀赋强，肾中精气尚足，生殖能力超常，但是一般不会超过女子七七、男子八八这个天数的。

　　那些养生有道长寿之人还能生育吗？答案是肯定的。虽然他们过了女子七七、男子八八之数，但是这些人善于保养精神，肾中精气，天癸尚余，因此年老而有子。强调了养生可以延年益寿，提高生殖机能。

**4. 肾与其他脏腑的关系**

如何理解"肾者主水，受五脏六腑之精而藏之，故五脏盛，乃能泻"？本节指出，肾具有水的闭藏特性，不仅藏先天之精，也藏有五脏六腑气化产生的后天之精。五脏六腑精气充盛，才能向肾输送而藏之；肾中精气充盛，才可以向外泄精而具备生殖机能。可见，肾精与五脏六腑之精是相互补充的。临床上，久病及肾，就是五脏六腑之精受损，不能输送给肾，肾中精气也不足所致。所以肾精不足，可以从补充五脏六腑之精即后天之精入手，补后天以养先天。可用党参、白术、茯苓、甘草、陈皮、半夏等健脾和胃之品；五脏六腑之精不足，也可以从补肾精即先天之精入手，补先天以促后天，可用山萸肉、紫河车、鹿角胶、仙灵脾、巴戟天、杜仲、菟丝子等补肾填精之品。

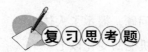

**复习思考题**

1. 本篇所述养生原则和方法有哪些？

2. 结合《素问·上古天真论》，分析人体生长衰老的生理过程，说明肾中精气的作用。

3. 如何理解"肾者主水，受五脏六腑之精而藏之，故五脏盛乃能泻"？

4. 何谓天癸？冲任二脉与女性生殖的关系如何？

（田炳坤）

扫码"学一学"

# 四气调神大论篇第二（节选）

**要点导航**

1. 春夏秋冬的气候特点是春温、夏热、秋凉、冬寒，对万物所产生的作用有春生、夏长、秋收、冬藏的不同。

2. "春夏养阳，秋冬养阴"是重要的养生原则。

3. 顺应四时变化规律养生可少病长寿，违逆四气变化规律则易多病夭折。

4. 未病先防，重视预防保健。

**【篇名释义】**

本篇根据"天人相应"的整体医学思想，告诫人们要顺应四时的生化规律进行养生，尤其是对精神情志的调摄，故名。

（一）

**【原文阅习】**

春三月，此谓发陈[1]。天地俱生，万物以荣[2]，夜卧早起，广步于庭，被发缓形[3]，以使志生，生而勿杀，予而勿夺，赏而勿罚。此春气之应，养生之道也。逆之则伤肝，夏为寒变[4]，奉长者少[5]。

夏三月，此谓蕃秀[6]。天地气交，万物华实[7]；夜卧早起，无厌于日；使志无怒，使华英成秀[8]，使气得泄，若所爱在外[9]。此夏气之应，养长之道也。逆之则伤心，秋为痎疟[10]，奉收者少，冬至重病。

秋三月，此谓容平[11]。天气以急，地气以明[12]；早卧早起，与鸡俱兴；使志安宁，以缓秋刑[13]；收敛神气，使秋气平；无外其志，使肺气清。此秋气之应，养收之道也。逆之则伤肺，冬为飧泄[14]，奉藏者少。

冬三月，此谓闭藏[15]。水冰地坼[16]，无扰乎阳；早卧晚起，必待日光；使志若伏若匿，若有私意，若已有得；去寒就温，无泄皮肤，使气亟夺[17]。此冬气之应，养藏之道也。逆之则伤肾，春为痿厥[18]，奉生者少。

**【校勘注释】**

[1] 发陈：形容春季万物生发、欣欣向荣的自然景象。"发"，生发，发散。"陈"，一为敷布、布陈；一为陈旧。王冰注："春阳上升，气潜发散，生育庶物，陈其姿容，故曰发陈也。"

[2] 天地俱生，万物以荣：自然界生发之气旺盛，万物因此欣欣向荣。

[3] 被发缓形：被，同"披"。缓形，使身体舒缓。马莳注："被发而无所束，缓形而无所拘，使志意于此而发生。"

[4] 寒变：指春季失于调摄，生长之气不足所致的寒性病变。

[5] 奉长者少：供给夏季茂长之气减少。

[6] 蕃秀：形容夏季万物生长茂盛的自然景象。王冰注："蕃，茂也，盛也。秀，华也，美也。"

[7] 万物华实：万物繁茂，壮大结果。《说文解字》："华，荣也。"段注："荣而实谓之秀。"

[8] 华英成秀：秀，茂盛、秀美，引申为旺盛、充沛。使人的精神饱满，以适应夏气成其秀美。

[9] 若所爱在外：指人的精神外向，意气舒展，顺应阳气宣发于之势。

[10] 痎（jiē）疟：疟疾的总称。

[11] 容平：指秋季万物成熟，形态平定不再生长的自然景象。容，生态、相貌。平，平定。

[12] 天气以急，地气以明：指秋风劲急，万物萧条，山川景净之象。

[13] 以缓秋刑：减缓秋天肃杀之气的影响。缓，即缓解。秋刑，秋天的气候能使草木凋谢，能使人体内的阳气收敛，故名，张介宾注"肃杀之气"。

[14] 飧（sūn）泄：大便清稀并含有不消化的食物残渣。

[15] 闭藏：形容冬季阳气闭藏、生机潜伏的自然景象。

[16] 坼（chè）：裂开、分裂。

[17] 使气亟（qì）夺：亟，多次、频数之意。夺，耗夺、剥夺。

[18] 痿厥：指四肢枯萎、软弱无力的痿病和四肢逆冷的厥病。吴崑注："痿者，肝木主筋，筋失其养，而手足痿弱也。厥，无阳逆冷也。"

**【要点解析】**

本节指出养生应当顺应四季气候的变化而为。由于自然界的阴阳消长变化，产生了春温、夏热、秋凉、冬寒的四时气候变化，形成了春发陈、夏蕃秀、秋容平、冬闭藏的物候状态及春生、夏长、秋收、冬藏的物候特点，人们要顺应四时阴阳的生化规律来调摄精神情志及起居活动。做到春志舒畅愉快、夏志活泼欢畅、秋志安逸恬静、冬志含蓄宁静，春季夜卧早起、夏季夜卧早起、秋季早卧早起、冬季早卧晚起。本节不仅强调了只有顺应自然才能保持身体健康，还指出每一季节的摄养关系到下一季节健康状况，若违逆之则容易产生下一个季节性疾病，这不仅是《素问·上古天真论》中"法于阴阳"思想的具体运用，而且体现了下文"不治已病治未病"的预防医学思想。

（二）

**【原文阅习】**

夫四时阴阳者，万物之根本也。所以圣人春夏养阳，秋冬养阴[1]，以从其根，故与万物沉浮于生长之门[2]。逆其根，则伐其本，坏其真矣。故阴阳四时者，万物之终始也，死生之本也。逆之则灾害生，从之则苛疾不起[3]，是谓得道[4]。道者，圣人行之，愚者佩之[5]。从阴阳则生，逆之则死；从之则治，逆之则乱。反顺为逆，是谓内格[6]。

是故圣人不治已病治未病，不治已乱治未乱，此之谓也。夫病已成而后药之，乱已成而后治之，譬犹渴而穿井，斗而铸锥，不亦晚乎。

**【校勘注释】**

[1] 春夏养阳，秋冬养阴：春夏季节顺应生长之气蓄养阳气，秋冬季节顺应收藏之气蓄养阴气，即春养生、夏养长、秋养收、冬养藏。

[2] 与万物沉浮于生长之门：圣人同自然万物一样，在生长收藏生命过程的同一规律中运动发展。沉浮，犹言降升，意为运动。门，门径、道路，此指规律。

[3] 苛疾不起：大小疾病都无。《说文解字》："苛，小艸也。"段注："析言之病为疾加。"

[4] 得道：指掌握了养生之道，并能身体力行。

[5] 愚者佩之：佩通"悖"，违背、违逆。吴崑注："佩于悖同，故通用。圣人心合于道，故勤而行之；愚者性守于迷，故于道违悖也。"

[6] 内格：此指人体脏腑气血活动与自然阴阳变化不相协调。王冰注："格，拒也。谓内性格拒与天道也。"

**【要点解析】**

**1. "春夏养阳，秋冬养阴"的意义**

此乃本节以"四时阴阳者，万物之根本"为理论依据所提出的养生原则，是《内经》养生思想中重要观点之一。其义是指春夏养阳，即养生养长，秋冬养阴，即养收养藏。春夏阳气生长，养生应助养阳气；秋冬阳气收藏，养生应蓄养阴精。所以言此，实乃根据"四时阴阳者，万物之根本"的理论原则，旨在强调人与自然界的四时阴阳保持协调统一的重要性。具体养生方法如起居作息要适合四季的昼夜长短、春夏要多室外活动、秋冬要安居少出；精神情志也要顺应四时，春夏要欢快活泼、秋冬要恬静内藏等。

后世医家对《内经》"春夏养阳，秋冬养阴"的养生思想有所发挥，主要有以下三种不同的认识。①以王冰为代表，从阴阳互制而论，认为春夏阳盛，宜食寒凉以制其阳，"全阴则阳气不极"；秋冬阴盛，宜食温热以抑其阴盛，"全阳则阴气不穷"。养，即制也，通过互制，达到互养，使阴阳不偏，平衡协调。②以张介宾为代表，从阴阳互根而论，认为阳为阴之根，养春夏之阳是为了养秋冬之阴，故春夏应避风凉生冷，以免伤其阳气而患疟泻等病；阴为阳之基，养秋冬之阴是为了养春夏之阳，故秋冬应忌纵欲过热，以免伤其阴气而患火证。③以张志聪为代表，从阴阳虚盛而论，认为"春夏之时，阳盛于外而虚于内；秋冬之时，阴盛于外而虚于内。故圣人春夏养阳，秋冬养阴，以从其根而培养也"。其意以内为根，春夏人的阳气内虚，故养阳为从其根；秋冬人的阴气内虚，故养阴以从其根。

"春夏养阳，秋冬养阴"的养生原则，不仅用于指导养生，后世亦常用于疾病的治疗，主要是春夏治病要注意加用升浮药，秋冬治病要加用沉降药。如李时珍在《本草纲目·卷一》据此提出了顺应四时用药方法，云："升降浮沉则顺之，寒热温凉则逆之。故春月宜加辛温之药，薄荷、荆芥之类，以顺春升之气；夏月宜加辛热之药，香薷、生姜之类，以顺夏浮之气……秋月宜加酸温之药，芍药、乌梅之类，以顺秋降之气；冬月宜加苦寒之药，黄芩、知母之类，以顺冬沉之气，所谓顺时气而养天和地。"此外，近人根据对文义的不同理解，又提出许多新的观点。如冬病夏治，夏病冬治；春夏温补阳气，秋冬滋养阴液；春夏调理肝心，秋冬调理肺肾；春夏顾护六腑，秋冬调补五脏；或依据体质偏颇补救等。

**2. 治未病的预防观**

所谓"治未病"，包括未病先防、既病防变两方面，本篇所论侧重于前者，并以"渴而穿井，斗而铸锥"的形象比喻，提出了这一重要的预防学思想。指出"治未病"最根本的方法是顺应四时阴阳以养生调神，使体内阴阳与自然界的阴阳协调一致。除本篇外，"治未病"思想还见于《内经》许多篇章中。

《内经》预防医学思想影响深远，得到后世医家倡导及发扬。如《金匮要略》云："夫治未病者，见肝之病，知肝传脾，当先实脾。"葛洪《抱朴子释滞》说："是以圣人消未起之患，治未病之疾，医之于无事之前，不追于既逝之后。"朱震亨《丹溪心法·不治已病治未病》也说："与其救疗于有疾之后，不若摄养于无疾之先，盖疾成而后药者，徒劳而已。是故已病而后治，所以为医家之法；未病而先治，所以明摄生之理。夫如是，则思患而预防之者，何患之有哉？此圣人不治已病治未病之意也。"明代医家徐春甫《古今医统大全》在批评不知治病于微者时指出："今人治已病不治未病，盖谓病形未着，不加慎防，直待病势已着，而后求医以治之，则其微之不谨，以至于着，斯可见矣。"

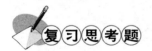
**复习思考题**

1. 试据原文说明顺四时阴阳养生的指导思想、原则和方法。

2. 你对"春夏养阳、秋冬养阴"的含义及其意义如何理解？

3. 何谓"治未病"？其实践意义如何？

4. 《素问·四气调神大论》强调的中心思想是什么？

（蒋 筱）

扫码"学一学"

# 生气通天论篇第三

## 要点导航

1. 生命本源于自然界阴阳二气，与天地存在着同源、同律、同道的整体关系，故而与自然界息息相通。

2. 人体阳气具有温煦滋养、固护卫外以及消长循环的生理作用，是养生防病的重要依据。

3. 阴精静守于内，依赖阳气的固摄镇守作用，阳气运行于表，依靠阴精的不断供给滋养，形成整体合一、动静结合、互根互用的关系，而阳气是起主导作用的一方。

4. 阳气失常所导致的多种病理变化及其病证表现。

5. 阐释了五味理论的基本内容，指出药食五味失调导致的基本病机和证候。

【篇名释义】

生气，即人体阴阳二气。姚止庵注："生气者，生生之气。"天，指自然界；通，贯通，感应。本篇重点阐发了人体阴阳二气与自然界阴阳二气的消长感应、相互贯通，故名"生气通天"。

### （一）

【原文阅习】

黄帝曰：夫自古通天[1]者，生之本，本于阴阳[2]。天地之间，六合之内[3]，其气九州[4]、九窍、五脏、十二节，皆通乎天气。其生五[5]，其气三[6]，数犯此者，则邪气伤人，此寿命之本也。

苍天之气，清净则志意治，顺之则阳气固，虽有贼邪，弗能害也，此因时之序[7]。故圣人传精神[8]，服天气[9]，而通神明[10]。失之，则内闭九窍，外壅肌肉，卫气散解，此谓自伤，气之削也。

【校勘注释】

[1] 通天：谓人体阴阳之气与自然界阴阳之气息息相通并保持和谐统一。

[2] 生之本，本于阴阳：生命本源于阴阳二气之生化。

[3] 六合：指自然界。王冰注："六合，谓四方上下也。"

[4] 九州：古代分天下为九个行政区。王冰注："九州，谓冀、兖、青、徐、扬、荆、豫、梁、雍也。外布九州而内应九窍，故云九州九窍也。"

[5] 其生五：指阴阳二气化生木、火、土、金、水五行。其，指阴阳。

[6] 其气三：指阴阳二气各分为三，即三阴三阳之气。

[7] 此因时之序：即顺应四时阴阳变化的规律。因，凭借，依靠，顺应。

[8] 传精神：使精神合一。俞樾注："传，读为抟，聚也。抟聚其精神。"

[9] 服天气：顺应自然界的一切变化。《尚书·舜典》："五刑有服。"孔安国传："服，顺也。"

[10] 通神明：指天人阴阳变化完整合一。《说文解字》："通，达也。"达到，实现。《易·系辞》：

"始作八卦，以通神明之德。"神明，指自然界阴阳变化。

**【要点解析】**

本篇以"生气通天"为命题，对人体生命之起源、运动以及规律，做了深刻的分析和阐述，即人体的阴阳二气与自然界的阴阳二气消长感应，相互贯通。首先，"生之本，本于阴阳"，即生命本源于自然界阴阳二气。在中国古代哲学"气一元论"看来，气是宇宙及万物之本原，即构成宇宙及万物的共同基原物质，也是构成人体生命的基原物质。气之所以能够化生宇宙及万物，乃在于气本为一，内涵阴阳，阴阳二气的交感、氤氲衍生万物及人。正如《素问·宝命全形论》云："人以天地之气生，四时之法成……天地合气，命之曰人。"而且人体生命运动又依赖于自然阴阳二气来维持，人类需要不断地从自然界获得赖以生存的物质、能量和信息，以延续生命的存在和繁衍等。如《素问·六节藏象论》所云："天食人以五气，地食人以五味。"其二，生命运动和过程与自然界阴阳二气相互通应，即所谓"天地之间，六合之内，其气九州、九窍、五脏、十二节，皆通乎天气。"天地阴阳二气的交感和合，不仅是化生人类的内在动力，而且人在长期的演化过程中，自然界阴阳交替消长变化之规律影响到人体内部的一切，因此人体生命活动和过程形成了与自然界阳气消长变化相一致的节律和特征，表现出人体生命与自然界以气相通、以时相应、节律一致的生息关系。如人体有阴阳二气的昼夜节律、五脏随四时节律以及脉象的四时特征等。故《灵枢·岁露》云："人与天地相参，与日月相应。"其三，抟精神、服天气、通神明是寿命之本。由于人是自然界长期进化的生物，自然界是人体生命生存最基本、最重要的唯一外环境，其阴阳二气的一切变化都影响甚至决定着生命的存亡。因此，自然规律是人体生命活动和过程所要遵循的基本法则，人必须"因时之序"主动、自觉、积极地顺应自然界的一切变化，使人体阴阳之气与自然界阴阳之气交互感应、和谐一致，才能维系生命的健康、延续和繁衍。张介宾《类经·疾病类》云："人能法天道清静，则志意治而不乱，阳气固而不衰，弗失天和，长有天命。"反之，阴阳失和，邪气侵袭，导致内闭九窍，外壅肌肉，阳气不固，疾病丛生。

总而言之，人作为自然界之生命体，起源于自然、演化于自然和生存于自然，与天地存在着同源、同律和同道之整体同一关系，故人与自然和则生、逆则死，顺应自然界是保障生命之根本。

## （二）

**【原文阅习】**

阳气者，若天与日，失其所[1]则折寿而不彰[2]，故天运[3]当以日光明。是故阳因而上[4]，卫外者也。

因于寒，欲如运枢[5]，起居如惊，神气乃浮[6]；因于暑，汗，烦则喘喝[7]，静则多言[8]，体若燔炭，汗出而散。因于湿，首如裹，湿热不攘[9]，大筋软短，小筋弛长[10]；软短为拘，弛长为痿；因于气[11]，为肿。四维相代[12]，阳气乃竭。

**【校勘注释】**

[1] 失其所：指阳气运行失常。所，《黄帝内经太素》卷三作"行"。可参。

[2] 折寿而不彰：指短寿不存于人世。高世栻注："通体之气，经脉之气，各有其所。若失其所，则运行者不周于通体，旋转者不循行于经脉，故短折其寿，而不彰著于人世矣。"

[3] 天运：指天体的运行。

[4] 阳因而上：此言人体阳气顺应自然界阳气上升外越之性，具有向上、向外的趋势和卫外御邪的作用。因，顺应，依顺。

[5] 欲如运枢：此喻人体阳气有如户枢一样主司肌表的开合。运枢，即转动的门轴。

[6] 神气乃浮：指阳气开合失序而浮散。神气，即阳气。吴崑将"欲如运枢，起居如惊，神气乃浮"三句移至"阳因而上，卫外者也"句下，并将"体若燔炭，汗出而散"二句移至"因于寒"句后。如此，则文理通顺，可参。

[7] 烦则喘喝：指暑热内盛气机壅滞所致的烦躁、气喘息急、喝喝有声。张志聪注："气分之邪热盛，则迫及所生，心主脉，故心烦。肺乃心之盖，故烦则喘喝也。"

[8] 静则多言：指暑热伤及心神导致的神昏、多言。静与烦相对而言。张介宾注："若其静者，亦不免于多言，盖邪热伤阴，精神内乱，故言无伦次也。"

[9] 攘：消除，去除。

[10] 大筋软短，小筋弛长：此两句为互文，意为大筋、小筋，或者收缩拘急，或者松弛不用。

[11] 气：指风气。高世栻注："气，犹风也。《阴阳应象》云：'阳之气以天地之疾风名之。'故不言风而言气。"

[12] 四维相代：指风、寒、暑、湿四种邪气更替伤人。代，更替。

**【要点解析】**

本段经文以取象比类的方法，通过对天体中太阳的观察认识，推论人体阳气的特点和功用，形象地说明了阳气的重要性，并对阳气卫外失常的病理进行了论证。

文中将人体的阳气比作天体中的太阳，认为天体的运行不息，是依靠太阳的光明和温暖。比类于人体，即人体生命活动的运转不息，必须依赖阳气的温养，阳气若"失其所"，则人之寿命早折而"不彰"。以此推论人之阳气具有天之阳气的诸多特点和功用，天阳温暖居上，人之阳气顺应其上升外越之性，具有向上向外的趋势，这决定了阳气的生理作用有二。①气化温养功能。天之阳气蒸腾气化，温暖大地，促进万物的生长收藏。人之阳气温养脏腑经脉，化生和温运精气血津液，维持机体的正常功能活动，如下文所举例证"阳气者，精则养神，柔则养筋"。人之神得阳气之温养则意识思维活动正常，人之筋得阳气温养则筋脉柔和、弛张自如。②卫外御邪功能。经文指出"阳因而上，卫外者也"，下文亦云"阳者卫外而为固也"，均说明阳气具有固护肌表、抗御外邪的重要作用。阳气卫外失常，则邪气乘虚而入。寒为阴邪，易伤阳气，"因于寒"则阳气被郁，邪正交争于肌表而见体若燔炭，汗出而散；暑为阳邪，其性炎热，易伤气津，"因于暑"则邪热内盛见多汗心烦、喘喝有声，若扰及心神则见神昏多言；湿为阴邪，其性重浊，易困遏阳气，阻滞气机，留着筋脉，"因于湿"则可见头身沉重如裹、筋脉拘急或松弛萎软、肢体运动障碍；风邪侵袭，肌表阳气温运失常，水湿不化，则可见头面甚或全身水肿。如果风寒暑湿更替伤人，阳气反复受损，久则阳气衰竭。

由此可知，阳气是生命活动的动力，对于生命的正常运转至关重要。这种重阳思想为后世相关理论的创立和发展奠定了基础。如张介宾《类经·疾病类》云："然则天之阳气，惟日为本，天无此日，则昼夜不分，四时失序，万物不彰矣。其在于人，则自表自里，自上自下，亦惟此阳气而已。人而无阳，犹天之无日，欲保天年，其可得乎！《内经》一百六十二篇，天人大义，此其最要者也。"并在《类经附翼·大宝论》中提出了"天之大宝，只此一丸红日；人之大宝，只此一息真阳"的著名论点。

（三）

**【原文阅习】**

阳气者，烦劳则张[1]，精绝，辟积[2]于夏，使人煎厥[3]。目盲不可以视，耳闭不可以听，溃溃乎若坏都，汩汩乎不可止。阳气者，大怒则形气绝[4]，而血菀[5]于上，使人薄厥[6]。有伤于筋，纵，其若不容[7]。汗出偏沮[8]，使人偏枯。汗出见湿，乃生痤痱[9]。高粱之变，足生大丁[10]，受如持虚。劳汗当风，寒薄为皶[11]，郁乃痤。

阳气者，精则养神，柔则养筋[12]。开阖不得，寒气从之，乃生大偻；陷脉为瘘，留连肉腠；俞气化薄[13]，传为善畏，及为惊骇[14]；营气不从，逆于肉理，乃生痈肿[15]；魄汗未尽[16]，形弱而气烁，穴俞以闭，发为风疟。

**【校勘注释】**

[1] 烦劳则张：烦，《增韵》："不简也。"通"繁"，繁多。《康熙字典》：张，通"胀"，胀满，《左传·成十年》："晋侯将食张如厕。"

[2] 辟积：重复之意。辟，通"襞（bì）"，衣裙褶。

[3] 煎厥：古病名。指过劳而阳气鸱张，煎熬阴精，阴虚阳亢，又逢盛夏之阳热，则两热相合，以致阴气竭绝、亢阳无制而昏厥的病证。

[4] 形气绝：气行不通。马蒔注："形气经络，阻绝不通。"

[5] 菀（yù）：通"郁"，郁结。

[6] 薄厥：古病名。指大怒气血上逆，脏腑经脉之气阻绝不通导致的昏厥病证。薄，通"暴"，突然。

[7] 不容：指肢体不能随意运动。容，通"用"。

[8] 汗出偏沮（jǔ）：《广韵》："沮洳，渐湿也。"《诗·魏风》："彼汾沮洳。"沮，湿润，多汗。此指汗出半身。

[9] 痤痱：痤，疖子；痱，即汗疹，俗名痱子。张介宾注："汗方出则玄府开，若见湿气，必留肌腠，甚则为痤，微则为痱。"

[10] 高粱之变，足生大丁：意为过食肥甘厚味，常使人产生疔疮一类的病变。王冰注："高，膏也；粱，粱也。"丁，通"疔"。胡澍注："足，当作'是'字之误也。"《尔雅》："是，则也。"

[11] 皶（zhā）：指面部生长的粉刺。一说为酒皶鼻。张介宾注："形劳汗出，坐卧当风，寒气薄之，液凝为皶，即粉刺也。若郁而稍大，乃成小疖，是名曰痤。"

[12] 精则养神，柔则养筋：当作"养神则精，养筋则柔"解。精，指精神爽慧，思维敏捷；柔，指肢体柔和，活动自如，矫健有力。

[13] 俞气化薄：意谓邪气从腧穴传入，内迫脏腑。俞，通"腧"，腧穴；化，传化，有传入之意；薄，通"迫"，逼迫。

[14] 传为善畏，及为惊骇：邪气内迫脏腑，阳气受伤，致使脏不主神，故见易恐、惊骇的病证。吴崐注："此阳气被伤，不能养神之验。"

[15] 营气不从，逆于肉理，乃生痈肿：楼英《医学纲目》云："此十二字，应移在寒气从之句后。夫阳气因失卫而寒气从之为瘘，然后营气逆而为痈肿。痈肿失治，然后陷脉为瘘，而留连肉腠焉。"可参。

[16] 魄汗未尽：自汗不止。丹波元简注："魄、白古通。"《战国策》鲍彪注："白汗，不缘暑而

汗也。"

【要点解析】

本段主要论述阳气的病理变化与病证。

**1. 煎厥**

阳亢阴竭是其基本病机。平素过度烦劳，阳气亢盛，虚火上炎，煎灼阴精，复加夏季暑热，暑热相合，则阴愈亏而阳愈亢，阳亢无制，气逆而突发昏厥，《内经》称之为"煎厥"。此病发病迅速，来势凶猛，经文形容其为"溃溃乎若坏都，汩汩乎不可止。"临床表现除昏厥外，伴有耳闭、目盲等，类似于暑厥。张介宾《景岳全书·厥逆》曰："煎厥者，即热厥之类，其因烦劳而病积于夏，亦今云暑风之属也。"

**2. 薄厥**

是阳气逆乱所导致。大怒则阳气上逆，脏腑经络之气阻绝不通，血随气涌，气血逆乱，突然昏厥，《内经》称之为"薄厥"。如《素问·调经论》所说："血之与气，并走于上则为大厥，厥则暴死。"其临床表现除昏厥外，可见筋脉弛纵、肢体不能随意运动，甚则出现半身不遂之症。类似于中风，是中医对中风的最早记载。

**3. 偏枯**

人身汗出，有赖阳气蒸化，若阳气运行不畅，不能温养全身，偏阻一侧，则可见半身有汗、半身无汗，甚则可导致气虚血瘀之偏枯，即半身不遂。汗出偏阻、偏枯常是中风的先兆症状，临床可选用补阳还五汤等治疗。

**4. 痤、疿、皶**

是阳气郁遏所导致。汗出而阳气宣泄之时，骤遇风寒冷湿之气，凝滞郁遏阳气，汗孔闭合，汗泄不畅，结于肌腠，易生疖子、疿子、粉刺等。王冰注云："阳气发泄，寒水制之，热怫内余，郁于皮里，甚为痤疖，微为疿疮。"

**5. 疔疮**

是阳热蓄积所致。平素膏粱厚味，易助湿生痰生热，生热则阳热蓄积，痰湿则易阻遏阳气，郁积生热，热毒逆于肉里，腐肉败血，从而易发疔疮一类的病变。

阳虚邪恋致生诸病。阳气不足，开合失司，外邪入侵，久留不去，易致多种病证。如阳虚寒邪痹阻，筋脉失于温养，可致背曲不能直立的大偻病；阳虚邪陷经脉肉腠，气血凝滞，久则经脉败漏，积久发为溃疡，形成瘘管；邪气由腧穴传入，损伤阳气，影响五脏主神功能，则见善畏、惊骇等；寒邪凝滞，营卫失调，凝阻于肌肉之间，则发痈肿；阳虚卫表不固，汗出不止，形体虚弱，阳气消灼，风邪乘虚而入，正虚邪陷，不能外达，则发为风疟。

本段综述阳气失常所致的各种病证表现，从阳气病理变化的角度，进一步强调了阳气的重要性。

## （四）

【原文阅习】

故风者，百病之始也，清静[1]则肉腠闭拒，虽有大风苛毒，弗之能害，此因时之序也。故病久则传化，上下不并[2]，良医弗为。故阳畜[3]积病死，而阳气当隔，隔者当泻[4]。不亟正治，粗[5]乃败之。

故阳气者，一日而主外，平旦人气生，日中而阳气隆，日西而阳气已虚，气门[6]乃闭。是故暮而收拒[7]，无扰筋骨，无见雾露，反此三时，形乃困薄[8]。

**【校勘注释】**

[1] 清静：无思无欲。王冰注："夫嗜欲不能劳其目，淫邪不能惑其心，不妄劳作，是为清静。"

[2] 上下不并：谓人体阴阳之气壅塞阻隔而不相交通。王冰注："并，谓气交通也。然病之深入，变化相传，上下不通，阴阳否隔。"

[3] 畜：滞留，停滞。《礼记·儒行》："易禄而难畜也。"

[4] 阳气当隔，隔者当泻：指阳气阻隔不通，蓄积而不散，宜采用泻法，使蓄积之阳气得以疏通。王冰注："言三阳畜积，怫结不通，不急泻之，亦病而死。"

[5] 粗：凡业不精者谓粗工，即诊疗技术低劣的医生。《广雅》："凡不精者皆曰粗。"

[6] 气门：指汗孔。王冰注："气门，谓玄府也。所以发泄经脉营卫之气，故谓之气门也。"

[7] 暮而收拒：日落之时要减少活动，以使阳气收藏而不被耗散。喻昌《医门法律》："收者，收藏神气于内也；拒者，捍拒邪气于外也。"

[8] 形乃困薄：气衰而困乏。姚止庵注："平旦与日中，气行于阳，可动则动；日西气行于阴，当静则静。如动静乖违，则气弱而形坏也。"

**【要点解析】**

本段经文讨论了阳气功能失常所致阳气蓄积阻绝不通病证的病机、治疗及预后，强调养生防病要遵循自然界阳气的昼夜消长规律。

人体阳气具有与自然界阳气同步的昼夜消长规律，即"一日而主外，平旦人气生，日中而阳气隆，日西而阳气已虚，气门乃闭"。因此，养生防病要遵循自然界阳气盛衰消长变化的规律，以保持体内阳气的正常运行，特别是在傍晚阳气收敛、腠理闭拒之时，要减少活动，以免干扰阳气闭藏。否则，"反此三时"，就会导致疾病的发生，造成形体"困薄"。自然界阳气的昼夜消长变化规律与人体阳气的抗病御邪能力密切相关，因而有"旦慧、昼安、夕加、夜甚"（《灵枢·顺气一日分为四时》）的疾病变化规律。这种认识是现代人体生物钟理论的雏形，具有十分重要的意义。

人体阳气失常所致的各种病证，日久则可发生传变，若阳气蓄积，上下阻隔不相交通，则病情危重，预后不良。当急用泻法，消散邪气，疏通上下气机，使阳气恢复正常功能。

## （五）

**【原文阅习】**

岐伯曰：阴者藏精而起亟[1]也；阳者卫外而为固也。阴不胜其阳，则脉流薄疾[2]，并乃狂[3]。阳不胜其阴，则五脏气争[4]，九窍不通。是以圣人陈阴阳[5]，筋脉和同，骨髓坚固，气血皆从。如是则内外调和，邪不能害，耳目聪明，气立如故[6]。

风客淫气，精乃亡[7]，邪伤肝也。因而饱食，筋脉横解[8]，肠澼[9]为痔。因而大饮，则气逆。因而强力[10]，肾气乃伤，高骨[11]乃坏。

**【校勘注释】**

[1] 起亟：指阴精静守于内，不断给予阳气之所需。《黄帝内经素问吴注》本作"为守"。可参。

[2] 脉流薄疾：指气血流动急迫而脉象急数。薄，通"迫"。吴崑注："阴阳贵得其平，不得相胜，若阴不胜其阳，则阳用事，将见脉流薄疾而急数。"

[3] 并乃狂：指阳邪入于阳分，阳热亢盛而致神志狂乱。王冰注："并，谓盛实也。"

[4] 五脏气争：郭霭春校注："'争'疑系'静'之坏字，传刻误脱偏旁。阳不胜阴，阴胜则静，阳失运行，郁滞为病，故九窍不通。"可参。

[5] 陈阴阳：协调阴阳。《玉篇》：陈"列也，布也。"张介宾注："陈阴阳，犹言铺设得所，不使偏胜也。"

[6] 气立如故：指脏腑经络之气运行如常。高诱注《吕氏春秋·贵因》："立，犹行也。"

[7] 风客淫气，精乃亡：指风邪侵入人体，逐渐损伤精气。淫，浸淫、侵害之意。高世栻注："风为阳邪，风客淫气，则阴精消烁，故精乃亡。"

[8] 筋脉横解：谓筋脉弛纵不收。横，放纵也；解，通"懈"，松弛也。

[9] 肠澼：指水样便腹泻病证。《集韵》："澼，音僻。肠间水。"

[10] 强力：滋嗜纵欲。王冰注："强力，谓强力入房也。"

[11] 高骨：即腰间脊骨。王冰注："高骨，谓腰高之骨也。"

**【要点解析】**

本段经文论述了阳气与阴精的关系。阐明了阴阳协调的内在基础是阴阳互根互用和阴阳相互制约。

**1. 阴阳互根互用**

阴精和阳气的主要功能可用"藏精"和"卫外"来概括，阴藏精于内，不断地给予阳气的化生提供物质基础；阳主卫外，固护并推动阴精的生化，阳气的功能状况反映阴精的盛衰，正所谓"阴在内，阳之守也，阳在外，阴之使也"（《素问·阴阳应象大论》）。阴阳两者互根互用，才能保持阴阳的平和协调，维持正常的生命活动。故善养生治病者，只有从"陈阴阳"入手，做到调节阴阳平衡，方能达到"内外调和，邪不能害，耳目聪明，气立如故"的境界。

**2. 阴阳相互制约**

人体阴阳之间的动态协调平衡，是阴阳双方相互制约的结果，这种制约关系失常则会导致疾病的发生，如"阴不胜其阳"，阴虚不能制约阳气，则阳热内盛，可致"脉流薄疾"，甚则扰动心神而发"狂"；"阳不胜其阴"，阳虚不能制约阴气，则阴寒内盛，可致"五脏气争，九窍不通"。

阴阳的互根互用与相互制约平衡，是维持机体正常生命机能的重要前提，任何疾病发生的内在机制都是阴阳互根互用、相互制约的关系失常，本段经文列举"风客淫气""饱食""大饮""强力"等致病因素所引起的几种病证，也说明了在机体阴阳失调基础上，可能产生脏腑气血经络病变，为临床分析疾病病因病机提供较好的参考意义。

## （六）

**【原文阅习】**

凡阴阳之要，阳密乃固[1]。两者不和，若春无秋，若冬无夏，因而和之，是谓圣度[2]。故阳强不能密，阴气乃绝；阴平阳秘，精神乃治；阴阳离决，精气乃绝。

因于露风，乃生寒热。是以春伤于风，邪气留连，乃为洞泄[3]；夏伤于暑，秋为痎疟；秋伤于湿，上逆而咳，发为痿厥[4]；冬伤于寒，春必温病。四时之气，更伤五脏。

**【校勘注释】**

[1] 阳密乃固：意为阳气致密于外，阴精才能固守于内。另《黄帝内经太素》作"阴密阳固"。可参。

[2] 圣度：养生及治病的最佳境界。张志聪注："谓圣人调养之法度。"圣，睿智，《尚书·洪范》传："干事无不通谓之圣。"

[3] 洞泄：病名，指完谷不化、下利无度的重度泄泻。《说文解字》："洞，疾流也。"

[7] 痿厥：病名，症见四肢痿弱寒冷、不能行走等。王肯堂《证治准绳·痿厥》云："足痿软不收为痿厥。"

**【要点解析】**

本段主要论述阳气的主导作用与阴阳平衡观。"凡阴阳之要，阳密乃固"，在阴阳的协调平衡关系中，阳气发挥着主导作用，只有阳气致密于外，阴精才能固守于内，从而保持阴阳的平衡协调。若"阳强不能密，阴气乃绝"，阴阳协调关系就会遇到破坏，就可能发生"若春无秋，若冬无夏"的严重后果，再次强调了阳气的重要性和阳气在阴阳协调关系中的主导作用。

"阴平阳秘，精神乃治"，保证健康的关键在于阴阳平秘。正如李中梓《内经知要·阴阳》所说："阴血平静于内，阳气秘密于外，阴能养精，阳能养神，精足神全，命之曰治。"阴阳任何一方偏盛偏衰，不相协调，就会导致疾病的发生，因此，阴阳失调若发展到"阴阳离决"的程度，就会导致"精气乃绝"的后果。本段经文所论述的阴阳失调的病理变化有阴阳偏盛、偏衰、互损、亡失等。"因而和之"是治疗疾病的最高法度和基本原则。

"四时之气，更伤五脏"的发病观，将阴阳失调的基本病机具体到四时、五脏阴阳之中。天人阴阳相应，人以五脏为核心，天以四时为度，故人以五脏阴阳通应天之四时阴阳。四时阴阳失调则为邪气，感人则伤及五脏。由于感邪种类和时间不同，以及个体之间的差异，可有感而即发、伏而后发的不同发病情况，前文"因于寒""因于暑""因于湿""因于气"所致病变可谓是感而即发。本段经文主要讨论了邪气伏而后发损伤五脏的情况，文中提出的"春伤于风……乃为洞泄""夏伤于暑，秋为痎疟""秋伤于湿……发为痿厥""冬伤于寒，春必温病"是《内经》关于伏邪发病的经典论述，为后世温病"伏邪"学说的创立奠定了基础。

## （七）

**【原文阅习】**

阴之所生，本在五味[1]；阴之五宫[2]，伤在五味。是故味过于酸，肝气以津，脾气乃绝[3]；味过于咸，大骨气劳[4]，短肌[5]，心气抑；味过于甘[6]，心气喘满，色黑，肾气不衡；味过于苦[7]，脾气不濡[8]，胃气乃厚[9]；味过于辛，筋脉沮弛，精神乃央[10]。是故谨和五味，骨正筋柔，气血以流，腠理以密，如是则骨气以精[11]，谨道如法，长有天命[12]。

**【校勘注释】**

[1] 阴之所生，本在五味：指阴精的产生本源于饮食五味。王冰注："言五脏所生，本资于五味。"

[2] 阴之五宫：指贮藏阴精的五脏。王冰注："五味宣化，各凑于本宫。"

[3] 肝气以津，脾气乃绝：指过食酸味则肝气偏亢，肝木乘脾则脾气衰竭。以，犹乃也；津，溢也，过盛之意。王冰注："木制土也。"

[4] 大骨气劳：大骨，腰间脊骨，此代指肾脏；气劳，指肾气劳伤。张志聪注："大骨，腰高之骨，肾之府也。过食咸则伤肾，故骨气劳伤。"

[5] 短肌：指肌肉抽搐，身体屈曲。

[6] 甘：《黄帝内经太素》作"苦"，可参。

[7] 苦：《黄帝内经太素》作"甘"，可参。

[8] 脾气不濡：即脾失于运化，湿邪阻滞。《黄帝内经太素》无"不"字，从之。濡，湿滞。

[9] 胃气乃厚：胃气胀满。张介宾注："脾气不濡，则胃气留滞，故曰乃厚。厚者，胀满之谓。"

[10] 筋脉沮弛，精神乃央：指筋脉败坏弛缓，精神耗伤。沮，衰败；弛，松弛；央，通"殃"，损伤之意。张介宾注："辛入肺，过于辛则肺气乘肝，肝主筋，故筋脉沮弛；辛散气，则精神耗伤，故曰乃央。"

[11] 骨气以精：言骨、筋、气、血、腠理等均得五味滋养而强盛。骨气，泛指上文之骨、筋、气、血、腠理。

[12] 天命：即人的自然寿命。

**【要点解析】**

本段主要论述饮食五味与脏腑气血阴阳的关系。饮食五味是机体赖以生存的物质来源，其气味升降各有不同的阴阳属性，以滋养脏腑经络组织。故《素问·至真要大论》有"辛甘发散为阳，酸苦涌泄为阴，咸味涌泄为阴，淡味渗泄为阳"，《素问·阴阳应象大论》有"阴味出下窍，阳气出上窍"的论述。同时，饮食五味各有阴阳偏性而分入五脏，是维持或调整人体阴阳不可缺少的重要因素，"阴之所生，本在五味"，五味是化生阴精以养五脏的物质基础，是五脏精气之源。但若饮食偏嗜，则可因其阴阳偏性而破坏人体阴阳协调，使五脏受损而发病，即"阴之五宫，伤在五味"。

饮食所伤除直接损伤肠胃外，还可通过五味与五脏的相合关系，引起相应脏腑的功能失调，并进一步波及其他脏腑。五味偏嗜伤人，过食酸则肝气偏盛，肝旺乘脾，导致脾气虚弱；过食咸则肾气受损，不能生髓充骨而致骨病，侮土则短肌，凌心则心气抑；过食苦则心气受损，鼓动无力，则心胸喘满，心气不足，则肾水乘之，克伐心火，致使寒凝血脉，则面黑无泽；过食甘则损伤脾气，致脾失健运，胃气壅滞，致脘腹胀满；过食辛则肺气受损，津液不布，筋脉失充，神气失养，故见"筋脉沮弛，精神乃央"。因此，要谨慎地调和饮食五味，才能维持机体阴阳协调，保证健康不病。

"谨道如法，长有天命"，指出了遵循养生方法的重要意义。本篇所述养生方法有顺应自然、饮食有节、劳逸适度、五味和调等，谨行如法才能保证阴阳长久的平和而达到天赋的寿命。正如张志聪《黄帝内经素问集注》所说："知阴阳外内之道，无烦劳以伤其阳，节五味以养其阴，谨能调养如法，则阴阳和平而长有天命矣。"

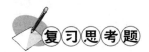

**复习思考题**

1. 怎样正确理解"生气通天"命题的含义？
2. 详析人体阳气的主要生理功能。
3. 怎样理解阴阳之间的关系？
4. 简述阳气失常的主要病证及其病机变化特征。

（赵　博）

# 金匮真言论篇第四（节选）

**要点导航**

扫码"学一学"

1. 根据四时气候与五脏的关系，阐述发病的季节性。

2. 根据一日之间的阴阳变化、人体各个部位和脏腑的阴阳属性，说明阴阳学说在医学上的灵活运用。

3. 从天人合一的角度论述了人与天地阴阳四时的收受关系。

**【篇名释义】**

匮，同柜，贮藏物品的家具，这里指藏书之器。匮以金名，其义有二：一是匮以金制成，故名，如《黄帝内经素问吴注》："金匮，帝王藏书者也，范金为之。"二是说内藏之书，乃帝王家所有，不可轻易外传，珍贵如金，故名，高世栻《素问直解》云："然此真言，非其人勿教，非其人勿授，藏之心意，不可轻泄，犹以此言，藏之金匮者然，故曰'金匮真言'也。"

（一）

**【原文阅习】**

东风生于春，病在肝，俞在颈项[1]；南风生于夏，病在心，俞在胸胁；西风生于秋，病在肺，俞在肩背；北风生于冬，病在肾，俞在腰股；中央为土，病在脾，俞在脊。故春气者病在头，夏气者病在脏，秋气者病在肩背，冬气者病在四肢。故春善病鼽衄[2]，仲夏[3]善病胸胁，长夏善病洞泄寒中[4]，秋善病风疟，冬善病痹厥[5]。故冬不按跷[6]，春不鼽衄，春不病颈项[7]，仲夏不病胸胁，长夏不病洞泄寒中，秋不病风疟，冬不病痹厥，飧泄而汗出也。夫精者，身之本也，故藏于精者，春不病温。夏暑汗不出者，秋成风疟。此平人脉法也。

**【校勘注释】**

[1] 俞在颈项：春主升发，其俞应在颈项。俞，通"腧"，即腧穴。

[2] 鼽（qiú）衄：鼽，鼻塞流涕；衄，鼻孔出血。

[3] 仲夏：夏季的第二个月。仲，位次居中者。

［4］寒中：中焦脾胃虚寒的病证。

［5］痹厥：指关节疼痛及手足麻木、逆冷等病证。张志聪注："四肢为诸阳之本，冬时阳气下藏，经气外虚，风入于经，故手足痹厥也。"

［6］按跷：即按摩、导引等养生的方法。王冰注："按谓按摩，跷谓如跷捷者之举动手足，是所谓导引也。"

［7］春不病颈项：丹波元简注："按前文无病颈项之言，此五字恐剩文。"

**【要点解析】**

**1. 四时八风之邪所致五脏病变的一般规律**

本段经文论述了季节时令之气所致五脏病变的一般规律。人与天地相通，不同时令所致脏腑疾病及发病部位具有一定的规律。具体而言，春病在肝而见颈项部不适、头痛、鼻衄等头面部疾患；夏病在心，见心悸、胸闷、胸胁胀满等不适；长夏病在脾，见泄泻、饮食不消化等脾胃虚寒病证；秋病在肺，见咳、喘、风疟等疾病；冬病在肾，见关节疼痛的痹证、四肢厥逆等证证。不同时令致病邪气损伤不同部位的理论，对临床防治疾病具有重要价值。

**2. "夫精者、身之本也"对四时养生的重要意义**

本段经文论述了保养肾中精气对于预防四时发病有重要意义。文中强调了冬季养藏精气的重要性。肾精充盛，则一年四季均不易受到邪气侵扰而发病。

**3. 关于"冬不按跷"的主张**

对于经文中所提出"冬不按跷"多有争议。赞同者多认为冬季按跷经脉气血，扰动阳气，影响精气闭藏，如张介宾注："此正谓冬不按跷，则精气伏藏，阳不妄升，则春无温病，又何虑乎鼽衄颈项等病？"也有注家认为按摩导引能疏通经脉气血，于体质增强、防病抗邪有益，所以他们认为此段经文多有脱误，如李治《敬古斋古今注·卷二》云："王冰谓按跷为导引则然，谓四时诸病皆由冬月按跷则不然。冬不按跷，下必多有脱误，第后人弗思耳。"他怀疑本篇所云，应是"冬不按跷，春必鼽衄，或病颈项；春不按跷，仲夏必病胸胁，长夏必病洞泄寒中；夏不按跷，秋必病风疟；秋不按跷，冬必痹厥"。

## （二）

**【原文阅习】**

故曰：阴中有阴，阳中有阳。平旦[1]至日中，天之阳，阳中之阳也；日中至黄昏[2]，天之阳，阳中之阴也；合夜[3]至鸡鸣[4]，天之阴，阴中之阴也；鸡鸣至平旦，天之阴，阴中之阳也。故人亦应之。

夫言人之阴阳，则外为阳，内为阴；言人身之阴阳，则背为阳，腹为阴；言人身之脏腑中阴阳，则脏者为阴，腑者为阳，肝、心、脾、肺、肾五脏皆为阴，胆、胃、大肠、小肠、膀胱、三焦六腑皆为阳。所以欲知阴中之阴，阳中之阳者，何也？为冬病在阴，夏病在阳[5]，春病在阴，秋病在阳[6]，皆视其所在，为施针石也。故背为阳，阳中之阳，心也；背为阳，阳中之阴，肺也；腹为阴，阴中之阴，肾也；腹为阴，阴中之阳，肝也；腹为阴，阴中之至阴，脾也。此皆阴阳、表里、内外、雌雄相输应[7]也，故以应天之阴阳也。

**【校勘注释】**

[1] 平旦：日出之时。

[2] 黄昏：日落之时。《月令广义》云："日落，天地之色玄黄而昏昏然也，又曰昏黄。"

[3] 合夜：黄昏向黑夜过渡之时，即暮夜。丹波元简注："犹暮夜，言日暮而合于夜也。"

[4] 鸡鸣：指夜半。

[5] 冬病在阴，夏病在阳：阴，指肾；阳，指心。张志聪注："冬病在肾，肾为阴中之阴，故冬病在阴。夏病在心，心为阳中之阳，故夏病在阳。"

[6] 春病在阴，秋病在阳：阴，指肝；阳，指肺。张志聪注："春病在肝，肝为阴中之阳，故春病在阴。秋病在肺，肺为阳中之阴，故秋病在阳。"

[7] 阴阳、表里、内外、雌雄相输应：雌雄，此指脏腑阴阳属性，脏属阴为雌，腑属阳为雄；相输应，指相互通应。吴崑注："转输传达而相应也"。

**【要点解析】**

**1. 自然界昼夜阴阳之气的消长运动规律**

经文论述了自然界有昼夜阴阳消长运动的变化规律，指出阴阳之中复有阴阳，体现了阴阳的相对性。阐明自然界阴阳消长变化对人体的影响，指出了人体脏腑阴阳与自然界昼夜阴阳相应的对应关系。

**2. 人体阴阳相对可分性**

经文分析了人体组织结构，上下内外部位及脏腑阴阳的划分，并指出人体阴阳与自然界阴阳相应，这是阴阳学说应用于人体的重要内容。这对于研究五脏功能、病因病机及临床辨证治疗均有重要指导意义。

**3. 脾属至阴**

"至，达也"（宋本《玉篇》），即到达之意。脾位于腹，位居膈下，通应于长夏，居春夏与秋冬之间，由阳入阴，故为阴中之至阴。《素问·痹论》云："以至阴遇此者为肌痹。"脾应长夏，而长夏是时令之气由春夏之阳转为秋冬之阴的季节，即由阳达阴之时，位于阴阳之间。

## （三）

**【原文阅习】**

帝曰：五脏应四时，各有收受[1]乎？岐伯曰：有。东方青色，入通于肝，开窍于目，藏精于肝，其病发惊骇[2]，其味酸，其类草木[3]，其畜鸡[4]，其谷麦[5]，其应四时，上为岁星[6]，是以春气在头也，其音角，其数八，是以知病之在筋也。其臭臊[7]。

南方赤色，入通于心，开窍于耳，藏精于心，故病在五脏，其味苦，其类火，其畜羊，其谷黍[8]，其应四时，上为荧惑星[9]，是以知病之在脉也。其音徵，其数七，其臭焦。

中央黄色，入通于脾，开窍于口，藏精于脾，故病在舌本[10]，其味甘，其类土，其畜牛[11]，其谷稷[12]，其应四时，上为镇星[13]，是以知病之在肉也。其音宫，其数五，其臭香。

西方白色，入通于肺，开窍于鼻，藏精于肺，故病在背[14]，其味辛，其类金，其畜马[15]，其谷稻[16]，其应四时，上为太白星[17]，是以知病之在皮毛也。其音商，其数九，其臭腥。

北方黑色，入通于肾，开窍于二阴，藏精于肾，故病在溪[18]，其味咸，其类水，其畜彘[19]，其谷豆[20]，其应四时，上为辰星[21]，是以知病之在骨也。其音羽，其数六，其臭腐。

故善为脉[22]者，谨察五脏六腑，一逆一从，阴阳、表里、雌雄之纪。藏之心意，合心于精，非其人勿教，非其真勿授，是谓得道。

**【校勘注释】**

[1] 收受：通应之意。张介宾注："收受者，言同气相求，各有所归也。"

[2] 其病发惊骇：按《新校正》："详东方云病发惊骇，余方各阙者，按《五常政大论》委和之纪，其发惊骇，疑此文为衍。"

[3] 其类草木：类，比类也。马莳注："肝性柔而能曲直，故其类为草木也。"

[4] 其畜鸡：鸡，及下文羊、牛、马、彘（猪），谓之五畜。张介宾注："《易》曰巽为鸡，东方木畜也。"王冰注："以畜为鸡，取巽言之。"

[5] 其谷麦：麦，及下文黍、稷、稻、豆，共称为五谷。丹波元简注："《月令》郑注云：'麦实有孚甲，属木。'"

[6] 岁星：木星。《五行大义》云："岁星，木之精，其位东方，主春……以其主岁，故名岁星。"岁星，及下文荧惑星、镇星、太白星、辰星，是谓五星。

[7] 其臭（xiù）臊：臭，气味；臊，及下文焦、香、腥、腐，称为五臭，亦称五气。王冰注："凡气因木变，则为臊……凡气因火变，则为焦……凡气因土变，则为香……凡气因金变，则为腥膻之气也……凡气因水变，则为腐朽之气也。"

[8] 黍：即黏黄米。王冰注："黍色赤。"

[9] 荧惑星：即火星。其位南方，主夏，以其出入无常，故名。

[10] 舌本：舌根。王冰注："脾脉上连于舌本，故病气居之。"

[11] 其畜牛：牛属丑而色黄，《易》曰："坤为牛。"

[12] 稷：即小米，黄而味甘。

[13] 镇星：即土星。土之精，其位中央，主四季，以其镇宿不移，故名镇星。

[14] 病在背：肺系于背，背为胸中之腑，故病在背。

[15] 其畜马：肺为乾象，《易》曰："乾为马。"

[16] 稻：色白而秋成，故为肺之合。

[17] 太白星：即金星。其位西方，主立秋，金色五行应白，故名。

[18] 溪：肌肉骨骼之间隙，强调病位深。

[19] 彘：猪。扬雄《方言》说："猪，北燕朝鲜之间谓之豭，关东西或谓之彘。"《易》曰："坎为豕。"

[20] 豆：色黑而性沉，故谓水之谷。马莳注："本草以豆之黑色者入药。"

[21] 辰星：即水星。其位北方主冬，其出入平时，每日随太阳划过，故名。

[22] 善为脉：指精通脉诊。马莳注："此结上文而言，善脉者之必察脏腑也。反四时者为逆，顺四时者为从，善为脉者，必察脏腑之逆从及阴阳表里雌雄相应之纪。"

【要点解析】

本篇是重点阐发"四时五脏阴阳"理论的重要篇章。经文运用阴阳五行理论，全面阐述了人之五脏与五方、五时、五味等自然万物的收受关系，说明自然万物之间存在普遍联系及生克制化的关系。经文体现了《内经》"天人相应"整体观，对养生保健、防治疾病具有重要指导价值。根据本篇及《素问·阴阳应象大论》《素问·五运行大论》原文，将人与天地五行之气相应关系列于表6-1。

表6-1 人体内外相应的系统结构

|  |  | 少阳（木） | 太阳（火） | 至阴（土） | 少阴（金） | 太阴（水） |
|---|---|---|---|---|---|---|
| 自然界 | 方位 | 东 | 南 | 中 | 西 | 北 |
|  | 季节 | 春 | 夏 | 长夏 | 秋 | 冬 |
|  | 气候 | 风 | 热 | 湿 | 燥 | 寒 |
|  | 星宿 | 岁星 | 荧惑星 | 镇星 | 太白星 | 辰星 |
|  | 五味 | 酸 | 苦 | 甘 | 辛 | 咸 |
|  | 五色 | 青 | 赤 | 黄 | 白 | 黑 |
|  | 五音 | 角 | 徵 | 宫 | 商 | 羽 |
|  | 五谷 | 麦 | 黍 | 稷 | 稻 | 豆 |
|  | 五畜 | 鸡 | 羊 | 牛 | 马 | 彘 |
|  | 五臭 | 臊 | 焦 | 香 | 腥 | 腐 |
| 人体 | 五脏 | 肝 | 心 | 脾 | 肺 | 肾 |
|  | 五窍 | 目 | 耳 | 口 | 鼻 | 耳 |
|  | 五体 | 筋 | 脉 | 肉 | 皮 | 骨 |
|  | 五声 | 呼 | 笑 | 歌 | 哭 | 呻 |
|  | 五志 | 怒 | 喜 | 思 | 忧 | 恐 |
|  | 五变 | 握 | 忧 | 哕 | 咳 | 栗 |

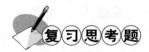

**复习思考题**

1. 根据《素问·金匮真言论》，如何认识阴阳属性？

2. 根据《素问·金匮真言论》经文，如何理解"四时五脏阴阳"？

3. 阐述"四时五脏阴阳"系统结构的意义。

（周　宜）

# 阴阳应象大论篇第五（节选）

**要点导航**

1. 阴阳是构成天地万物的物质基础，具有升降、交感、和合等特性；阴阳的运动变化是天地万物发生、发展和变化的根本规律，是分析问题、把握本质、概括提纲、治病求本等的基本法则。

2. 阴阳学说在生理、病理、诊治与养生中的具体运用。

3. 六淫邪气侵袭人体有不同的致病特征；除即时发病外，亦可延时发病，并且有一定的发病规律。

4. 早期诊断与治疗的重要性，以及"因势利导"治疗策略的具体运用。

5. 药食有气味之分，气味又可分阴阳，对人体有不同的治疗作用。

## 【篇名释义】

本篇主要论述了自然四时五行阴阳与人体脏腑阴阳息息相通、相互感应，故名篇；又因篇幅较长，理论重要，故曰"大论"。马莳注："此篇以天地阴阳，万物之阴阳，合于人身之阴阳，其象相应，故名篇。"

（一）

## 【原文阅习】

黄帝曰：阴阳者，天地之道[1]也。万物之纲纪[2]，变化之父母[3]，生杀之本始[4]，神明之府[5]也。治病必求于本[6]。

故积阳为天，积阴为地[7]；阴静阳躁；阳生阴长，阳杀阴藏[8]；阳化气，阴成形[9]。寒极生热，热极生寒；寒气生浊，热气生清[10]。清气在下，则生飧泄；浊气在上，则生䐜胀[11]。此阴阳反作，病之逆从[12]也。

故清阳为天，浊阴为地；地气上为云，天气下为雨；雨出地气，云出天气[13]。故清阳出上窍，浊阴出下窍[14]；清阳发腠理，浊阴走五脏[15]；清阳实四肢，浊阴归六腑[16]。

## 【校勘注释】

[1] 天地之道：宇宙及万物运动变化的总规律。《易·系辞》"一阴一阳之谓道。"道，规律。

[2] 万物之纲纪：归纳和分析万物变化的法则。徐灏《说文解字注笺》："总持为纲，分系为纪。如网罟，大绳其纲也，网目其纪也。"纲，引申为归纳；纪，引申为分析。

[3] 变化之父母：万物发生发展之本源。父母，喻指本源、来源。

[4] 生杀之本始：万物新生与消亡之根本。王冰注："万物假阳气温而生，因阴气寒而死，故知生杀本始，是阴阳之所运为也。"

[5] 神明之府：万物的内部变化与外部显象都源自于阴阳。《淮南子·泰族训》云："其生物也，莫见其所养而物长；其杀物也，莫见其所伤而物亡，此之谓神明。"

[6] 治病必求于本：药物之气味、用针之左右、察色按脉，皆不出阴阳之规律。本，此指阴阳。

[7] 积阳为天，积阴为地：阳气轻清上升而为天；阴气重浊下降而为地。

[8] 阳生阴长，阳杀阴藏：四时春夏秋冬之变化，生物生长收藏之规律，皆为阴阳二气交替消长、相互作用之结果。

[9] 阳化气，阴成形：阳主气化，阴主成形。张介宾注："阳动而散，故气化；阴静而凝，故成形。"

[10] 寒气生浊，热气生清：寒气凝重下降而生浊阴，热气轻扬上升而生清阳。张介宾注："寒气凝滞，故生浊阴；热气升散，故生清阳。"

[11] 䐜胀：腹部膨胀胀满。《广韵》："䐜，肉胀也。"

[12] 逆从：偏义复词，此取"逆"义。指阴阳升降失常。

[13] 雨出地气，云出天气：雨虽为天气之下降，却源于地气之上升；云虽为地气之所升，却赖于天气之蒸腾。以此说明阴阳互根互化及相感相交。

[14] 清阳出上窍，浊阴出下窍：水谷之精气上奉于头面五官，饮食化生后之糟粕经下窍二阴排出体外。

[15] 清阳发腠理，浊阴走五脏：卫气敷布于皮肤肌肉，精血津液归藏于五脏。

[16] 清阳实四肢，浊阴归六腑：水谷精气充养于四肢及躯体，六腑传化水谷及其糟粕。

**【要点解析】**

**1. "阴阳者，天地之道也"基本内涵及其理论意义**

原文倡明"阴阳者，天地之道也，万物之纲纪，变化之父母，生杀之本始，神明之府也"，对阴阳作为"天地之道"的含义做了高度的概括性说明。中国古代哲学及《内经》理论均认为气是构成宇宙的原初物质，"阴阳虽是两个字，然却是一气之消息，一进一退，一消一长"（《朱子语类》）。正因为宇宙万物皆由阴阳二气的交互作用所生成，决定了宇宙万物无不包含着阴阳的对立统一。所以，阴阳既是宇宙万物之本原及其发展变化之动力，又是宇宙万物中存在的普遍规律，从而成为认识宇宙万物的纲领。《素问·阴阳离合论》谓："阴阳者，数之可十，推之可百；数之可千，推之可万。万之大，不可胜数，然其要一也。"强调宇宙空间变化万千的事物和现象无一不是阴阳对立统一的展开和体现。《素问·四气调神大论》谓："阴阳四时者，万物之始终也，生死之本也。"从时间角度强调万物的产生和消亡，自始至终贯穿着阴阳的对立统一。从而表明阴阳对立统一无处不在、无时不在的思想。

**2. "治病必求于本"的涵义**

本篇在论述了阴阳的基本含义之后，用"治病必求于本"一语，将阴阳直接引入到医学领域，其目的在于指导临床对疾病的诊治。由于阴阳是自然界事物运动变化的基本规律和普遍法则，认识万物之纲领，事物发生、发展和衰退、消亡的根本，而疾病变化又是万事万物变化现象之一，自然也遵循阴阳对立统一的法则。所以，医生在临床诊治疾病时，就必须寻求疾病变化的阴阳之本。具体如药物之气味，用针之左右，诊别色脉，引越高下，皆不出乎阴阳之理。至于历代医家对"本"的理解虽各有不同，如朱震亨《丹溪心法》认为"不离于阴阳二邪"，张介宾《景岳全书》认为本于表里寒热虚实六变，李中梓《医宗必读》认为本于脾肾，其他尚有肾阴肾阳为本、脾胃为本等，皆是具体的运用与发挥。从临床实践来看，病机是中医学对疾病的本质认识，包含了病因、病性、病位、邪正关系诸要素，也包含病原体、体质、机体反应性等因素，皆当为本之所指。从根本上讲，治病求本是以病因病机为核心、以基本治则为基础，这是中医治疗疾病最基本的治疗观。

### 3. 阴阳的属性与作用

本节从自然界与人体的阴阳升降运动及状态阐述了阴阳的属性与作用。就阴阳的基本属性而言，首先，阴静阳躁。躁即升动之义。"静者为阴，动者为阳"（《素问·阴阳别论》）。其二，阳升阴降。所谓"积阳为天，积阴为地"，虽言天地乃阴阳二气长期演化生成，但亦说明阳气清轻主升，阴气重浊主降；又以云雨形成为例，阐述了升中有降、降中有升，才能构成阴阳交泰、互根转化之理。此外，本文还以自然界阴阳升降运动为天然模型，以此推论出人体阴阳的升降运动。如生理上的清阳出上窍、发腠理、实四肢，浊阴出下窍、走五脏、归六腑；病理上的"阴阳反作"等。其三，阴阳似水火。火性炎热、升腾、活动、善于化气，水性寒冷、下降、沉静、善于凝聚，两者集中反映了阳与阴的基本特性，所以"水为阴，火为阳""水火者，阴阳之征兆也"。借助水和火的特征来理解阴阳这对抽象概念的含义更为直观，水火已被借用为形象表达阴阳的代称。就阴阳的基本作用而言，乃化气与成形。"阳无形，故化气；阴有质，故成形"（《内经知要·阴阳》）。阳能把有形之物化为无形之气，阴能将无形之气聚为有形之物，正是化气与成形，完成了事物物质与能量的交换，推动了万物的新陈代谢，从而决定了事物的发生发展生生不息。至于"阳生阴长，阳杀阴藏"，则是言阴阳的成形与化气必须在互存互用的前提下才能发挥。原因就在于阴阳皆以对方的存在为前提，离开了任何一方，另一方就不能单独存在而发挥作用，正如张介宾《类经·阴阳类》所说："盖阴阳不能独立，此得阴而后成，如发生赖于阳和，而长养由乎雨露，是阳生阴长也；阴不能自专，必因阳而后行，如闭藏因于寒冽，而肃杀出乎风霜，是阳杀阴藏也。此于对待之中，而复有互藏之道，所谓独阳不生，独阴不成也。"

# （二）

【原文阅习】

水为阴，火为阳。阳为气，阴为味[1]。

味归形，形归气[2]；气归精，精归化[3]；精食气，形食味[4]；化生精，气生形[5]。味伤形，气伤精[6]；精化为气，气伤于味[7]。

阴味出下窍；阳气出上窍[8]。味厚者为阴，薄为阴之阳[9]；气厚者为阳，薄为阳之阴[10]。味厚则泄，薄则通[11]。气薄则发泄，厚则发热[12]。

壮火之气衰，少火之气壮[13]。壮火食气[14]，气食少火[15]；壮火散气，少火生气。

气味，辛甘发散为阳，酸苦涌泄为阴。

【校勘注释】

[1] 阳为气，阴为味：药食之气为阳，药食之味为阴。

[2] 味归形，形归气：药食五味化生精血以养人之形体，形体又化生人体之气。

[3] 气归精，精归化：药食四气可化生精气，精气又不断产生气化。

[4] 精食气，形食味：此与上文"气归精""味归形"同义。食，通"饲"，供养，补给，即"精饲于气，形饲于味"。

[5] 化生精，气生形：气化产生精气，元气温养形体。

[6] 味伤形，气伤精：五味太过则易伤形，四气太过则易伤精。

[7] 精化为气，气伤于味：阴精能不断化生人体之气，人体之气又常因药食气味太过所伤。

[8] 阴味出下窍，阳气出上窍：药食之味重浊沉降，多走下窍；药食之气轻清升发，多出上窍。

[9] 味厚者为阴，薄为阴之阳：药食之味有厚薄之分，味厚者属阴中之阴，薄者为阴中之阳。

[10] 气厚者为阳，薄为阳之阴：药食之气亦有厚薄之分，气厚者为阳中之阳，薄者为阳中之阴。

[11] 味厚则泄，薄则通：味厚纯阴之品多具有泄泻作用，味薄者多具有行气疏通之效。

[12] 气薄则发泄，厚则发热：气薄之品多具有发汗解表之效，气厚之品都具有助阳生热之作用。

[13] 壮火之气衰，少火之气壮：气之纯阳和味之纯阴之品易耗伤人体之气，气阳中之阴和味阴中之阳滋壮人体之气。张志聪注："五味太过则有伤于气，而阴火太过，亦有伤于气矣。"壮火，指气之纯阳或味之纯阴；少火，指气之阳中之阴或味之阴中之阳。

[14] 壮火食气：即壮火散气。食，通蚀，侵蚀、消耗。

[15] 气食少火：即气食于少火。食，通饲，饲养、补给。

**【要点解析】**

本节阐述了药食气味理论的基本内容。首先提出药食气味理论以阴阳理论为原则、以药食气味的性质与作用为依据，进行划分。从总体而言，任何药食皆有气、味之分。气无形轻清上升，多作用于人体的上部，故为阳；味有形重浊下行，多作用于人体的下部，故为阴。然阴阳之中可再分阴阳，气虽为阳，气厚者则为阳中之阳，气薄者则为阳中之阴；味虽为阴，味厚者又为阴中之阴，味薄者又为阴中之阳。气厚者有助阳增热作用，如附子之属；气薄者有发汗解表作用，如麻黄之属；味厚者有泄泻通下作用，如大黄之属；味薄者有淡泄通利作用，如猪苓之类等。具体而言，所谓气，即寒热温凉四气；所谓味，即辛甘酸苦咸五味，亦可以再分阴阳。凉寒之药食，善能泻阳除热，故属阴；温热之药食，长于温阳散寒，故属阳。五味之中，辛能发散行气活血，甘能缓急补中，其作用多趋于发散，故属阳；苦能泻热降火，酸能收敛固涩，咸能软坚散结，其作用多趋于内敛，故属阴。

药食气味在人体内是怎样转化的？药物饮食进入人体之后，其气与味分别转化为人体的精、形，而精、形与气、味之间又相互依赖、相互转化。这种关系也反映了阴阳互根、转化的辩证关系。其具体转化可归纳如图6-1。

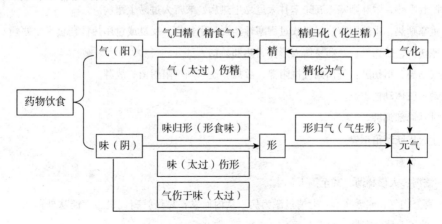

**图6-1 药食气味在体内的转化**

本节所述精气互化的理论，对后世养生与治疗均有重要的指导意义。如孙思邈《备急千金要方·食治》云："精以食气，气养精以荣色；形以食味，味养形以生力……精顺五气以为灵也，若食气相恶，则伤精也；形受味以成也，若食味不调，则损形也。是以圣人先用食禁以村性，后制药以防病也。"张介宾《景岳全书·传忠录》云："善治精者，能使精中生气；善补气者，能使气中生精。"

同时，药食气味作用又具有双刃性。药食气味，用之得当，可滋养人体；气味太过，则可伤害人体。《素问·至真要大论》所谓"久而增气，物化之常也；气增而久，夭之由也"，就指出了药食气味对人体所具有的双重性作用。按本节原文所示，同为药食，属少火之柔和者，可促进人体正气的生成；属壮火之猛烈者，过用则会耗伤人体的正气，与之义合。至于后世王冰、张介宾将少火引申为生理之火，即脏腑正常之阳气；将壮火引申为病理之火，即阳热亢盛的实火，虽与上下文义不合，但对临床实践亦有重要的指导意义，可视为对《内经》理论的发挥与发展。

## （三）

**【原文阅习】**

阴胜则阳病，阳胜则阴病[1]。阳胜则热，阴胜则寒[2]。重寒则热，重热则寒[3]。

寒伤形，热伤气[4]。气伤痛，形伤肿[5]。故先痛而后肿者，气伤形也；先肿而后痛者，形伤气也。

风胜则动[6]，热胜则肿[7]，燥胜则干[8]，寒胜则浮[9]，湿胜则濡泻[10]。

天有四时五行，以生长收藏，以生寒暑燥湿风。人有五脏化五气，以生喜怒悲忧恐。故喜怒伤气，寒暑伤形[11]。暴怒伤阴，暴喜伤阳[12]。厥气上行，满脉去形[13]。喜怒不节，寒暑过度，生乃不固。故重阴必阳，重阳必阴[14]。故曰：冬伤于寒，春必温病；春伤于风，夏生飧泄；夏伤于暑，秋必痎疟；秋伤于湿，冬生咳嗽。

**【校勘注释】**

[1] 阴胜则阳病，阳胜则阴病：五味酸苦涌泄太过易伤人体阳气，辛甘发散太过易伤人体阴精。

[2] 阳胜则热，阴胜则寒：五味辛甘太过易生热病，酸苦太过易生寒病。

[3] 重寒则热，重热则寒：反复或过用寒性药食易生热病，反复或过用热性药食易生寒病。

[4] 寒伤形，热伤气：寒邪易伤人形体，热邪易伤人气分。

[5] 气伤痛，形伤肿：气伤则气机阻滞，故痛；血伤则瘀阻稽留，故肿。

[6] 动：肢体动摇震颤。

[7] 肿：局部痈肿。

[8] 干：皮肤窍道干燥。

[9] 浮：全身浮肿。

[10] 濡泻：大便稀薄，甚至泻下如水。

[11] 喜怒伤气，寒暑伤形：七情过激为病，从内而发，易伤脏腑气机；六淫从外而入，先伤皮毛形体。喜怒，此指七情；寒暑，此指六淫。

[12] 暴怒伤阴，暴喜伤阳：大怒伤肝，肝失藏血，血属阴，故伤阴；大喜伤心，心气涣散，气属阳，故伤阳。

[13] 满脉去形：气血逆乱致经脉盛满，神气浮越而致神志晕迷或不省人事。王冰注："逆气上行，满于经络，则神气浮越，去离形骸矣。"

[14]重阴必阳，重阳必阴：秋冬时节感受阴邪，春夏时节感受阳邪；或阳邪伤人阳气，阴邪伤人阴气，必然转化为相反的病机或证候。张介宾注："重者，重叠之义。谓当阴时复感于寒，阳时而复感于热，或以天之热气伤人阳气，天之寒气伤人阴气，皆谓之重。盖阴阳之道，同气相求，故阳伤于阳，阴伤于阴。然而重阳必变为阴证，重阴必变为阳证。"

**【要点解析】**

**1. 阴阳偏盛病机及临床表现**

据本节经文所示，偏胜乃以阴或阳自身的过及为病理本质，并表现出与自身性质相关的证候，又可伤及对方而出现相应的证候。如阳偏胜，因其温煦、兴奋功能亢进，表现出身热、喘促、烦躁，或燥热内结而腹胀满等实热之症，即所谓"阳胜则热"；当阳热耗伤阴精津液，又可出现口干舌燥、形体消瘦等阴虚之症，即所谓"阳胜则阴病"。阴偏胜，因其抑制功能过强，机体气化不及，表现出形寒肢冷甚至寒战等实寒之症，即所谓"阴胜则寒"；当阴寒损伤阳气，又可出现下利清谷、小便清长等阳虚之症，即所谓"阴胜则阳病"。揭示了阴阳对立与互制关系在病理中的具体运用。

**2. 六淫外邪不同的致病特征**

不同的邪气有不同的性质，受邪机体对其反应必然不同，从而表现出不同的病机变化与症状表现，决定了各种邪气所独具的致病特征。风性善行数变，易致肢体抽搐震颤而具"动"；热邪易于腐败血肉，常致疮疡而多"肿"，燥邪最能伤津耗液，以致形体失濡而具"干"；寒邪最易困伤阳气，以致水湿气化不利而多"浮"；湿邪常使脾气困阻，以致水湿不运而多"濡泻"。此论也为中医学审证求因、病因辨证奠定了基础。

**3. 伏邪发病理论**

所谓"伏邪"发病，乃指六淫邪气侵袭人体，不即时发病，而是留恋体内延时发病。如冬天感受寒邪，来年春季阳气发越，产生温病；春季感受风邪，留恋至夏克伐脾土，产生飧泄；夏季感受暑邪，延至秋季新凉外束，产生疟疾；秋季感受湿邪，至冬寒邪外袭乘肺，产生咳嗽。《素问·生气通天论》亦有类似记载。何以言此？从文义分析，本节承上文"重阴必阳，重阳必阴"而言感受外邪后的病机变化。冬为阴季，寒为阴邪，冬感寒邪是谓重寒，温病为阳热之病，正是重阴必阳之证。春为阳季，风为阳邪，重阳必阴，故夏生洞泄寒中之阴病。夏为阳季，暑为阳邪，重阳必阴，则秋生痎疟。吴崐注："痎，亦疟也。夜病者谓之痎，昼病者谓之疟。"夜发者其性属阴可知。秋为阴季，湿为阴邪，重阴必阳，则伤上焦之肺气，故冬生咳嗽。既知此理，则当注意四时调摄，勿受外邪侵犯，防其寒暑过度，以固正气。

不仅如此，本节之论已成为后世医家"伏气"温病的理论根据，伏气说在温病学发展中占有重要的地位。其以部分温热病初起即见里热（营分、血分）症状为临床依据。虽在邪伏的"部位"上各有歧见，但"伏气温病"却是肯定的。

（四）

**【原文阅习】**

帝曰：余闻上古圣人，论理人形[1]，列别脏腑[2]，端络经脉[3]，会通六合[4]，各从其经，气穴所发，各有处名；溪谷属骨，皆有所起，分部逆从，各有条理，四时阴阳，尽有经纪[5]，外内之应[6]，皆有表里。其信然乎?

岐伯对曰: 东方生风[7], 风生木[8], 木生酸[9], 酸生肝[10], 肝生筋[11], 筋生心[12], 肝主目。其在天为玄[13], 在人为道[14], 在地为化[15]。化生五味[16], 道生智[17], 玄生神[18]。神在天为风, 在地为木, 在体为筋, 在脏为肝, 在色为苍, 在音为角[19], 在声为呼[20], 在变动为握[21], 在窍为目, 在味为酸, 在志为怒。怒伤肝, 悲胜怒; 风伤筋, 燥胜风; 酸伤筋, 辛胜酸。

南方生热, 热生火, 火生苦, 苦生心, 心生血, 血生脾, 心主舌。其在天为热, 在地为火, 在体为脉, 在脏为心; 在色为赤, 在音为徵, 在声为笑, 在变动为忧, 在窍为舌, 在味为苦, 在志为喜。喜伤心, 恐胜喜; 热伤气, 寒胜热, 苦伤气, 咸胜苦。

中央生湿, 湿生土, 土生甘, 甘生脾, 脾生肉, 肉生肺, 脾主口。其在天为湿, 在地为土, 在体为肉, 在脏为脾, 在色为黄, 在音为宫, 在声为歌, 在变动为哕, 在窍为口, 在味为甘, 在志为思。思伤脾, 怒胜思; 湿伤肉, 风胜湿; 甘伤肉, 酸胜甘。

西方生燥, 燥生金, 金生辛, 辛生肺, 肺生皮毛, 皮毛在肾, 肺主鼻。其在天为燥, 在地为金, 在体为皮毛, 在脏为肺, 在色为白, 在音为商, 在声为哭, 在变动为咳, 在窍为鼻, 在味为辛, 在志为忧。忧伤肺, 喜胜忧; 热伤皮毛, 寒胜热; 辛伤皮毛, 苦胜辛。

北方生寒, 寒生水, 水生咸, 咸生肾, 肾生骨髓, 髓生肝, 肾主耳。其在天为寒, 在地为水, 在体为骨, 在脏为肾, 在色为黑, 在音为羽, 在声为呻, 在变动为栗, 在窍为耳, 在味为咸, 在志为恐。恐伤肾, 思胜恐; 寒伤血, 燥胜寒; 咸伤血, 甘胜咸。

**【校勘注释】**

[1] 论理人形: 分析阐明人体脏腑身形。

[2] 列别脏腑: 列举和辨析脏腑阴阳。列, 分解、排比; 别, 辨析、判断。

[3] 端络经脉: 审察经络循行与联系。依上下文,"端络"与"论理""列别"义近排比。《增韵》:"端, 审也。"

[4] 会通六合: 言十二经脉之合。太阴阳明为一合, 少阴太阳为一合, 厥阴少阳为一合, 手足之脉各三, 则为六合。会通, 融会贯通。马莳注:"脉有六合, 则会通之。"

[5] 经纪: 指自然天体日月变化规律。《礼记·月令》:"毋失经纪。"注云:"谓天文进退度数。"

[6] 外内之应: 指天地四时阴阳与人体脏腑身形内外相通感应。

[7] 东方生风: 阳气初生, 风自东方来。张介宾注:"风者, 天地之阳气; 东者, 日生之阳方, 故阳生于春, 春王于东, 而东方生风。"与下文"南方生热""中央生湿""西方生燥""北方生寒"等, 说明风热湿燥寒为五方五时之主气。

[8] 风生木: 天之风气, 化生地之五行木气。张介宾注:"风动而木荣。"与下文"热生火""湿生土""燥生金""寒生风"相联系, 在天之五气风热湿燥寒能化生在地之木火土金水五行。

[9] 木生酸: 论五味与五行的归属关系。《尚书·洪范》:"曲直作酸。"下文"火生苦",《尚书·洪

范》云："炎上作苦。""土生甘"，《尚书·洪范》云："稼穑作甘。""金生辛"，《尚书·洪范》云："从革作辛。""水生咸"，《尚书·洪范》云："润下作咸。"

[10] 酸生肝：酸味入肝而养肝。张介宾注："酸先入肝也。"下文"苦生心""甘生脾""辛生肺""咸生肾"义同。

[11] 肝生筋：肝主筋膜。王冰注："肝之精气，生养筋也。"

[12] 筋生心：即肝生心，指出了五行五脏之间的相生关系。张志聪注："内之五脏合五行之气，而自相资生也。"余类推。

[13] 其在天为玄：自然界阴阳变化，幽远微妙无尽。《说文解字》："玄，幽远也。"

[14] 在人为道：人体生命运动和本质，亦阴阳五行之理。张志聪注："道者，阴阳五行不易之理。"

[15] 在地为化：阴阳变化在地化生万物。王冰注："化，谓造化。以道而化，皆造化者也。"

[16] 化生五味：阴阳造化，天地万物悉备。王冰注："万物生，五味具，皆变化为母，而使生成也。"

[17] 道生智：哲理融入人体而化生一切智慧。王冰注："智从正化而有，故曰道生智。"

[18] 玄生神：自然界冥冥奥秘的阴阳五行变化之中内涵神智，人体亦然。王冰注："玄冥之内，神处其中，故曰玄生神。"

[19] 在音为角：五音是中国古乐的基本音阶，即角、徵、宫、商、羽。王冰注"角谓木音，调而直也""徵谓火音，和而美也""宫谓土音，大而和也""商谓金音，轻而劲也""羽谓水音，沈而深也"。

[20] 在声为呼：呼与下文笑、歌、哭、呻为五声，分别应于五脏。张介宾注："怒则叫呼……喜则发笑，心之声也……得意则歌，脾之声也……悲哀则哭，肺之声也……气郁则呻吟，肾之声也。"

[21] 在变动为握：握与下文忧、哕、咳、栗为五脏变动的特征。握，即搐搦握拳。

【要点解析】

本段经文提出了外内相应的五脏功能系统。经文基于阴阳化五行的基本观点，进一步以五行学说的基本内容及五行生克制化的关系，揭示了人体与自然的整体联系性。利用取象比类的方法，按照功能、行为、性质相应或存在联系的法则，将天地人三个领域中的各种事物进行五行归类，从而建立了以五脏为主体，外应五时五气，内合五腑（六腑）五官等的五大功能系统，建立了《内经》"四时阴阳五行藏象"的整体结构，成为《内经》"天人相应"整体系统的基本框架，是《内经》理论体系最基本的内容之一。

"四时阴阳五行五脏"系统结构是藏象学说的核心内容。它体现了人体五脏之间相互资生与制约关系，以及与自然环境的密切联系，是中医学科学研究的重要命题之一。

## （五）

【原文阅习】

故曰：天地者，万物之上下也；阴阳者，血气之男女也[1]；左右者，阴阳之道路也[2]；水火者，阴阳之征兆也；阴阳者，万物之能始也[3]。故曰：阴在内，阳之守也[4]；阳在外，阴之使也[5]。

帝曰：法阴阳[6]，奈何？岐伯曰：阳胜则身热，腠理闭，喘麤为之俯仰[7]，汗不出而热，齿干，以烦冤[8]，腹满，死，能[9]冬不能夏；阴胜则身寒，汗出身常清[10]，数栗而寒，寒则厥，厥则腹满，死，能夏不能冬。此阴阳更胜之变，病之形能[11]也。

**【校勘注释】**

[1] 阴阳者，血气之男女也：张志聪注："阴阳之道，其在人则为男为女，在体则为气为血。"孙诒让《札迻》注："阴阳者，血气之男女也，疑当作'血气者，阴阳之男女也'。"以男女阴阳言血气。据文例，则《札迻》可从。

[2] 左右者，阴阳之道路也：古人观测太阳运动，面南背北而立，太阳东升而西落。因此，阳气从左而升，阴气从右而降，是谓阴阳升降之轨道。

[3] 阴阳者，万物之能始也：阴阳及其相互作用是万物发生的本源。孙诒让《札迻》云："能者，胎之借字。"《尔雅·释诂》云："胎，始也。"能始，同义复词，本源。

[4] 阴在内，阳之守也：阴精静守于内，是因为阳气的固摄镇守作用。

[5] 阳在外，阴之使也：阳气运行于外，是因为阴气的驱使。上下二句旨在说明阳以阴为基，阴以阳为用。

[6] 法阴阳：遵循阴阳法则，用以辨别疾病。法，遵循，效法。

[7] 喘麤为之俯仰：呼吸困难，喘息粗大，头为之前俯后仰。麤，同"粗"。

[8] 烦冤：心胸烦闷不安。冤，《针灸甲乙经》作"闷"；《黄帝内经太素》作"悗"，悗，通"闷"，义同。

[9] 能：通"耐"。下同。

[10] 清：同"凊"（qìng），寒冷。《广雅·释诂》："凊，寒也。"

[11] 病之形能：疾病之表现及转化。能，通"态"，状态、态势。

**【要点解析】**

**1. 阴阳的对立互根**

本节通过天地、上下、血气、男女、左右、水火等事物，以及"内""守"与"外""使"的现象，进一步阐明了阴阳及其属性的对立所在，揭示了阴阳互根互用的相互关系。所谓天动地静、上下相反、血内气外、男刚女柔、左升右降、火热水寒，无一不是相互对立而存在。然而天气下为雨、地气上为云，上下左右、升降相因，血以载气、气以帅血，男女相交、繁衍不息，水火既济、成形化气，又无一不是互为根基、互为用使。至于"内""守"与"外""使"，同样是在借天地云雨而说明人体血与气所存在着一致的互根为用关系，从而揭示出了天地与人体在阴阳关系上的一致性。

**2. 四时阴阳盛衰与发病**

本节不仅承上文具体阐述了"阳胜则热""阴胜则寒"的病理表现，更指出了人体的病理变化及其转归，必受四时气候变化的影响，深刻地反映了《内经》"天人相应"观念在病理上的具体运用。自然界四季之阴阳更迭变换，以冬阴寒、夏暑热最为突出，而"人以天地之气生，四时之法成"（《素问·宝命全形论》），故天地之四时阴阳盛衰，必然影响人体之阴阳变化。在病理状态下，体内阴阳本已失调，阳胜之病阴已衰，再感天地之阳热，其病必剧；阴盛之病阳已虚，再受天地之阴寒，病必危殆。相反，阳亢与阴虚者得天地阴气相抑与相滋，阳虚与阴寒者得天地阳气之相助与相制，可使体内阴阳失调状态得到相对缓解，故有"能冬不能夏""能夏不能冬"之论。此论的理论意义不仅在于强调人与自然相统一，还提示在诊治与养生时，应重视疾病与自然的关系，因时而治、因时而养，唯法天之纪、用地之理，方可免除灾害。为使本节取法于自然界阴阳的运动规律阐明寒热证候的病机、病证及预后等内容更加清晰，特归纳如图6-2。

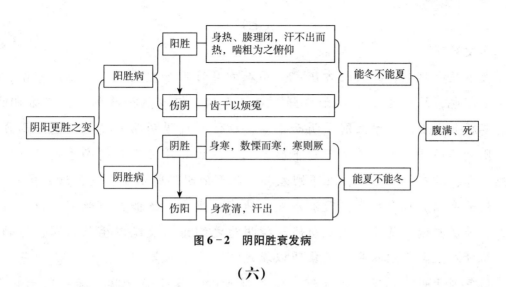

图 6-2  阴阳胜衰发病

## （六）

**【原文阅习】**

帝曰：调此二者，奈何？岐伯曰：能知七损八益[1]，则二者可调，不知用此，则早衰之节也。年四十，而阴气自半也，起居衰矣。年五十，体重，耳目不聪明矣。年六十，阴痿，气大衰，九窍不利，下虚上实，涕泣俱出矣。故曰：知之则强，不知则老，故同出而名异[2]耳。智者察同，愚者察异，愚者不足，智者有余，有余则耳目聪明，身体轻强，老者复壮，壮者益治。是以圣人为无为之事，乐恬憺之能，从欲快志于虚无之守[3]，故寿命无穷，与天地终，此圣人之治身也。

**【校勘注释】**

[1] 七损八益：据马王堆出土竹简《养生方·天下至道谈》所载，此指古代房中术，即七种有损于肾精、八种有益于肾精的做法。

[2] 同出而名异：人生同源于一气，但是生命寿夭却不同。吴崑注："同得天地之气以成形，谓之同出；有长生不寿之殊，谓之名异。"

[3] 从欲快志于虚无之守：张介宾注："从欲，如孔子之从心所欲也。快志，如庄子之乐全得志也。虚无之守，守无为之道也。"胡澍《素问校义》曰："守字不相属。守，当作宇……宇，居也。"

**【要点解析】**

本节论述了调摄阴阳的养生方法。首先要掌握"七损八益"的养生方法。使用损伤肾精肾气的七种方法，则人体精气暗耗，阴阳之气不调，人则过早衰老；遵照有益于肾精肾气的八种方法，则内之阴精之气充实，外之耳目聪明，身体强健。经文强调了保养肾精在养生长寿中的重要意义。

其次，本篇云"圣人为无为之事"的养生理念，与"上古天真论"中"恬惔虚无"以及"呼吸精气，独立守神，故能寿敝天地，无有终时"等思想是一贯的。正如《黄帝内经素问集注》强调："此皆照应首篇之圣人，外不劳形于事，内无思想之患，以恬愉为务，以自得为功，精神不散，亦能寿蔽天地，无有终时。"

## （七）

**【原文阅习】**

天不足西北[1]，故西北方阴也，而人右耳目不如左明也。地不满东南，故东南方阳也，而人左手足不如右强[2]也。帝曰：何以然？岐伯曰：东方阳也，阳者其精并于上，并于上则上明而下虚，故使耳目聪明而手足不便也。西方阴也，阴者其精并于下，并于下则下盛而上虚，故其耳目不聪明而手足便也。故俱感于邪，其在上则右甚，在下则左甚，此天地阴阳所不能全也，故邪居之[3]。

故天有精，地有形[4]；天有八纪，地有五里[5]；故能为万物之父母。清阳上天，浊阴归地，是故天地之动静，神明为之纲纪，故能以生长收藏，终而复始。惟贤人上配天以养头，下象地以养足[6]，中傍人事以养五脏[7]。天气通于肺，地气通于嗌[8]，风气通于肝，雷气通于心，谷气通于脾，雨气通于肾[9]。六经为川，肠胃为海，九窍为水注之气[10]。以天地为之阴阳，阳之汗，以天地之雨名之；阳之气，以天地之疾风名之。暴气象雷，逆气象阳[11]。故治不法天之纪，不用地之理，则灾害至矣。

**【校勘注释】**

[1] 天不足西北：源自早期"天塌西北，地陷东南"的盖天说。天为阳，地为阴；东南为阳，西北为阴。故天阳之气不足于西北方，地阴之气不足于东南方。耳目在上，在上法天。人体面南而立，右耳目对应天之西北，故右耳目不如左明。

[2] 人左手足不如右强：手足在下，在下则法地。人体左侧肢体对应东南之阳，故左手足不如右强。

[3] 此天地阴阳所不能全也，故邪居之：张介宾注："夫邪之所凑，必因其虚，故在上则右者甚，在下则左者甚。盖以天之阳不全于上之右，地之阴不全于下之左，故邪得居之而病独甚也。"

[4] 天有精，地有形：精，指五行的精气；形，指地之万物的形体。古人认为日为阳精之宗，月为阴精之宗。木、火、土、金、水五大行星为五行精气的本源。在天之五行精气降于地而成为万物之形。王冰注："阳为天，降精气以施化；阴为地，布和气以成形。"

[5] 天有八纪，地有五里：天有八节之纪，地有五行之理。八纪，指冬至、夏至、春分、秋分、立春、立夏、立秋、立冬；五里，五行化育之理。

[6] 贤人上配天以养头，下象地以养足：清阳上升为天，故治养人体上部（头面上肢）宜用气味辛温散上之品；浊阴沉降为地，故治养人体下部（下肢脏腑）宜用气味厚重沉降之品。

[7] 中傍人事以养五脏：治养五脏宜用气味温和非攻非补的和法。张介宾注："五气运行于中，五脏傍人事以养其和。"

[8] 天气通于肺，地气通于嗌：天气通过呼吸进入肺，饮食之气通过嗌进入胃。张介宾注："天气，清气也，谓呼吸之气。地气，浊气也，谓饮食之气。清气通于五脏，由喉而先入于肺。浊气通于六腑，由嗌而先入于胃。嗌，咽也。"

[9] 风气通于肝，雷气通于心，谷气通于脾，雨气通于肾：风、雷、谷、雨分别指五行之木、火、土、水，故与肝、心、脾、肾四脏相通。

[10] 九窍为水注之气：九窍依赖五脏化生津液的滋养。张介宾注："水注之气，言水气之注也，如目之泪、鼻之涕、口之津、二阴之尿秽皆是也。虽耳若无水，而耳中津气湿而成垢，是即水气所致。气至水必至，水至气必至，故言水注之气。"

[11] 暴气象雷，逆气象阳：人体阳气逆上犹天之雷霆。张介宾注："天有雷霆，火郁之发也。人有刚暴，怒气之逆也。故语曰雷霆之怒。天地之气，升降和则不逆矣。天不降，地不升，则阳气亢于上，人之气逆亦犹此也。"

**【要点解析】**

本段论述了人体左右上下生理功能的差异。本段经文以天地及方位阴阳之气盛衰之理，阐释了人体左耳目明及右手足便的道理，又以自然界物象类比人体脏腑生理功能及病理变化，提出了防治疾病必须以天地阴阳变化为纲纪。文中人与天地相通应的认识，强调了人与天地的统一性，提示临床辨证论治必须将人体与天地阴阳变化相结合。

"人与天地相通应"的基本精神是强调人与天地的统一性。《内经》的精气理论，强调人与天地万物都本源于太虚元气，认为太虚元气的运动变化致生天地万物，包括人体生命的形成以及相应的生命活动的产生，如《素问·五常政大论》认为："气始而生化，气散而有形，气布而蕃育，气终而象变，其致一也。"

## （八）

**【原文阅习】**

故邪风[1]之至，疾如风雨。故善治者治皮毛，其次治肌肤，其次治筋脉，其次治六腑，其次治五脏。治[2]五脏者，半死半生也。

故天之邪气，感则害人五脏；水谷之寒热，感则害于六腑；地之湿气，感则害皮肉筋脉。

故善用针者，从阴引阳，从阳引阴[3]；以右治左，以左治右[4]；以我知彼，以表知里[5]，以观过与不及之理，见微得过，用之不殆。

善诊者，察色按脉，先别阴阳。审清浊[6]而知部分；视喘息，听音声，而知所苦；观权衡规矩[7]，而知病所主；按尺寸[8]，观浮沉滑涩而知病所生。以治无过，以诊则不失矣。

**【校勘注释】**

[1] 邪风：此泛指六淫邪气。

[2] 治：《千金方》作"至"。可从。

[3] 从阴引阳，从阳引阴：凡治病必察阴阳，病在阳治其阴，从阴调阳；病在阴治其阳，从阳调阴，即阴阳互根之理。

[4] 以右治左，以左治右：病在左刺其右，从右引左；病在右刺其左，从左引右，即针治之缪刺法。

[5] 以我知彼，以表知里：以医生的正常状态来测度病人的异常状态，通过疾病外部表现来推断内在的病理本质。杨上善注："谓医不病，能知病人。"

[6] 清浊：面部五色，明润光泽者为清，晦暗呆滞者为浊。

[7] 权衡规矩：此指四时正常脉象。

[8] 尺寸：尺，指尺肤诊；寸，指寸口脉。

**【要点解析】**

**1. 早期诊疗的基本原则**

"治五脏者，半死半生也"说明了什么？其义有二，指出了外感疾病的变化规律，强调了"治未病"的重要性。外邪致病由皮毛或口鼻而入，先伤外在形体，再伤内在脏腑，总是由表入里、由浅入深的发展变化，这在《内经》其他篇章亦不乏论述。然而外邪之所以能够入里、渐深，关键还在于正气的日益虚衰，失于抗邪，以致邪气长驱直入、猖獗泛滥；一旦五脏受伤，则各种生理功能不能发挥、气血精津不能化生，生命岌岌可危。可见，病邪越深，病情越重、治疗越难。因而高明的医生必然抓住时机，在病邪轻浅时便予施治，治疗越早疗效越著；治疗越晚，待到邪深，疗效必定不佳。为此，《内经》不仅要求在诊断上要"见微得过"（《素问·阴阳应象大论》），治疗上要"早遏其路"（《素问·离合真邪论》），更把"救其萌芽"与"守其已成"（《灵枢·官能》），作为衡量"上工"与"下工"的重要标准。所有这些已成为《内经》"治未病"学说的重要内容，并为历代医家所宗。如张机在《金匮要略》中开宗明义，云"上工治未病，何也？师曰：夫治未病者，见肝之病，知肝传脾，当先实脾"，实为"见微得过""早遏其路"的具体运用与发挥。

**2. 缪刺法的临床意义**

本文提出了"从阴引阳"和"从阳引阴"的缪刺法原则，是由于阴阳之间有对立、互根、消长、转化的关系，所以在诊治疾病时，既要辨阴阳各自的盛衰而阳病治阳、阴病治阴，又要注意相互之间的影响而阴阳互治。关于针刺治疗的阴阳相引，大致有四种。①经脉阴阳相引。即阴经病证针刺与其相表里的阳经，阳经病证针刺与其相表里的阴经。②脏腑俞募阴阳相引。即五脏有病，脏属阴，治则取其在阳分的背俞穴针刺治疗，如心绞痛取心俞或厥阴俞、肾绞痛取肾俞等；六腑有病，腑属阳，治则取其在阴分的胸腹部的募穴针刺治疗，如胃病取中脘、大肠病取天枢等。③上下阴阳相引。即《灵枢·终始》所谓："病在上者下取之，病在下者高取之，病在头者取之足，病在腰者取之腘。"④左右阴阳相引。本节原文所云"以右治左，以左治右"，即病在左者取之右，病在右者取之左。如治疗面瘫，古人有"喁左泻右以师正，喁右泻左莫令斜"之说，即属此例。关于药物治疗的阴阳相引，也就是本篇后文所谓"阳病治阴，阴病治阳"。由于阴阳的对立制约，病变的一方常是另一方失调所致，如虚热证，虽表现为阳热偏盛，却是阴虚不能制约所引起，因此治疗的重点当滋补阴液以制阳。再如虚寒证，虽表现为阴寒偏盛，然为阳虚不能温化所导致，因此治疗重点当温补阳气以化阴。王冰《素问·至真要大论》注"壮水之主，以制阳光；益火之源，以消阴翳"，则是最好的说明。

**3. 诊疗先别阴阳**

如何看待"善诊者，察色按脉先别阴阳"？人体之所以发生疾病，是由于各种致病因素作用于人体，破坏了人体阴阳的相互协调；因此，诊断疾病无论是察色、按脉，抑或是问所苦、听声音等，皆必须辨明阴阳盛衰之所在，方可抓住疾病的本质结予正确的治疗。这与本篇"治病必求于本"的精神一脉相承，也是阴阳学说在医学上具体运用的重要内容。此外，本节还指出了诊病唯有望、闻、问、切，全面检查，综合分析，才能保证"以治无过，以诊则不失"，指出四诊合参的诊法原则与重要意义。

## （九）

**【原文阅习】**

故曰：病之始起也，可刺而已[1]；其盛，可待衰而已[2]。故因其轻而扬之[3]，因其重而减之[4]，因其衰而彰之[5]。形不足者，温之以气[6]；精不足者，补之以味[7]。其高者，因而越之[8]；其下者，引而竭之[9]；中满者，泻之于内[10]。其有邪者，渍形以为汗[11]；其在皮者，汗而发之；其慓悍者，按而收之[12]；其实者，散而泻之[13]。审其阴阳，以别柔刚[14]；阳病治阴，阴病治阳；定其血气，各守其乡[15]。血实宜决之[16]，气虚宜掣引之[17]。

**【校勘注释】**

[1] 病之起始也，可刺而已：发病之初始，正气未大衰，邪气不太盛，宜全力以攻邪气。

[2] 其盛，可待衰而已：邪气亢盛之时，不宜攻邪，否则损伤正气，宜待病邪衰退之后，再宜施治。王冰注："病盛取之，毁伤真气，故其盛者，必可待衰。"

[3] 因其轻而扬之：病邪在表者，宜用宣气发散之法。

[4] 因其重而减之：病邪深重在里，宜用通泻之法。

[5] 因其衰而彰之：正气不足，或气血虚衰者，宜补益之法。彰，昭著之义，引申为补益治法。

[6] 形不足者，温之以气：阳气不足者，宜用气厚之品温补。

[7] 精不足者，补之以味：阴精虚损证候，宜用厚味之品补之。

[8] 其高者，因而越之：病邪在上焦者，宜用涌吐之法。

[9] 其下者，引而竭之：病邪在下焦者，宜用疏通、泻下、导下之法。

[10] 中满者，泻之以内：中焦痞满者，宜用消导疏泄之法。

[11] 其有邪者，渍形以为汗：邪在肌表者，亦可用浸浴发汗之法。渍形，指用药汤等浸浴躯体。

[12] 其慓悍者，按而收之：腠理不固，卫阳耗散之证，宜用固摄收敛之法。

[13] 其实者，散而泻之：实证有表里之别，表实证宜发散，里实证宜导泻。

[14] 以别柔刚：证候辨阴阳，脉色分阴阳，药物气味亦有阴阳。张介宾注："柔者属阴，刚者属阳，知柔刚之化者，知阴阳之妙用矣，故必审而知之。"

[15] 定其血气，各守其乡：判断病邪或在气分，或在血分，分别采用适宜之法。张介宾注："病之或在血分，或在气分，当各察其处，而不可乱。"

[16] 血实宜决之：瘀血阻滞之实证，宜用逐瘀放血之法。

[17] 气虚宜掣引之：气虚证宜用益气升提之法。王冰注："掣，读为导。导引则气行条畅。"

**【要点解析】**

本段论述了因势利导的治则治法思想。所谓因势利导，指顺应事物发展的趋势加以引导，使其达成目标。一切具体治法必须根据邪正的虚实强弱、病位的上下表里、病势的盛衰进退等的不同，辨证而立、顺势而为，以期及时、就近地祛逐邪气、保护正气。本节由此提出了若干具体的治法，现按虚实两纲归纳如图6-3。

"因势利导"是中国古代兵法的术语，出自《史记·孙子吴起列传》，云："善战者，因其势而利导之。"《内经》虽未直接引用此语，但在多篇论治则治法的内容中，却明显地体现了"因势利导"的思想。其主要有两方面的含义。①"因"邪气的性质和部位所造成的"势"，随其性而"导"之，就其近而除之，使邪气从最简捷的途径、以最快的速度排除体外，以免邪气深入而过多的损伤正气。所谓"因其轻而扬之，因其重而减之""其高者因而越之，其下者引而竭之，中满者泻之于内，其有邪者渍形以为汗，其在皮者汗而发之"等即是。②根据邪正盛衰的情势而择时治疗，以避过邪气猖獗势头，在其既衰之际击之，如"其盛可待衰而已"及《素问·疟论》"方其盛时必毁，因其衰也事必大昌"等即是。此外，《内经》对于升降出入反常，有顺应人体升降出入挽病理为生理，助势引导的治法，也可归为这种治疗法则，如《素问·至真要大论》"高者抑之""下者举之""散者收之"等。

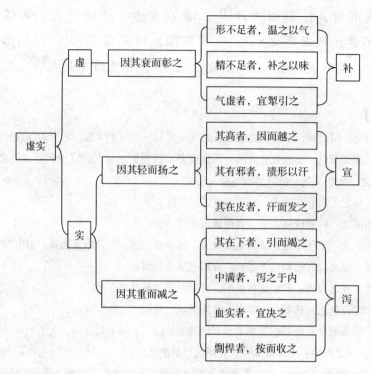

**图6-3　因势利导的治则治法**

　　《内经》因势利导的治则思想不仅指导后世至今的中医学确立了不少基本治法，其所具有的临床理论思维形式和方法论内涵，还启发着历代医家临证救危难、起沉疴，得到了广泛的运用与发挥。①据此确立了汗、吐、下以及固涩、降逆、升举等基本治疗方法。如东汉·张机《伤寒杂病论》创制汗吐下诸方剂，并对其做了详细辨析；金·张从正《儒门事亲》将汗吐下三法广泛应用于临床，并对其原理进行了深刻探讨；清·程国彭《医学心悟》则厘定汗吐下三法的应用规范，标志着三法的临床应用趋于成熟。此外，金·李杲《脾胃论》从脾主升清之生理本能提出补中益气、升举清阳以治精气下陷诸证，并创制了益气升阳类方剂，使作为临床常规治法的因势利导治疗大法更加全面、完善。②深入开展了因势利导治法原理的研究。其认为中医药治疗作用的实质是从整体功能方面进行宏观、动态的综合调节，而因势利导则是从一个侧面对这种调节方式和手段的概括和规范。它根据机体抗病力趋势加以助势引导，其要点是，机体抗邪之力趋势向外者宜散、向上者宜越、向下者宜下；机体护正之力趋势向内者宜收、向下者宜降、向上者宜升。

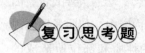

1. 为什么说"阴阳者，天地之道也"？
2. 怎样理解"治病必求于本"？
3. 请简析药食气味的特征、作用方式以及在体内的转化过程。
4. 请简析外邪致病的特征。
5. 怎样理解"因势利导"的治则思想？

（赵　博）

# 阴阳离合论篇第六（节选）

扫码"学一学"

**要点导航**

1. 阴阳是天地万物的普遍规律。人与天地相应，也遵循着阴阳的规律。
2. 阴阳之间存在相互对立又相互依存的辨证关系。

**【篇名释义】**

阴阳是天地万物的普遍规律。人与天地相应，也遵循着阴阳的规律。所谓离合者，离之则为三阴三阳六经，合之则一阴一阳之表里。

**【原文阅习】**

黄帝问曰：余闻天为阳，地为阴；日为阳，月为阴。大小月三百六十日成一岁，人亦应之。今三阴三阳，不应阴阳，其故何也？岐伯对曰：阴阳者，数之可十，推之可百，数之可千，推之可万，万之大，不可胜数，然其要一也[1]。

天复地载，万物方生，未出地者，命曰阴处，名曰阴中之阴[2]；则出地者，命曰阴中之阳。阳予之正，阴为之主[3]。故生因春[4]，长因夏，收因秋，藏因冬，失常则天地四塞[5]。阴阳之变，其在人者，亦数之可数[6]。

**【校勘注释】**

[1] 其要一也：一，指阴阳变化之理。张介宾注："谓阴阳之道，合之则一，散之则十百千万，亦无非阴阳之变化。故显微大小，象体无穷，无不有理存焉。然变化虽多，其要则一。一，即理而已。"

[2] 未出地者，命曰阴处，名曰阴中之阴：阴处，指地下。万物处于地下之时，因地为阴，故曰阴处。杨上善注："人之与物，未生之前，合在阴中，未出地也。未生为阴，在阴之中，故为阴中之阴也。"

[3] 阳予之正，阴为之主：有阳气，万物才能生长，有阴气，万物才能成形。王冰注："阳施正气，万物方生，阴为主持，群形乃立。"

[4] 生因春：万物的萌生，依靠春天的升发之气。下文"长因夏""收因秋""藏因冬"类此。因，凭借、依靠。

[5] 失常则天地四塞：自然界阴阳升降失常，则天地气机闭塞，万物生化停止。张介宾注："四塞者，阴阳否隔不相通也。"

[6] 其在人者，亦数之可数：人体的阴阳变化，与四时一样，也有一定的规律。张介宾注："凡如上文者，皆天地阴阳之变也。其在于人，则亦有阴中之阳，阳中之阴，上下表里，气数皆然。知其数则无不可数矣。"数，推测也。

**【要点解析】**

**1. 阴阳的划分**

阴阳学说贯穿于《内经》全书，本篇中所涉及的仅是其中的一部分。文中首先谈到："余闻天为阳，地为阴，日为阳，月为阴……阴阳者，数之可十，推之可百，数之可千，推之可万，万之大不可胜数，然其要一也。"张介宾解释说："谓阴阳之道，合之则一，散之则十百千万，亦无非阴阳之变化。"并举例说明自然界阴阳所包含的范畴。自然界中的一切事物，都不是孤立存在的，而是包含着相对的两方面，所以都可以用阴阳来表示和说明。"天为阳，地为阴"就是说明自然界一切事物的相对性，又由于自然界的事物极为复杂和变化多端，推演下去，可以由十到百，由千到万，甚至无穷无尽，不可胜数。说明阴阳运用的范围是极其广泛的。但无论宇宙间的事物多么复杂而变化多端，都不会超出阴阳这一对立统一的范畴。

**2. 阴阳之间的辨证关系**

从宏观角度来讲："天复地载，万物方生，未出地者，命曰阴处，名曰阴中之阴；则出地者，命曰阴中之阳。"地下为阴，万物未出地亦为阴，名曰阴中之阴；但出于地者，就属于阴中之阳。这一论述，说明了阴阳互根的关系，并提出"阳予之正，阴为之主"的重要论点，就是说，有阳气，万物才能生长；有阴气，万物才能成形。阴是根本，阳是主导，它们之间既互相对立又互为依存。

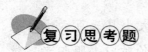
**复习思考题**

1. 何为"阴阳离合"？
2. 根据《素问·阴阳离合》经文，如何理解阴阳的可分性？
3. 根据《素问·阴阳离合》经文，试说明阴阳的可分性的应用。

（周　宜）

# 灵兰秘典论篇第八（节选）

扫码"学一学"

**要点导航**

1. 十二脏腑主要的生理功能。
2. 心是十二脏腑的核心主宰，在其调节作用下，脏腑间相互协调促进，构成一个整体。
3. 十二脏腑之间的协调与否关系着生命的存亡。

【篇名释义】

本篇论述了十二脏腑主要的生理功能及其相互间协调的整体性。因其极为重要，须当作秘典藏于黄帝藏书之所"灵台兰室"，故名。

【原文阅习】

黄帝问曰：愿闻十二脏之相使[1]，贵贱[2]何如？岐伯对曰：悉乎哉问也！请遂言之。心者，君主之官[3]也，神明出焉。肺者，相傅之官，治节[4]出焉。肝者，将军之官，谋虑出焉。胆者，中正之官，决断出焉。膻中[5]者，臣使之官，喜乐出焉。脾胃者，仓廪[6]之官，五味出焉。大肠者，传道之官，变化出焉。小肠者，受盛之官，化物出焉[7]。肾者，作强[8]之官，伎巧[9]出焉。三焦者，决渎[10]之官，水道出焉。膀胱者，州都[11]之官，津液藏焉，气化[12]则能出矣。凡此十二官者，不得相失[13]也。故主明则下安，以此养生则寿，殁世不殆[14]，以为天下则大昌。主不明则十二官危，使道[15]闭塞而不通，形乃大伤，以此养生则殃，以为天下者，其宗大危[16]，戒之戒之！

**【校勘注释】**

[1] 十二脏之相使：十二脏腑的功能及相互关系。十二脏，指六脏（包括心包络）六腑。张介宾注："藏，藏也。六脏六腑，总为十二。分言之，则阳为府，阴为藏；合言之，则皆可称藏，犹言库藏之藏，所以藏物者。""相使者，辅相臣使之谓。"

[2] 贵贱：指脏腑功能的主要、次要之分。张介宾注："贵贱者，君臣上下之分。"

[3] 官：功能，作用。《孟子·告子上》："心之官则思。"

[4] 治节：治理调节。张介宾注："肺主气，气调则营卫脏腑无所不治，故曰治节出焉。"

[5] 膻中：此处指心包络。《灵枢·胀论》："膻中者，心主之宫城也。"

[6] 仓廪：贮藏粮食的仓库。《礼记·月令》："谷藏曰仓，米藏曰廪。"

[7] 受盛之官，化物出焉：指小肠的功能是接纳胃中水谷而分别清浊。张介宾注："小肠居胃之下，受盛胃中水谷而分清浊，水液由此而渗于前，糟粕由此而归于后，脾气化而上升，小肠化而下降，故曰化物出焉。"

[8] 作强：强于所用，指体力。张介宾注："肾属水而藏精，精为有形之本，精盛形成则作用强。"

[9] 伎巧：精巧多能，指智力。伎，同"技"。

[10] 决渎：疏浚畅通水道。《说文解字》："渎，沟也。"

[11] 州都：古通"洲渚"，本义指水中露出的小滩，此处可理解为水液汇聚之处。

[12] 气化：指肾气对膀胱所藏津液的蒸化和升清降浊的功能。

[13] 相失：指十二脏腑功能发生紊乱，彼此失去正常的协调关系。

[14] 殁世不殆：终身不会出现危险。殁，通"没"。殁世，终身之意。《说文解字》："殆，危也。"

[15] 使道：相使之道，即十二脏腑相互联系的通道。

[16] 其宗大危：以国家政权不稳、天下大乱，比喻人体脏腑关系不协调的危害。宗，宗族、宗庙，引申为国家的统治地位。《说文解字》："宗，尊祖庙也。"

**【要点解析】**

**1. 十二脏腑的主要功能及其整体性**

本节以古代朝廷官员的各种职能作比喻，借以阐述了十二脏腑各自的主要生理功能。所谓心主整个生命活动与精神活动，肺主气助心行血、宣降营卫，肝主怒性刚，胆能决断、参与精神活动，心包护卫心主、代君行令，脾胃运化水谷、转输精微，大肠传化糟粕，小肠分别清浊，肾藏精主骨、司身体强健与智力精巧，三焦疏通水道、运行水液，膀胱藏泄小便、在肾的气化下能开阖等，均与本论有关，从而成为藏象学说中最核心的内容。

本节指出十二脏腑各自虽有独特的生理功能，但彼此间不是孤立的，而是分工合作、密切配合，"不得相失"，整体生命活动才得以维持。一旦脏腑间的整体协调被破坏，就会影响人的健康，导致疾病，甚至危及生命。这也是以此养生"则寿""则夭"的另一层含义。

**2. 心为十二脏腑的主宰**

本节强调了心在十二脏腑协调配合中的主导作用。所谓"主明则下安""主不明则十二官危"，其一是指十二脏腑以心为中心，在心的主宰调节下，实现相互间"不得相失"的整体协调，即物质上为用、功能上促进。其二是指心主神明，即主精神活动，而精神活动的正常与否，对脏腑功能的协调有着明显的影响。在临床上许多身心疾病的发生，均可追溯到心神情志失调这一开端；在治疗中，药物治疗并非是万能的，有时心理治疗甚至优于药物；至于"恬惔虚无，真气从之，精神内守，病安从来"（《素问·上古天真论》）的养生意义更是不言而喻。这就是《内经》在诊治与养生中，重视精神调摄始终如一的意义所在。

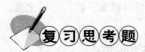

1. 如何理解十二脏腑"相使"的含义？

2. 各脏腑有何主要的生理功能？

3. 怎样理解"主明则下安""主不明则十二官危"？

（柳亚平）

扫码"学一学"

# 六节藏象论篇第九（节选）

## 要点导航

1. 人与天地相应，五脏之气通于天地四时之气，生命的营养来源、五脏性质及功能活动受自然界四时阴阳的影响。

2. 藏象是指脏腑藏于内不可见，但其生理功能等征象可表现于外而见。

3. 藏象的内容以五脏为中心，分别与六腑、形体、官窍的经脉气血及五体、五华等相结合，由此构成机体的五大系统；五大系统之间不仅相互紧密联系，并且与外界四时相通应，从而构成了人体内部与外界两个统一的整体观。

【篇名释义】

藏象者，藏居于内，形现于外。本篇先论天之度以六为节，继而论藏象，人与天地相参，故曰"六节藏象"。《素问直解·卷二》言："天气始于甲，地气始于子，子甲相合，六十日而甲子周，六六三百六十日，以成一岁。"

（一）

【原文阅习】

天食人以五气[1]，地食[2]人以五味。五气入鼻，藏于心肺，上使五色修明[3]，音声能彰。五味[4]入口，藏于肠胃，味[5]有所藏，以养五气[6]。气和而生，津液相成，神乃自生。

【校勘注释】

[1] 五气：指风、暑、湿、燥、寒五气，即自然界正常气候，亦指自然界清气。

[2] 食：同饲，供养之意。

[3] 修明：修，善、美好。张衡《思玄赋》："伊中情之信修兮。"

［4］五味：指酸、苦、甘、辛、咸五种饮食之味，可泛指水谷。

［5］味：饮食五味所化生的精微。

［6］五气：五脏之气。

**【要点解析】**

本篇以"六节藏象"为命题，对人体生命营养来源、运动规律做了阐述。认为人的生命依赖于自然界滋养，即所谓"天食人以五气，地食人以五味"。然而自然界天地的变化是有规律的，最典型的便是以六六之节定天度，九九制会量万物化生，五行、阴阳、脏腑与之相对应并按规律运转。《素问·五运行大论》："帝曰：'寒暑燥湿风火，在人之奈何？'岐伯曰：'东方生风，风生木，木生酸，酸生肝'。"《素问直解·卷二》言："人之五脏，地之五行，皆由十干所化，故曰'六节藏象论'也。"五气及饮食水谷从不同的角度营养人体，化生神气，且五味、五色入于五脏时具有相对的选择性，这实际上为我们在维持阴阳五行平衡、确定治则治法提供了参考，务在四时阴阳五行相合，法四时阴阳五行而治。

（二）

**【原文阅习】**

帝曰：藏象［1］何如？岐伯曰：心者，生之本，神之变［2］也；其华在面，其充在血脉，为阳中之太阳［3］，通于夏气。肺者，气之本，魄［4］之处也；其华在毛，其充在皮，为阳中之太阴［5］，通于秋气。肾者，主蛰［6］，封藏之本，精之处也，其华在发，其充在骨，为阴中之少阴［7］，通于冬气。肝者，罢极之本［8］，魂［9］之居也；其华在爪，其充在筋，以生血气，其味酸，其色苍［10］，此为阳中之少阳［11］，通于春气。脾、胃、大肠、小肠、三焦、膀胱者，仓廪之本，营之居也，名曰器，能化糟粕，转味而入出者也；其华在唇四白，其充在肌，其味甘，其色黄，此至阴［12］之类，通于土气。凡十一脏取决于胆也。

**【校勘注释】**

［1］藏象：直接含义指脏腑藏于内不可见，但其生理功能和病理变化及其他征象表现于外而可见。如张介宾云："象，形象也。脏居于内，形见于外，故曰藏象。"

［2］生之本，神之变：生命活动的根本，神明的居出和变化。《类经·藏象类》注："心为君主而属阳，阳主生，万物系之以存亡，故曰生之本。心藏神，神明由之以变化，故曰神之变。"全元起认为结合下文"魄之处"等例，此"变"当为"处"，即为居处。

［3］阳中之太阳：前"阳"指人体部位，膈以上；后"阳"指功能特性及所应时节阴阳之气的多少。心居膈上阳位，其性属火，通于夏气，夏为太阳之气，故曰。

［4］魄：人类潜意识层本能的心理活动。《说文解字》："魄，阴魂也。"如与生俱来的吮吸、啼哭、冷热感觉等。

［5］阳中之太阴：据《黄帝内经太素》《针灸甲乙经》，"太阴"当作"少阴"。肺居膈上阳位，应时在秋，有少阴之气，属金而肃杀、敛降，故为阳中之少阴。

［6］蛰：蛰，藏也。动物冬季伏而不出。喻肾应冬藏之气，封固人之精气，故称封藏之本。

［7］为阴中之少阴：按《针灸甲乙经》《黄帝内经太素》，"少阴"当作"太阴"。肾居腹中阴位，应时在冬，有太阴之气，属水而寒降、闭藏，故为阴中之太阴。

［8］罢极之本：一说，罢音义同疲，《说文解字》："燕人谓劳曰极。"另一说，罢指肝主刚强、耐劳

的生理特点。王冰注云："人之运动者，皆筋力所为也，肝主筋，其神魂，故曰肝者罢极之本。"

[9] 魂：与魄相随而生的意识层心理活动。《淮南子·说山训》注云："魄，人阴神；魂，人阳神。"包括梦幻、谋虑、志怒、人格等心理过程。

[10] 其味酸，其色苍：《新校正》云："详此六字当去。"据上下文意，语不当出，故可删去。下文"其味甘，其色黄"亦从。

[11] 阳中之少阳：据《针灸甲乙经》《黄帝内经太素》作"阴中之少阳。"肝居膈下阴位，应时在春，有少阳之气，属木而升发、畅达，故为阴中之少阳。

[12] 至阴：至，极也。脾属土，土为阴，运化水湿，故为至阴。至，到也。脾应长夏，四季由阳至阴，又处中焦，均在阳达阴之间。两者可参。

**【要点解析】**

**1. 藏象的内涵**

本段首提"藏象"的概念，藏，即藏于体内的脏腑；象，即脏腑实质形象及其表现于外的生理功能等征象。王冰注："象，谓所见于外，可阅者也。"藏象学说是以藏象为基，通过对外在征象的观察与分析，探求内在脏腑的形质结构、生理病理状态及其与经脉形体、气血精神关系，以及与自然外界联系的学术理论。其中凝练出来的"司外揣内""以象测脏"便是《内经》研究人体的重要方法。千百年来，《内经》的藏象理论有力地指导着中医的临床实践，具有极其重要的理论价值和实践价值。当然，藏象虽然有一些的现代解剖学基础，但它所论述的脏腑并远不止于实体脏器，与现代医学的器官组织理论实有不同。

本节还阐述了对脏腑阴阳属性的理解。《素问·四气调神大论》曰："夫四时阴阳者，万物之根本也。"阴阳合乃为人，人体的结构分布、功能都需顺应阴阳属性变化，自然界的阴阳变化会影响人体，故本部分脏腑阴阳属性的拟定主要是根据以下三方面。①脏腑的相对位置。横膈以上为阳，以下为阴，心肺居上则为阳，肝、脾、肾居下则为阴。②脏腑之气的功能趋向。升发、外散、疏泄为阳，沉降、收敛、滞涩为阴。③各脏腑对应的四时阴阳的性质和盛衰。春夏属阳，秋冬属阴。心居胸中，为阳，性属火，与夏气通应，夏有太阳之气，故心为阳中之太阳。肺居胸中，为阳，性属金，与秋气通应，秋有少阴之气，故肺为阳中之少阴。肝在膈下，为阴，性属木而升发，与春气通应，春有少阳之气，故肝为阴中之少阳。肾居腹中，为阴，性属水，与冬气通应，冬天有太阴之气，故肾为阴中之太阴。

本节最后阐述了《内经》藏象学说中的整体观。《内经》认为五脏为人体之本，又包含与之相关的腑、体、华、神，并以经脉为联系构成一个完整的系统，形成了以脏为中心的五脏系统，而五脏系统中又以心为主宰，在心的支配调节下相互配合、整体协调，正所谓"心者，生之本也"。它们依靠本系统所化生、贮藏的精气血津的滋养，通过征象显示于外，进而体现整个人体结构和生命活动。所以一个完整的脏腑系统绝不是各组织与物质结构上简单的连接、功能上简单的叠加，而是有着共同物质基础的组成结构和生理作用的功能体系。同时，每一个系统分别有对自然界的物质需求及与自然界特征的相似性，与天地四时阴阳相通应，从而与自然有着对应的紧密联系，正所谓"嗜欲不同，各有所通"（《素问·六节藏象论》）。这种人体内环境及其与外环境的协调统一构成了《内经》藏象学说的基本原理和独特的整体观念。

**2. 关于"凡此十一脏取决于胆"的理解**

历代医家对此多有己见，尚无定论。如王冰、马莳等以《素问·灵兰秘典论》为据，从"中正""决断"以及参与精神情志活动之说。大量的临床实践也证明，胆与精神情志及气机调节有密切关系，胆病失于决断可引起疾病，尤其是情志疾病，如《灵枢·邪气脏腑病形》说："胆病……心淡淡，恐人将捕之。"《类经·藏象类》云："五脏六腑共为十一，禀赋不同，情志亦异，必资胆气，庶得各成其用，故皆取决于胆也。"李杲则从天人相应观点入手，从胆木应春之升发立论，认为"胆者，少阳春生之气，春气升则万化安，故胆气春升，则余脏从之"。张介宾《景岳全书》亦持此说。张介宾则以"通达阴阳"立论，其在《类经》云："足少阳为半表半里之经，亦曰中正之官，又曰奇恒之腑，所以能通达阴阳，而十一脏皆取乎于此也。"皆因其经位于"半表半里"，外可通肌表，内可及脏腑，从而能提上下升降之机，掌内外出入之途，即有"通达阴阳"的功能。《素问·阴阳离合论》所谓"少阳为枢"，义犹如此。

今有学者认为"十一"乃"土"字之误，"凡十一脏，取决于胆也"即"凡土脏，取决于胆也"。古书乃竖列传抄，故疑将"土"字一分为二。观原上下文，本句紧接"此至阴之类，通于土气"之后，所谓"至阴之类"则是上文所确指的脾与传化五腑；"通于土气"则寓指均具有"化糟粕转味而入出"的功能。既然此者皆"通于土气"，因此统称其为"土脏"符合逻辑。而"土得木而达"（《素问·宝命全形论》），即需赖肝胆之疏泄，方使传化畅达。而《灵枢·四时气》"邪在胆，逆在胃，胆液泄则口苦，胃气逆则呕苦"，《灵枢·邪气脏腑病形》"胆病者，善太息，口苦，呕宿汁"等，也从病理角度反证了胆病则累及其他脏腑。临证胆病常兼见胃、肠、膀胱、三焦等气机逆滞、腑气不通的证候，观治胆病常用的大小柴胡汤、蒿芩清胆汤、茵陈蒿汤等方，俱是在调理（肝）胆之余，兼有疏通、畅达"土脏"气机的作用。可谓是"凡土脏取决于胆"理论的具体运用。

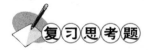

**复习思考题**

1. 如何理解生之本、气之本、封藏之本、罢极之本、仓廪之本的含义及临证意义？
2. 五脏的生理特性有何临床指导意义？
3. 藏象学说体现的整体观包括哪些内容？
4. 本节五脏阴阳属性和五脏经脉阴阳属性有何差异？

（余海龙）

# 五脏生成篇第十（节选）

**要点导航**

1. 五脏与五体、五华、五色之间的关系。
2. 五色荣枯的意义与偏食五味所引起的病理变化及辨五脏"生""死"之色的要点。
3. 血对人体的重要性。

扫码"学一学"

## 【篇名释义】

生，相生；成，相成。"人以天地之气生，四时之法成"，因本篇主要论述五脏、五体、五味、五色之间的相生相克、相因相成关系，故名"五脏生成"。本篇所反映的五脏与人体内外环境、组织的相互关系是人体生命活动整体观的又一体现。

（一）

## 【原文阅习】

心之合[1]脉也，其荣[2]色也，其主[3]肾也。肺之合皮也，其荣毛也，其主心也。肝之合筋也，其荣爪也，其主肺也。脾之合肉也，其荣唇也，其主肝也。肾之合骨也，其荣发也，其主脾也。

是故多[4]食咸，则脉凝泣[5]而变色；多食苦，则皮槁而毛拔；多食辛，则筋急而爪枯；多食酸，则肉胝䐢[6]而唇揭；多食甘，则骨痛而发落，此五味之所伤也。故心欲苦，肺欲辛，肝欲酸，脾欲甘，肾欲咸，此五味之所合也。

五脏之气，故色见青如草兹[7]者死，黄如枳实者死，黑如炲[8]者死，赤如衃血[9]者死，白如枯骨者死，此五色之见死也。

青如翠羽[10]者生，赤如鸡冠者生，黄如蟹腹者生，白如豕膏[11]者生，黑如乌羽者生，此五色之见生也。

生于心，如以缟裹朱[12]；生于肺，如以缟裹红[13]；生于肝，如以缟裹绀[14]；生于脾，如以缟裹栝楼实；生于肾，如以缟裹紫，此五脏所生之外荣也。

## 【校勘注释】

[1] 合：相应相合。

[2] 荣：荣华，五脏精华表现于外。

[3] 主：克制之意，指其所不胜之脏。张介宾注："心属火，受水之制，故以肾为主。"下文"其主心""其主肝""其主肺""其主脾"，义同此。

[4] 多：副词，有"过"之意。

[5] 脉凝泣：泣，音义同"涩"，张介宾注："泣，涩同。"指血脉流行不通畅。

[6] 肉胝䐢而唇揭：皮肉厚而皱缩，嘴唇高而外翻。胝，皮肉厚；䐢，"皱也"（《集韵》）。揭：掀起、翻起。

[7] 草兹：用草编成的席子，其色青苦苍白。《尔雅·释器》云："蓐为之兹。"《史记集解》引徐广云："兹者，籍席之名。"高世栻注："色见青如草兹者死，肝气败也。"

[8] 炲：煤烟凝成的黑灰。张志聪注："炲，烟尘也，黑而带黄。"高世栻注："黑如炲者死，肾气败也。"

[9] 衃血：即死血。瘀败凝结之血，其色黑红。王冰注："谓败恶凝聚之血，色赤黑也。"高世栻注："赤如衃血者死，心气败也。"

[10] 翠羽：翠鸟的羽毛，其色青而光泽。肝气未竭之色。

[11] 豕膏：猪油，其色白而光泽。

[12] 以缟裹朱：形容其色如用白色之绢包裹朱砂，隐然红润而光泽。缟，白色之绢；朱，朱砂。

[13] 以缟裹红：红，粉红色。形容外白而隐然红色。

[14] 绀：深青透红之色。《说文解字》云："绀，帛深青扬赤色也。"

**【要点解析】**

本段经文论述了人体五脏与五体、五华、五味、五色的内在联系，以及五脏之间的相互关系。它是《黄帝内经》理论体系中"四时五脏阴阳"系统结构的重要组成部分，也是《黄帝内经》藏象学说的主要内容，反应了五脏功能系统的活动规律。

**1. 五脏外合五体，相互制约**

五脏功能活动系统之间的"其主"关系体现了五脏之间的生克制化关系。五脏之间相互制约的关系失调，可导致相应五脏功能活动受到影响。有制约太过和制约不及两种情况：若制约太过，一则可损伤己制之脏，二则可反侮制己之脏；若制约不及，一则被制己之脏所乘，二则被己所制之脏反侮。

**2. 五味过而伤本脏及所胜之脏**

阐释了五脏与五味的生理病理联系。在生理上，五脏与五味具有一定亲和性。即心喜苦，肺喜辛，肝喜酸，脾喜甘，肾喜咸。掌握这种味与脏的亲和关系对于正确的运用药食五味具有重要的意义。若食之不当，损伤五脏具有一定规律，其首伤本脏，之后损伤本脏所制之脏，并通过所合与所荣表现于外。

**3. 五色荣枯（常色、病色、死色）反映五脏精气盛衰**

文中从常色、病色、死色三个方面提出了以面之五色诊察五脏功能活动状态的方法。面部色泽是五脏精气之外观，能反映五脏精气的盛衰与常变。五脏正常色泽应为明润光泽，含蓄有神；病色常为面部本脏所主之色显露，但尚有光泽，说明虽病易治，预后良好；死色则为本脏所主之色暴露失隐，或兼制己之脏色（如青如草兹），或已失光泽（白如枯骨），说明五脏精气衰败，预后不良。文中对辨五脏"生""死"之色的精辟描述，来自长期临床实践的观察与总结，对后世中医诊断学的发展和完善产生了深远的影响，数千年来一直被后世医家临证所遵循。

## （二）

**【原文阅习】**

诸脉者皆属于目[1]，诸髓者皆属于脑，诸筋者皆属于节[2]，诸血者皆属于心，诸气者皆属于肺，此四支八溪之朝夕[3]也。故人卧血归于肝，肝受血而能视[4]，足受血而能步，掌受血而能握，指受血而能摄[5]。

**【校勘注释】**

[1] 诸脉者皆属于目：五脏六腑之精气，通过十二经脉上注于目。属，连属，统属。

[2] 诸筋者皆属于节：筋附于骨节，联络骨骼，具有束骨而利关节的作用。节，指骨节。王冰注："筋气之坚结者，皆络于骨节之间也。"

[3] 此四支八溪之朝夕：此言人身脏腑之气血流注于四肢关节、血脉、骨髓、筋膜之间，如同潮汐从不间断地营养全身脏腑组织器官。支，同"肢"；溪，同"谿"，肉之小会；八溪，指双上肢的肘、腕关节，双下肢的膝、踝关节，左右侧凡八处。朝夕，即潮汐。

[4] 肝受血而能视：即目得血而能视。目为肝之窍，人的视觉功能与肝血的盈虚密切相关。肝，目之

代称。李杲《脾胃论》改作"目受血而能视"。

[5]指受血而能摄：人之四肢筋脉得到肝血濡养，才能活动自如，如手指得到血的濡养方能摄取。

**【要点解析】**

本段论述了血液滋养作用及其重要性。人体脏腑组织依赖血的供养和调节才能发挥功能，血对五脏系统的功能发挥有十分重要的物质支持作用。血气充足、运行顺畅，才能使目之能视，足之能步，手之能握，指之能摄。"人卧血归于肝"、动则血行诸经的论述，充分说明了肝有贮藏血液和调节血量的生理功能，是肝藏血功能的具体表现和理论依据，正如王冰注："肝藏血，心之行，人动则血行于诸经，人静则血归于肝脏。"

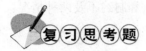

**复习思考题**

1. 结合《素问·五脏生成》回答，五脏与五味的生理病理联系是什么？

2. 《素问·五脏生成》中，辨五脏"生""死"之色的要点是什么？

3. 在《素问·五脏生成》的阐释中，血对人体发挥了什么重要作用？

（汤朝晖）

# 五脏别论篇第十一

扫码"学一学"

**要点导航**

1. 五脏的主要功能是"藏精气而不泻"，具有"满而不实"的特点。

2. 六腑的主要功能是"传化物而不藏"，具有"实而不满"的特点。

3. 奇恒之腑因"藏而不泻"的功能特点与六腑相反，又不在五脏之列，故名。

4. 气口，属手太阴肺经，因脾胃化生的水谷精微需仰赖肺的宣发以布散全身，故可以反映全身脏腑精气的盛衰变化。

**【篇名释义】**

本篇首先论述了五脏、六腑、奇恒之腑的功能特点及其区别和联系，说明了脏腑分类的基本依据。继而讨论了五脏病变上察鼻窍、下察魄门、中察气口的原理及意义。有别于论述脏腑的其他篇章。吴崑注："五脏别有所论，不在常谭之例也。"故此名篇。

（一）

**【原文阅习】**

黄帝问曰：余闻方士[1]，或以脑髓为脏；或以肠胃为脏，或以为腑。敢[2]问更相反，皆自谓是，不知其道，愿闻其说。岐伯对曰：脑、髓[3]、骨、脉、胆、女子胞[4]，此六者，地气之所生[5]也，皆藏于阴而象于地[6]，故藏而不泻[7]，名曰奇恒之腑[8]。夫胃、大肠、小肠、三焦、膀胱，此五者，天气之所生[9]也，其气象天[10]，故泻而不藏，此受五脏浊气[11]，名曰传化之府[12]，此不能久留，输泻[13]者也。魄门亦为五脏使[14]，水谷不得久藏。

　　所谓五脏者，藏精气而不泻[15]也，故满而不能实[16]；六腑者，传化物而不藏，故实而不能满[16]也。

**【校勘注释】**

　　[1] 方士：原指道家掌握求仙、炼丹、授人长生不老之术的人，此指医生。王冰注："方士，谓明悟方术之士也。"

　　[2] 敢：自言冒昧之意。

　　[3] 髓：此指脊髓，与脑、骨相区别。

　　[4] 女子胞：即子宫。

　　[5] 地气之所生：禀受于阴，其性属阴。地气，此指阴气。

　　[6] 藏于阴而象于地：指脑、髓、骨、脉、胆、女子胞的作用是纳藏阴精，如同大地藏物一样。于，助词，无意义；阴，即阴精。

　　[7] 泻：此指接纳、转输、排泄之意。

　　[8] 奇恒之腑：王冰："出纳之用有异于六腑，故言藏则不泻，名曰奇恒之腑。"

　　[9] 天气之所生：即禀受于阳，其性属阳之意。天气，此指阳气。

　　[10] 其气象天：胃、大肠、小肠、三焦、膀胱的共同生理功能是运化水谷，传化不已，如天阳之气运转不息。

　　[11] 此受五脏浊气：即胃、大肠、小肠、三焦、膀胱运化食物，将所化生的水谷精微中的精华部分给予五脏。受，即"授"之意。《说文解字》："受：相付也。"浊，即《素问·阴阳应象大论》"清阳发腠理，浊阴走五脏"之"浊阴"。

　　[12] 传化之府：王冰："言水谷入已，糟粕变化而泻出，不能久留住于中，但当化已输泻令去而已，传化诸物，故曰传化之府。"传化，传输转化。

　　[13] 输泻：谓输精华于五脏，泻糟粕于体外。泻，此处意为排泻。

　　[14] 魄门亦为五脏使：魄，通"粕"。魄门，指排泄糟粕之门，即肛门。使，役也。此言魄门也为五脏主使和所用，与五脏有着密切的关系。

　　[15] 泻：通"泄"，使动用法，"使……散失"的意思。

　　[16] 满而不能实，实而不能满：满，前者作"充满"解，后者同"懑"，有闭塞不通之义。实，有充实、旺盛之义。"实而不能满"，言六腑属阳，主纳泻水谷，虽局部充实但动而运转不息，不能闭塞不通。

**【要点解析】**

**1. 脏腑分类的依据**

　　本节指出脏藏腑泻的功能特点是脏腑划分的标准。五脏禀受于地气，属阴，如大地以载藏化育万物，藏而不泻，其特点是五脏贮藏的精气贵在盈满，但不可壅塞不畅，故曰"满而不能实"。五脏所贮藏的精气，是供养脏腑组织器官与形体、维持人体生命活动的基本物质，不可无故丢失。五脏精气充盈，身体强健；五脏失藏，精气不足，就会产生各种虚证，临床治疗用补益的方法以助其恢复。如《难经》说："损其肺者，益其气；损其心者，调其营卫；损其脾者，调其饮食，适其寒温；损其肝者，缓其中；损其肾者，益其精。"需要指出的是，补益不可壅滞，故在用党参、黄芪、白术、地黄、芍药等补益之品的同时，常佐以木香、陈皮、香附等理气之药。六腑禀受于天气，属阳，如天主施泄一样，泻而不藏。其特点是"胃实而肠虚""肠实而胃虚"，肠胃不能皆实，否则即为"满"，故曰"实而不能满也"。六腑不断消化饮食物，将消化后的糟粕排出体外，以通为用。因此，通腑导滞，恢复其"传化"功能是为常用之治法，后世所谓"六腑以通为补"即由此而来。当今临床上用通腑攻下的方法治疗急性阑尾炎、急性肠梗阻等急腹症取得显著疗效，便是此理论临床应用的具体实例。

**2. 脏腑藏泻理论**

本节经文所述脏藏腑泻的功能特点只是相对而言，五脏主藏精，藏中也有泻；六腑传化物，泻中也有藏。五脏的泻，首先体现在五脏将所藏之精输布于周身以资其养。如脾气散精，将水谷精微转输于肺；肺将水谷精气似"雾露之溉"敷布于全身；心主运行血脉，将血液输送到全身；肝之藏血，则根据身体对血的需要进行调整；肾满乃溢泻。显而易见，五脏如若不泻，周身不得其养，是必失养而衰，故五脏藏中寓泻。又如五脏不输精于六腑，六腑失养，则传导失常。故临床有胃阴不足、肠液枯涸等虚证，治疗可虚则补其脏，用滋阴润燥增液之法，可选何首乌、地黄、玄参、麦冬等补精养液之品。五脏的泻，还表现为五脏气化后所产生之浊气，泻之六腑由其输泻而出。若六腑传导异常，五脏的浊气不能及时排出体外，就会产生五脏实证。因此，临床上可用通腑法治疗五脏实证，如治疗心火亢盛的导赤散，用木通利水导心火从小便而出；泻青丸则是通过大黄、栀子使肝火从大小便而出。六腑的藏，主要体现在协同完成饮食的受纳、消化、吸收和糟粕排泄过程中，水谷在胃肠中有足够的停留时间才能分清泌浊。否则，水谷入口即出，则滑泻无度，故六腑并非只是泻而不藏，只是"不得久藏"。

**3. 奇恒之腑的函义及其特征**

奇恒之腑是《内经》有关内脏分类中的一类，因其有别于一般的五脏与六腑而名。本节指出奇恒之腑属阴而静，其功能特点是"藏而不泻"；六腑属阳而动，其功能特点是"泻而不藏"，两者恰恰相反。然而，奇恒之腑虽可藏蓄阴精，却不化生阴精，故也不能划归于五脏之列，故而单列于脏与腑之外。实际上，从"或以脑髓为脏，或以肠胃为脏，或以为腑"来看，当时脏腑概念还比较混乱，本篇将人体内脏分为三类也只是一家之言，《内经》论奇恒之腑也仅见于本篇。其理论意义在于强调脑、髓、骨、脉、女子胞在人体生命活动中的重要作用；至于临床意义，因骨、髓、脑属于肾，脉属于心，女子胞隶属于肝肾，胆又为六腑，治疗则从相关脏腑着手。

**4. "魄门亦为五脏使"的函义及其临床指导意义**

旨在揭示大便虽由肛门排泄，却受五脏支配，属于整体观念在生理上的一种体现。正常情况下，肛门启闭功能，受心神的主宰，肝气的条达，脾气的升提，肺气的宣发，肾气的固摄，方能不失常度。因此，肛门的功能不仅反映了消化道功能正常与否，还反映了五脏的功能状况。五脏功能失调，可导致肛门启闭异常而见泄泻、便秘等证。故临床上便秘、泄泻等病证多与五脏功能失调有关，治疗以调五脏而通畅大便。如情志抑郁，肝失疏泄，可致泄泻或便秘，治疗时香附、柴胡、芍药等疏肝解郁之药可用；肾阳亏虚，温煦无权，可出现五更泄泻或寒结便秘，治疗时附子、补骨脂、吴茱萸可选。反之，大便排泄失常也可影响五脏的气机升降，故五脏的病证亦可以通过通腑泻浊的方法来取效。如治疗肝炎重症及肾衰竭，常用大黄荡涤肠胃贯穿治疗始终；急慢性支气管炎、阻塞性肺气肿，或痰浊蒙蔽心窍的癫狂等疾病，在辨证用药的基础上加清泻大肠、开通魄门的大黄、芒硝、枳实等，其效常佳。

## （二）

**【原文阅习】**

帝曰：气口[1]，何以独为五脏主？岐伯曰：胃者，水谷[2]之海，六腑之大源也。五味[3]入口，藏于胃，以养五脏气，气口亦太阴[4]也。是以五脏六腑之气味，皆出于胃，变见[5]于气口。故五气[6]入鼻，藏于心肺。心肺有病而鼻为之不利也。

凡治病，必察其下[7]，适[8]其脉，观其志意，与其病也。拘于鬼神者，不可与言至德[9]；恶于针石者，不可与言至巧[10]；病不许治者，病必不治，治之无功矣。

**【校勘注释】**

[1] 气口：诊脉部位，又称脉口、寸口。在手腕上桡骨内侧的桡动脉上。

[2] 水谷：泛指饮食。

[3] 五味：泛指各种味道的饮食。

[4] 气口亦太阴：气口本在手太阴肺经之上，此处用"亦"，当指足太阴。张介宾："然则胃气必归于脾，脾气必归于肺，而后行于脏腑营卫，所以气口虽为手太阴，而实即足太阴之所归，故曰气口亦太阴也。"

[5] 见：通"现"，古今字。显现之意。

[6] 五气：五时之气。

[7] 必察其下：《黄帝内经太素》作"必察其上下"，可从。上察鼻窍，下察魄门，乃整体审查之意。

[8] 适：观察、审视。

[9] 至德：最高明的道德，此指高明的医理。

[10] 至巧：最巧妙的针刺、砭石技术。

**【要点解析】**

**1. 寸口脉的意义**

寸口脉既可反映脾胃功能的强弱，也可反映五脏六腑、全身气血的盛衰。本段经文指出胃是水谷之海，饮食五味入口，经脾胃的共同作用化生为精微物质，营养五脏六腑；寸口脉虽为手太阴肺经所过，但肺宣发布散的水谷精微却来源于脾胃所化之精微，因此，寸口部位也反映脾胃功能的盛衰。同时，五脏六腑精气都来源于脾胃，脾胃功能强弱及脏腑精气盛衰变化状况都能反映于寸口，故从寸口脉象变化可以判断五脏的病变。加之寸口部位乃肺经的经穴"经渠"和输穴"太渊"所在，太渊是肺经的输穴又代原穴，经穴是经脉之气流经最旺盛的地方，原穴能够反映元气的盛衰，故寸口部位气血的变化最显著，从而更能敏感地反映脏腑病变。此论实乃后世诊脉独取寸口的理论依据之一。

**2. 四诊合参的意义**

经言："拘于鬼神者，不可与言于至德。"本节不仅强调了诊病必须要上下、脉神等整体审查，即四诊合参，也体现了《内经》一贯的诊法原则，更反映了《内经》鲜明的反对鬼神的态度与唯物思想。事实上，迷信鬼神，就会对疾病的发生与防治产生错误的认识，由此拒绝正确的治疗，斯时若强行施治，其效必因其不配合而不显。对此，只有从思想认识上转变态度，回到科学认识上来，才会接受与配合医生的诊治。也只有如此，医学的科学作用才得以显示，此即本节意义之所在。

**复习思考题**

1. 何为脏、腑、奇恒之腑，其分类的基本依据与临床意义是什么？

2. 何谓"传化之腑"？

3. 如何理解"魄门亦为五脏使"，及其辨证与治疗的意义？

4. 为什么气口可以"独为五脏主"？

（任红艳）

# 异法方宜论篇第十二

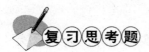

扫码"学一学"

**要点导航**

1. 五方地域不同，气候、地理特点以及当地人们生活的环境和习惯各异，故体质和发病特点不同。

2. 治疗时必须根据不同的情况，采取与之最相适宜的治法，或各种治法综合运用，才能收到最佳的治疗效果。

【篇名释义】

本篇论述了五方地理气候、风俗习惯等不同导致了体质上的差异与发病上的特点不同，治疗上必须因地制宜，各有所适，故名篇。张志聪云："治病之法，各有异同。五方之民，居处衣食，受病治疗，各有所宜。"

【原文阅习】

黄帝问曰：医之治病也，一病而治各不同，皆愈。何也？岐伯对曰：地势使然也。

故东方之域，天地之所始生[1]也。鱼盐之地，海滨傍水，其民食鱼而嗜咸，皆安其处，美其食[2]。鱼者使人热中[3]，盐者胜血[4]。故其民皆黑色疏理[5]，其病皆为痈疡，其治宜砭石[6]。故砭石者，亦从东方来[7]。

西方者，金玉之域，沙石之处，天地之所收引[8]也。其民陵居[9]而多风，水土刚强，其民不衣而褐荐[10]，其民华食而脂肥[11]，故邪不能伤其形体，其病生于内[12]，其治宜毒药[13]。故毒药者，亦从西方来。

北方者，天地所闭藏[14]之域也，其地高陵居，风寒冰冽。其民乐野处而乳食[15]，藏寒生满病[16]，其治宜灸焫[17]。故灸焫者，亦从北方来。

南方者，天地所长养[18]，阳之所盛处也，其地下，水土弱，雾露之所聚也。其民嗜酸而食胕[19]，故其民皆致理[20]而赤色，其病挛痹[21]，其治宜微针[22]。故九针者，亦从南方来。

中央者，其地平以湿，天地所以生[23]万物也众。其民食杂而不劳[24]，故其病多痿厥[25]寒热，其治宜导引按跷[26]。故导引按跷者，亦从中央出[27]也。

故圣人杂合以治，各得其所宜，故治所以异而病皆愈者，得病之情，知治之大体[28]也。

**【校勘注释】**

[1] 始生：太阳由东而升，带来阳光和温暖，万物才会生长繁荣，所以古人认为阳气生发从东方开始。

[2] 安其处，美其食：久居此地已适应其居住与饮食习惯；亦指其地物产丰富，故居处安宁、食物味美。

[3] 热中：热积于内。

[4] 盐者胜血：盐味咸，咸入血，少则养，过则害。过多食盐则伤血。胜，伤。

[5] 疏理：皮肉腠理疏松。

[6] 砭石：上古的治疗工具，是用石头制成的尖石、石针或扁而有刃的石块。

[7] 亦从东方来：砭石疗法是从东方传来。亦，语首助词。

[8] 收引：此指风急气冷。太阳由西而降，气温变冷，所以古人认为阳气收敛于西方。收，收敛；引，劲急。

[9] 陵居：居处地势较高。陵，用作状语，依山陵，靠近山陵。

[10] 不衣而褐荐：不讲究穿衣，只披着兽皮或麻草编织的短衣。不衣，指不穿棉、绸之类的衣服。褐，兽毛或粗麻制成之短衣。荐，草席。

[11] 华食而脂肥：指吃鲜美的酥酪、肉类食物，而致形体肥胖。华，鲜美。

[12] 病生于内：因饮食不节，肠胃失调而病起于内。

[13] 毒药：此泛指能治病的所有药物。

[14] 闭藏：北方气候寒冷，万物收藏，所以古人认为北方是阳气闭藏的地方。

[15] 乐野处而乳食：喜欢迁徙，以乳为食。

[16] 藏寒生满病：张介宾："地气寒，乳性亦寒，故令人脏寒。脏寒多滞，故生胀满等病。"

[17] 灸焫：用艾炷灸治。

[18] 长养：南方气候炎热，万物生长较快，常年繁茂，所以古人认为南方是阳气长养的地方。

[19] 胕：此指经过腌制的食物，如鱼、肉、蔬菜等。

[20] 致理：腠理致密。亦谓乃"疏理"之误。王冰注："酸味收敛，故人皆肉理密致。"张琦注："致理疑误。"西、北属阴，病生"于内""藏寒"，皆在体内；东、南属阳，病为"痈疡""挛痹"，皆在形体。以此推理，可从。

[21] 挛痹：肢体经脉拘急、麻木不仁。

[22] 微针：指下句中的九针。九针，是古代用于针刺治疗的九种针具，详见《灵枢》的"九针十二原""九针论"等篇。

[23] 所以生：中央地区气候温和，最适宜万物的生长、繁殖，所以古人认为中央是阳气化生的地方。

[24] 食杂而不劳：食物种类多，志闲悠闲。

[25] 痿厥：肢体痿弱不用、厥逆。

[26] 导引按跷：古代用来保健和治病的方法，如按摩、健身操之类。

[27] 从中央出：从中央传出，推广开来。

[28] 知治之大体：掌握治疗疾病的基本规律。

**【要点解析】**

本段主要论述三因制宜的基本含义及其意义。"杂合以治，各得其所宜"，其基本精神就在于因地、因人、因病的不同，全面掌握，综合分析，区别对待，治之以适宜的疗法，才能取得最佳的疗效。就发病而言，本篇指出地理有五方高低之分，气候有寒热燥湿之异，各地居民也有自己的生活习惯、偏爱嗜好，因此其体质特征、发病种类各不相同。从整体上比较，各地域的发病特点，也就是其发病的普遍规律，使该地域有其独特的地方病、多发病、常见病。如北方气候寒冷，地势较高，咳嗽、哮喘等发病率较高；南方气候潮湿，地势较低，著痹、湿疹等病则很常见。从具体上讲，即使是相同的疾病，不同地域的病人由于发病及病机特点各不相同，其具体的表现也不尽相同。从治疗上讲，或砭石，或毒药，或灸焫，或微针，或按跷，都必须根据地域的气候特点、生活习惯、具体体质、发病特点等的不同，而采取最适宜的治疗措施。即使是药物，亦因此而异。如北方人感冒，多因风寒，常用麻黄、桂枝等辛温药物；南方人感冒，多因风热，常用金银花、连翘等辛凉药物。又如以长江流域论，四川在西，以附子为常用食品，医家用乌、附动辄数两，用麻黄、柴胡动辄数钱；江苏在东，用乌、附罕见，用麻黄、柴胡也仅以分计。这不仅体现了《内经》因地、因人、因病施治的辨证论治精神，而且对后世体质学说的形成与发展也产生了深远影响。此外，还要求医生尽量掌握各种治病方法和治疗手段，在临床中才能根据病情需要，或药，或针，或灸，或以一法为主、参以他法，灵活选用最适合病人病情的治疗方法；对于病情复杂的重症痼疾，还要采取多种治法相互结合的综合疗法，以提高疗效，加速病人康复。只有"得病之情，知治之大体"，才能成为"圣人"。可见"杂合以治"是《内经》的辨证法思想在治疗学中的一大体现，更是中医治病必须坚持的一个重要原则。

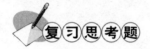

**复习思考题**

1. 五方地域的地理、气候各自有何特点？
2. 五方之民机体有何生理特点？
3. 五方之民发病有何特点？受哪些因素影响？
4. 请试述"杂合以治，各得其所宜"的临床运用。

（朱向东）

# 移精变气论篇第十三（节选）

**要点导航**

1. 指出了时代不同，生活环境不同，因而疾病的发生情况也不同。
2. 阐述了祝由等方法通过移精变气治疗疾病的机理。

扫码"学一学"

**【篇名释义】**

移，谓移易；变，谓改变。本篇篇首指出用祝由的方法以移易改变病人精气，改变其气血紊乱的病变状态，从而达到治疗的目的，故名"移精变气"。

**【原文阅习】**

黄帝问曰：余闻古之治病，惟其移精变气[1]，可祝由[2]而已。今世治病，毒药治其内，针石治其外，或愈或不愈。何也？岐伯对曰：往古人居禽兽之闲，动作以避寒，阴居以避暑，内无眷慕之累[3]，外无伸宦之形[4]，此恬憺[5]之世，邪不能深入也。故毒药不能治其内，针石不能治其外，故可移精祝由而已。当今之世不然，忧患缘其内，苦形伤其外，又失四时之从，逆寒暑之宜，贼风数至，虚邪朝夕，内至五脏骨髓，外伤空窍肌肤，所以小病必甚，大病必死，故祝由不能已也。

**【校勘注释】**

[1] 移精变气：运用祝由等方法，调节病人的精神，改变其气血紊乱的病理状态而治疗疾病。

[2] 祝由：是古代的一种治疗方法，医者根据疾病的客观表现，分析病情，对病人祝说病之由来，用以改变病人的精神状态，类似于现代的精神疗法。

[3] 内无眷慕之累：内心无仰慕名利的精神负担。眷，《广雅》："向也。"向往、追求。

[4] 外无伸宦之形：外无谋求名利的行为。张介宾注："伸，屈伸之情。宦，名利之累。"

[5] 恬憺：恬静淡泊之意。

**【要点解析】**

本段论述了祝由等方法通过移精变气治疗疾病的机理。疾病的发生多与人体精气失常有关。《素问·举痛论》提出"百病生于气也"的观点，而调畅精气、改变精气紊乱的状态是治疗疾病的基本法则之一。一些病情较轻的病证，可以通过祝由等方法以移易改变病人精气，改变其气血紊乱的病变状态，从而达到治疗的目的。病位深、病情重的疾病，仅依靠祝由的方法很难达到满意的疗效。此时必须综合运用方药、针灸等方法治疗疾病。

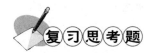

1. 详细阐述"移精变气"的实质。

2. 《黄帝内经》中有哪些心理疗法？

3. 如何使邪气难以深入？

（曹　峰）

# 汤液醪醴论篇第十四

**要点导航**

1. 汤液醪醴的制备方法与用途。

2. "神机"对治疗效果的作用。

3. "病为本，工为标，标本不得，邪气不服"的含义及其临床意义。

4. 水肿病的发病机理及治疗原则与方法，阐明其临床意义。

扫码"学一学"

**【篇名释义】**

汤液和醪醴，是用稻米五谷制成的用以治疗疾病的两种剂型，都是属于酒类。其清稀液薄的是汤液，稠浊甘甜的叫醪醴。本篇主要讨论治病的疗效机理问题，即神的存亡对疗效的决定性作用。篇首先论汤液醪醴的制作以及作用，正如马莳所云："内有汤液醪醴，故名篇。"

## （一）

**【原文阅习】**

黄帝问曰：为五谷汤液及醪醴[1]，奈何？岐伯对曰：必以稻米，炊之稻薪。稻米者完，稻薪者坚[2]。帝曰：何以然？岐伯曰：此得天地之和，高下之宜，故能至完[3]；伐取得时，故能至坚也。

帝曰：上古圣人作汤液醪醴，为而不用。何也？岐伯曰：自古圣人之作汤液醪醴者，以为备耳。夫上古作汤液，故为而弗服也。中古之世，道德稍衰，邪气时至，服之万全。帝曰：今之世不必已，何也？岐伯曰：当今之世，必齐[4]毒药攻其中，镵石[5]针艾治其外也。

**【校勘注释】**

[1] 汤液及醪醴：汤，开水，《说文解字》："汤，热水也。"液，汁液，《说文解字》："尽气液也。"醪，浊酒。《说文解字》："醪，汁滓酒也。"《玉篇》："醴，甜酒也。"泛指用稻米五谷做成的酒液，是古人治疗疾病的两种中药剂型。

[2] 稻米者完，稻薪者坚：稻米的气味完备，稻薪的性质坚实。张志聪注："夫天地有四时之阴阳，五方之异域。稻得春生、夏长、秋收、冬藏之气，具天地阴阳之和者也，为中央之土谷，得五方高下之宜，故能完，以养五脏；天地之政令，春生秋杀，稻薪至秋而刈，故伐取得时，金曰坚成，故能至坚也。"

[3] 至完：言稻米滋养之性全。张志聪注："稻得春生、夏长、秋收、冬藏之气，具天地阴阳之和，为中央之土谷，得五方高下之宜，故能至完。"

[4] 齐：通剂，配伍的意思。

[5] 镵石：镵，锐器也。指锐利的石针。

**【要点解析】**

本段论述了古法制作汤液醪醴的意义。治疗的方法和药物的剂型，随着社会的变迁、疾病的变化而发展。汤液醪醴属于酒类，能够活血、通经、御寒，具有缓解疲劳、舒筋活络等作用。对于真气不虚者，较为适用；对于正虚邪侵者，犹能却病；对于真气大虚、病情复杂者，酒力恐不能及，必须以毒药攻其内，镵石针艾治其外，方能达到治愈疾病的效果。《类经·论治类》云"圣人之作汤液者，先事预防，所以备不虞耳。盖上古之世，道全德甚，性不嗜酒，邪亦弗能害，故但为而弗服也"；中古"道德稍衰，天真或损，则邪能侵之，然犹不失于道，故但服汤液醪醴而可万全矣""今世道德已衰，疾病已甚，故非毒药不能攻其中，非针艾不能治其外"。由此可见，人体的疾病随着社会的演变日趋复杂而严重，使古代的治疗方法由汤液、醪醴逐步发展到毒药、针石、艾灸。

（二）

**【原文阅习】**

帝曰：形弊血尽[1]而功不立者何？岐伯曰：神不使[2]也。帝曰：何谓神不使？岐伯曰：针石，道也。精神不进，志意不治，故病不可愈[3]。今精坏神去，荣卫不可复收。何者？嗜欲无穷，而忧患不止，精气弛坏，荣泣[4]卫除，故神去之而病不愈也。

帝曰：夫病之始生也，极微极精[5]，必先入结于皮肤。今良工皆称曰：病成名曰逆，则针石不能治，良药不能及也。今良工皆得其法，守其数，亲戚兄弟远近，音声日闻于耳，五色日见于目，而病不愈者，亦何暇不早乎？岐伯曰：病为本，工为标[6]。标本不得，邪气不服，此之谓也。

**【校勘注释】**

[1] 形弊血尽：形体衰败，血脉竭尽。弊，败坏。尽，耗竭。

[2] 神不使：神，广义之神，即人体一切的生命活动，体现在脏腑、气血、情志等方面。使，运用、役使。神不使，即人体神机丧失，不能对各种治疗做出反应。张介宾注："凡治病之道，攻邪在乎针药，行药在乎神气。故治施于外，则神应于中，使之升则升，使之降则降，是其神之可使也。若以药剂治其内而脏气不应，针艾治其外而经气不应，此其神气已去而无可使矣。虽竭力治之，终成虚废已尔，是即所谓不使也。"

[3] 精神不进，志意不治，故病不可愈：《针灸甲乙经》无三"不"字。《新校正》云："按全元起本云：'精神进，志意定，故病可愈。'《黄帝内经太素》云：'精神越，志意散，故病不可愈。'"《新校正》所云与上下文义较贯，可从。

[4] 泣：通涩。在此有二义：一为涩滞，二为枯涩。

[5] 极微极精：谓病起症状表现极为精微，不易察觉。

[6] 病为本，工为标：病，指病人的神机，工指医工的医疗方法、措施等。虽病似极微极轻，但如果病人体内神机不使，则医工的治疗措施必将归之无效。基于此，中医养生治疗重视病人的"神"，以此为本。

**【要点解析】**

本段阐述了神机对治疗的重要意义。《素问·八正神明论》认为"血气者，人之神"，《灵枢·本神》认为"两精相搏谓之神"，可见"神"是人体一切生命活动，以脏腑、精气血津液等为生理基础。"嗜欲无穷，而忧患不止"，足以耗损这种生理基础，造成"精气弛坏，荣泣卫除""精神不进，志意不治""精坏神去"而"神不使"。"神不使"则机体对任何正确的治疗措施都不能做出反应，即"功不立"。"病为本，工为标，标本不得"的观点强调了病人与医生的辨证关系。病人不与医生配合，即使看似"极微极精"的疾病也很难有治疗效果，如未能及早求治，至大病已成之时，良工更难挽回颓势，使"标本不得"而"邪气不服"。重视神气和标本相得的思想，是《内经》治疗学重视内因观点的重要体现。调动病人的主观能动性，发挥神气的作用，是取得临床治疗效果的关键所在。

# （三）

## 【原文阅习】

帝曰：其有不从毫毛而生[1]，五脏阳以竭[2]也。津液充郭，其魄独居[3]，精孤于内，气耗于外[4]，形不可与衣相保，此四极急而动中[5]，是气拒于内而形施于外[6]，治之奈何？岐伯曰：平治于权衡[7]，去宛陈莝[8]，微动四极[9]，温衣[10]，缪刺[11]其处，以复其形。开鬼门，洁净府[12]，精以时服[13]，五阳已布，疏涤五脏[14]。故精自生，形自盛，骨肉相保，巨气乃平[15]。帝曰：善。

## 【校勘注释】

[1] 不从毫毛而生：指病从内而生，非外邪所致。

[2] 五脏阳以竭：五脏阳气衰竭，津液不化，水湿内停，聚而为肿。王冰注："阴气内盛，阳气竭绝，不得入于腹中，故言五脏阳以竭。"以，通"已"，已经之意。竭，阻遏之意。

[3] 津液充郭，其魄独居：津液，此指水饮、水气。郭，同廓，指胸腹腔及形体。《灵枢·胀论》云："夫胸腹，脏腑之郭也。"津液充郭，言水液妄行充斥于胸腹及形体。魄，此为形体、躯体之意。居，有积蓄、固积之意。其魄独居，犹言独积其体，即水液充斥，导致形体肿胀。

[4] 精孤于内，气耗于外：阴精消损于内，阳气耗损于外。王冰注："夫阴精损削于内，阳气耗减于外，则三焦闭溢，水道不通，水满皮肤，身体否肿，故云形不可以衣相保也。"

[5] 四极急而动中：四极，指四肢。急，即浮肿胀急。动中，指中气喘动。张介宾曰："四肢者，诸阳之本，阳气不行，四极多阴而胀急也。胀由阴滞，以胃中阳气不能制水，而肺肾俱病，喘咳继之，故动中也。"

[6] 气拒于内而形施于外：拒，格拒。施，读易，有改变、变易之意。此句意为水气格拒于体内，而形体浮肿变易于体表。王冰曰："水气格拒于腹膜之内，浮肿施张于身形之外。"

[7] 平治于权衡：平，通"辨"。平治，犹言辨治。权衡，指四时脉象。指依据脉象进行论治。王冰注："平治权衡，谓察脉浮沉也。脉浮为在表，脉沉为在里，在里者泄之，在外者汗之。故下次云：开鬼门、洁净府也。"

[8] 去宛陈莝：去，去除。宛，通"郁"，郁积、郁结。陈，陈旧、腐旧。莝，斩草、锄草。"宛"与"陈"对文，名词，宛陈，指病理性产物，包括瘀积于体内的秽浊水饮和瘀血。"去"与"莝"对文，动词。去宛陈莝，当作去宛莝陈，则文通义顺。

[9] 微动四极：即轻度活动四肢。张介宾曰："微动之，欲其流动而气易行也。"

[10] 温衣：指衣被宜暖，以保护阳气，防止外泄，使阴凝易散。张介宾曰："温衣，欲助其肌表之阳而阴凝易散也。"

[11] 缪刺：缪，同"谬"，左右交错之义。是病在左而刺其右，病在右而刺其左的刺络脉法。即阳病治阴，阴病治阳。

[12] 开鬼门，洁净府：鬼门，可释作魄门。净府，指膀胱。一云魄门即为汗孔，应发汗利尿；一云魄门即肛门，应通大便利小便。

[13] 精以时服：即精气恢复正常的周期而运行于全身。张介宾曰："水气去则真精服。服，行也。"

[14] 五阳已布，疏涤五脏：五脏阳气敷布宣达，清除五脏郁滞。张介宾曰："阴邪除则五阳布。"

[15] 巨气乃平：即人体正气才可恢复正常。马莳曰："巨气，大气也，即正气也。"

## 【要点解析】

### 1. 内伤水肿病的病因病机、症状、治则及具体治法

（1）病因 "其有不从毫毛而生"明确指出了本段所言水肿为内伤所致。

（2）病机 "五脏阳以竭"是对水肿病病机较为全面的认识与概括。五脏阳气衰竭，气不化津，水湿内停，泛滥于胸腹全身，发为水肿病。

（3）症状 "津液充郭""形不可与衣相保""形施于外""四极急而动中"是浮肿以四肢为甚，以致影响内脏功能而出现咳嗽、喘息、心悸等水邪内迫五脏的症状。

（4）治则 "平治于权衡"，衡量判断疾病的轻重缓急，调整阴阳的偏盛偏衰。

（5）治法 ①"去菀陈莝"：去除体内瘀血。②"开鬼门，洁净府"：即发汗和利小便法。③"缪刺其处"：祛除络中郁滞。④"微动四极"：振奋阳气，使阳气恢复。⑤"温衣"：指温阳，保护阳气。通过上述综合治疗，达到扶正祛邪消除水肿的目的。

**2. 水肿病的形成**

水肿病的形成与五脏功能失调有关，尤以肺、脾、肾三脏为主。肺失宣降，不能通调水道；脾失健运，不能运化水湿；肾失气化，不能开合关门，都能引起水液潴留，形成水肿，而"开鬼门，洁净府"的方法，能够使邪气随汗而外解，随小便而下泄，对临床实践很有指导意义。张机治疗水肿的腰以上肿当发汗、腰以下肿当利小便之法渊源于此。

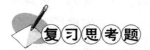

**复习思考题**

1. 据《素问·汤液醪醴论》，简述你对"标本不得"的理解。

2. 据《素问·汤液醪醴论》，分析"神不使"的临床意义。

3. 结合《素问·汤液醪醴论》原文，论述水肿病的病因、病机、症状。

4. 结合《素问·汤液醪醴论》原文，论述水肿病的治则、治法及临床影响。

（李　霞）

# 脉要精微论篇第十七（节选）

**要点导航**

1. 诊病的两个基本原则：平旦诊脉，诸诊合参。

2. 切脉、望色、察目、闻声、问疾、观形等诊病的原理与具体应用。

3. 脉象随四时阴阳消长而变化的原理、表现与重要性。

【篇名释义】

本篇论述了望、闻、问、切四种诊察疾病的方法及要领，重点论述了脉诊精深的原理和微妙的诊法，故名。

（一）

【原文阅习】

黄帝问曰：诊法[1]何如？岐伯对曰：诊法常以平旦。阴气未动，阳气未散[2]。饮食未进，经脉未盛，络脉调匀，气血未乱。故乃可诊有过之脉[3]。

切脉动静而视精明[4]，察五色，观五脏有余不足，六腑强弱，形之盛衰，以此参伍<sup>[5]</sup>，决死生之分。

**【校勘注释】**

[1] 诊法：滑抄本"法"作"脉"是。《脉经》引作"脉"，与滑抄合。

[2] 阴气未动，阳气未散：尤怡《医学读书记·卷上》："按《营卫生会篇》云：'平旦阴尽而阳受气。'夫阴方尽，何云'未动'？阳气方受，何云'未散'？疑是阳气未动，阴气未散。动，谓盛之著；散，谓衰之极。"

[3] 有过之脉：即有病之脉。马莳注："盖人之有病，如事之有过误，故曰有过之脉。"

[4] 精明：指眼和眼神。

[5] 参伍：彼此相参互证。张介宾注："参伍之义，以三相较谓之参，以五相类谓之伍。盖彼此反观，异同互证，而必欲搜其隐微之谓。"

**【要点解析】**

本节提出诊病的两个基本原则：平旦诊脉，诸诊合参。前者之意，乃因平旦之时人睡刚醒，尚未劳作和进食，亦未有过激的情志变化，阴阳、气血、脏腑等没有受到除疾病外其他因素的干扰，机体内外环境处于相对平静的状态，所诊察出的脉象能如实地反映出病气对脏腑经脉气血的影响，有利于疾病的正确诊断。当然，在临床实际中，全部要求平旦诊脉不太现实。其实，"诊法常以平旦"的精神实质，在于强调一个"静"字，即在诊脉时既要有相对安静的内环境，即病人要平静，保持"气血未乱"；也要有相对安静的外环境，即就诊环境要安静。对医生来讲，更要排除杂念，心平气和，全神贯注。只有尽可能排除非疾病因素对病人以及医生的影响，才能获取准确的病情资料。后者之意，旨在要求全面诊察，充分运用诊者的眼、耳、口、鼻、手等器官，多层次、多角度、广泛地收集临床资料，彼此相参互证，才能全面掌握病情，把握病势，判断预后。正如清代医家李延昰所说："望闻问切，犹人有四肢也。一肢废不成其为人，一诊缺不成其为医。"皆因望闻问切各有长短，切不可偏执一诊。

## （二）

**【原文阅习】**

夫脉者，血之府<sup>[1]</sup>也。长则气治<sup>[2]</sup>，短则气病<sup>[3]</sup>。数则烦心<sup>[4]</sup>。大则病进<sup>[5]</sup>。上盛则气高，下盛则气胀<sup>[6]</sup>。代则气衰<sup>[7]</sup>。细则气少<sup>[8]</sup>。涩则心痛<sup>[9]</sup>。浑浑革至如涌泉<sup>[10]</sup>，病进而色弊<sup>[11]</sup>；绵绵其去如弦绝，死<sup>[12]</sup>。

**【校勘注释】**

[1] 脉者，血之府：经脉是血气的汇聚和流通之处。

[2] 长则气治：脉来体长、超过本位，表示气血平和而无病。长，长脉。治，正常平调。

[3] 短则气病：脉来体短、不及本位，主气血不足之病。短，短脉。

[4] 数（shuò）则烦心：脉来疾快、一息六至，主病为热，热则心烦不安。数，数脉。

[5] 大则病进：脉来满指粗大，说明疾病正在发展。

[6] 上盛则气高，下盛则气胀：寸部脉搏过盛，表示气逆于上致喘满之症；尺部脉搏过盛，表示气滞于下致腹胀之症。张介宾注："上为寸，上盛者，邪壅于上也；气高者，喘满之谓；关尺为下，下盛者，邪滞于下，故腹为胀满。"

[7] 代则气衰：脉来缓弱而有规则的间歇，主脏气衰弱。代，代脉。

[8] 细则气少：脉来细小如丝，主诸虚劳损、血气衰少。细，细脉。

[9] 涩则心痛：脉来涩滞不利，主气滞血瘀，故见心痛之症。涩，涩脉。

[10] 浑浑革至如涌泉：脉来滚滚而急，如泉水急促上涌，盛于指下。浑浑，即滚滚，水流盛大貌。革，急也。《针灸甲乙经》《脉经》均作"浑浑革革，至如涌泉"。可参。

[11] 色弊：气色败坏。

[12] 绵绵其去如弦绝，死：脉来微细软弱、似有似无、消失突然如弓弦断绝，为脏气衰竭、生机已尽，故主死。王冰注："绵绵，言微微似有，而不甚应手也。如弦绝者，言脉卒断，如弦之绝去也。"

**【要点解析】**

**1. 脉诊的基本原理**

本节指出"夫脉者，血之府也"，简明扼要地指出脉诊察病的原理。脉既是气血汇聚之处，也是气血运行的道路，而气血的盈虚通滞又与脏腑功能密切相关，故而脏腑功能之常异、气血之盛衰通滞等变化，皆可通过脉象反映出来，从而为诊察疾病提供可靠的依据。

**2. 脉诊的要领及意义**

本节例举了十余种脉象的特点及临床意义。其中，长脉主气血充盛，为平脉；短、数、大、上、下、代、细、涩等为病脉；浑浑革至如涌泉、绵绵其去如弦绝等为死脉。由此提示医生在脉诊时，一要注意脉动的频率快慢，如"数则烦心"；二要注意脉动的节律齐差，如"代则气衰"；三要注意脉象的形态，如上、下、长、短是论脉位的不同，浑浑、绵绵是论脉势的强弱，大脉、细脉是论脉体的阔狭，涩脉是论流利的程度等。所有这些，对后世脉诊的发展有着重要的启迪。

## （三）

**【原文阅习】**

夫精明五色者，气之华也[1]。赤欲如白裹朱[2]，不欲如赭[3]；白欲如鹅羽，不欲如盐；青欲如苍璧[4]之泽，不欲如蓝[5]；黄欲如罗裹雄黄[6]，不欲如黄土；黑欲如重漆色[7]，不欲如地苍[8]。五色精微象见矣，其寿不久也[9]。

夫精明者，所以视万物，别白黑，审短长。以长为短，以白为黑，如是则精衰矣。

**【校勘注释】**

[1] 精明五色者，气之华也：两目神气和面部五色，为五脏精气表露于外的征象。姚止庵注："精明以目言，五色以面言。言目之光彩精明，面之五色各正，乃元气充足，故精华发见于外也。"

[2] 白裹朱：形容面部隐然红润而不外露。白，通"帛"，白色的丝织物。朱，朱砂。

[3] 赭：赭石，其色赤而晦暗不泽。

[4] 苍璧：青色的玉石，碧绿明润有光泽。

[5] 蓝：蓝草，干后变暗蓝色，可加工成靛青，作染料。

[6] 罗裹雄黄：喻指黄中透红之色。罗，丝织物的一种。

[7] 重漆色：漆器反复上漆，黑而明亮。重，反复。

[8] 地苍：青黑色的土地，黑而枯槁。张介宾注："地之苍黑，枯暗如尘。"

[9] 五色精微象见矣，其寿不久也：五脏脏真之色外露，败象显现，故预后不良。见，同"现"。

【要点解析】

**1. 望色察目诊病的原理**

经文指出"夫精明五色者，气之华也"，表明颜面之色泽与两目之神采，是脏腑气血精华反映于外的征象。《灵枢·邪气脏腑病形》云："十二经脉，三百六十五络，其血气皆上于面而走空窍，其精阳气上走于目而为睛。"《灵枢·大惑论》谓："五脏六腑之精气，皆上注于目而为之精。"因此，观察面目的神色变化，可以测知人体脏腑气血的盛衰及疾病的顺逆，是中医望诊的主要内容之一。

**2. 望色诊病的要领及意义**

本节通过具体实物的颜色对比，形象地阐明了望面部五色"欲"与"不欲"的要领，及其在疾病预后转归中的重要意义。提示大凡润泽光亮、隐然含蓄者为善色，说明气血尚充，脏腑精气内守尚未大衰，预后良好；晦暗枯槁、彰然外露者为恶色，说明气血衰败，脏腑精气衰极失守外脱，预后不良。如临床上不少慢性消耗性疾病或内脏器质性病变如肝硬化、癌肿等，在末期均表现晦滞枯槁的肤色，为难治或不治之征；至于五色突然彰然外露，俗称"回光返照"，更是危在旦夕。

**3. 察目诊病的要领及意义**

经文指出，察目主要是诊察目之形神及视觉功能状态，是判断精气盛衰与否的重要指征。由于眼的神采及其视物功能与脏腑精气关系密切，故两目有神、视物清晰、辨色准确，表示脏腑精气未衰，虽病也属轻症，预后良好；两目无神、视物不清、长短不分、黑白不辨，提示脏腑精气衰败，病情多属危重，预后不良。

## （四）

【原文阅习】

五脏者，中之守[1]也。中盛脏满[2]，气胜伤恐者[3]，声如从室中言[4]，是中气之湿[5]也。言而微，终日乃复言者，此夺气也[6]。衣被不敛，言语善恶[7]不避亲疏者，此神明之乱也。仓廪不藏者，是门户不要也[8]。水泉不止[9]者，是膀胱不藏也。得守[10]者生，失守者死。

【校勘注释】

[1] 五脏者，中之守：五脏在内，为精神藏守之处，并各有功能职守。中，体内。守，固守、职守。

[2] 中盛脏满：腹中邪盛，气机壅滞以致脏气胀满。中，体内。藏满，内脏之气胀满。

[3] 气胜伤恐者：气机壅盛，善伤于恐。诸注不一，张琦认为"气胜五字衍文"，待考。

[4] 声如从室中言：指言语声重浊不清。

[5] 中气之湿：中焦之气为湿邪所困，气机上下交通受阻，故出现上述诸症。

[6] 言而微，终日乃复言者，此夺气也：语声低微，气不接续，很长时间才能说下一句话，是气被劫夺所致。

[7] 善恶：偏义复词，偏"恶"义，此指胡言乱语。

[8] 仓廪不藏者，是门户不要也：脾胃不能藏纳水谷，门户失去约束，大便泄泻不止。仓廪，此喻脾胃。门户，指幽门、阑门、魄门等。要，通"约"。张介宾注："幽门、阑门、魄门皆仓廪之门户，门户不能固，则肠胃不能藏，所以泄利不禁，脾藏之失守也。"

[9] 水泉不止：喻指小便失禁。

[10] 得守：指五脏能够藏守精、神，发挥正常的功能，即忠于职守。得，能够。

**【要点解析】**

**1. 闻声问疾的理论依据**

本节指出"五脏者，中之守也"，是闻诊、问诊的理论依据。人以五脏为本，五脏主藏精气、舍神明而居守于内，为生命活动的内在基础。人体生命活动的种种外在表现，都是五脏所藏之精气神反映于外的征象。五脏精足、气充、神旺，藏而勿失，则语声、二便等功能活动正常，故曰"得守者生"；五脏精亏、气虚、神衰，不能内守而妄泄，则语声、二便等失常，提示疾病预后不良，故曰"失守者死"。

**2. 闻声问疾的要领及意义**

原文以举例的方法，提示了闻声问疾诊法的具体运用。闻声上，通过列举三种不同类型的音声，说明语音变化反映不同的病情。如声音重浊，为脾脏失守，中土壅滞，水湿不运；声低息微、言不接续，为气被劫夺，肺脏失守；衣被不敛、言语善恶不避亲疏，为神明之乱，多为心神失守。问诊上，主要以问二便为例加以阐发，如泄利不止、大便失禁，是门户不固，脾及肠胃失守；遗尿、小便失禁，为膀胱失约，肾脏失守。这种通过闻声、问症诊断五脏精气神存亡的方法有重要的临床意义。

## （五）

**【原文阅习】**

夫五脏者，身之强也[1]。头者，精明之府[2]，头倾视深[3]，精神将夺矣。背者，胸中之府[4]，背曲肩随，府将坏矣[5]。腰者，肾之府，转摇不能，肾将惫[6]矣。膝者，筋之府[7]，屈伸不能，行则偻附[8]，筋将惫矣。骨者，髓之府，不能久立，行则振掉[9]，骨将惫矣。得强则生，失强则死[10]。

**【校勘注释】**

[1] 五脏者，身之强也：五脏是身体强健之本。

[2] 头者，精明之府：五脏六腑之精气皆上注于头目而有目之精光神气，故云。府，会聚的地方。高世栻注："人身精气，上会于头，神明上出于目，故头者精明之府。"

[3] 头倾视深：头低垂不能举，目光深陷无神。视，用作名词，指眼。

[4] 背者，胸中之府：背是心肺所居之处。胸中，指居于胸中之脏。张志聪注："心肺居于胸中，而俞在肩背，故背为胸之府。"

[5] 背曲肩随，府将坏矣：随，同"垂"。背曲不能直，肩垂不能举，是脏气精微不能营于肩背，心肺失强之象。

[6] 惫：同"败"，败坏、衰败。

[7] 膝者，筋之府：膝关节为众多筋汇聚之处。张介宾注："筋虽主于肝，而维络关节以立此身者，惟膝之筋为最，故膝为筋之府。"

[8] 偻附：身体屈曲不伸，必依附于他物而行。偻，曲也。附，依附。

[9] 振掉：震颤摇摆。

[10] 得强则生，失强则死：五脏精气旺盛，则身体强健，故生；五脏精气衰败，则身形败坏，故死。

**【要点解析】**

本节指出"夫五脏者，身之强也"，这是望形体诊病的理论依据。五脏藏精气为身形强壮之根本。头、背、腰、膝、骨是代表人形体动态的五个重要部位，是心、肺、肝、肾等五脏精气聚集之处，被称为"五府"，因此，观察五府的动静状态可以了解五脏精气的盛衰，如头垂不举、目陷无光，为五脏精气已衰、神气将失；背曲肩垂，为心肺精气衰败、不能上营；腰痛转侧困难，或不耐久立、行则摇摆振颤，为肾气将败；膝关节屈伸不利、走路弯腰扶物，为肝气败坏。这些均为五脏"失强"的体征，是脏腑精气衰竭的外在表现，预后多不良，故谓"得强则生，失强则死"。

## （六）

**【原文阅习】**

帝曰：脉其动四时，奈何？知病之所在奈何？知病之所变奈何？知病乍在内奈何？知病乍在外奈何？请问此五者，可得闻乎？歧伯曰：请言其与天运转，大也！万物之外，六合[1]之内，天地之变，阴阳之应，彼春之暖，为夏之暑，彼秋之忿[2]，为冬之怒[3]，四变之动，脉与之上下[4]。以春应中规[5]，夏应中矩[6]，秋应中衡[7]，冬应中权[8]。是故冬至四十五日，阳气微上，阴气微下[9]；夏至四十五日，阴气微上，阳气微下[10]。阴阳有时，与脉为期[11]，期而相失，知脉所分，分之有期[12]，故知死时。微妙在脉，不可不察，察之有纪，从阴阳始，始之有经，从五行生，生之有度，四时为宜，补泻勿失，与天地如一，得一之情，以知死生。是故声合五音，色合五行，脉合阴阳。

**【校勘注释】**

[1] 六合：指东、南、西、北及上、下，即宇宙整体。王冰注："六合，谓四方上下也。"

[2] 忿：喻指秋气肃杀劲急之势。

[3] 怒：喻指冬寒凛冽，北风怒号之势。

[4] 四变之动，脉与之上下：春夏秋冬四时气候变化，脉象也随之发生相应变化。上下，指脉象的浮沉变化。

[5] 春应中规：形容春脉流畅圆滑，如规之象。规，作圆之器，取其圆滑之象。中，合也，下同。张介宾注："规者所以为圆之器。春气发生，圆活而动，故应中规。而人脉应之，所以圆滑也。"

[6] 夏应中矩：形容夏脉洪大来盛去衰，如矩之象。矩，作方之器，喻棱角分明。马莳注："矩者所以为方之器也。夏脉洪大滑数，如矩之象，方正而盛，故曰夏应中矩也。"

[7] 秋应中衡：形容秋脉浮毛微涩而散，如衡之象，有取平之意。衡，秤杆。马莳注："秋脉浮毛，轻涩而散，如衡之象，其取在平，故曰秋应中衡也。"

[8] 冬应中权：形容冬脉沉石内伏，如权之状，呈下沉之势。权，秤锤。张介宾注："冬气闭藏，故应中权，而人脉应之，所以沉石而伏于内也。凡兹规矩权衡者，皆发明阴阳升降之理，以合乎四时脉气之变象也。"

[9] 冬至四十五日，阳气微上，阴气微下：冬至一阳生，故冬至后四十五日至立春，自然界阳气逐渐盛旺，阴气逐渐消减。

[10] 夏至四十五日，阴气微上，阳气微下：夏至一阴生，故夏至后四十五日至立秋，自然界阴气逐渐盛旺，阳气逐渐消减。

[11] 期：《说文解字》："期，会也。"段注："会者，合也。"合协，一致。

[12] 分之有期：依据四季时相识别脉象变化。吴崑注："阴阳有时，有四时也。与脉为期，谓春规、

夏矩、秋衡、冬权相期而至也。期而相失，谓规矩衡权不合乎春夏秋冬也。知脉所分，言病至之时，知脉之所分，肝病在春，心病在夏，肺病在秋，肾病在冬，脾病在四季，是所分者有期，故知病死之时。"

**【要点解析】**

脉应四时，实为人与天地相参在脉象上的反映。本节从天人相应的整体观出发，根据四时阴阳消长变化规律，阐述了脉应四时的机制及意义。人生活在自然界中，与自然息息相关。自然界的各种变化，对人体有十分重要的影响。随着自然界四时阴阳的消长变化，人体之脉亦随之发生相应的改变。自然界四时阴阳的变化规律，以冬至和夏至为两个转折点，冬至一阳生，"冬至四十五日，阳气微上，阴气微下"；夏至一阴生，"夏至四十五日，阴气微上，阳气微下"。阴阳消长，四时更迭，从而有春温、夏热、秋凉、冬寒的气候特征，"四变之动，脉与之上下"，脉象规矩权衡，相期而至。

脉应四时反映了人体内外环境的和谐统一，其在说明生理、阐释病理、指导临床诊治及判断预后等方面均具有重要的意义。在生理方面，"阴阳有时，与脉为期"，脉象随四时阴阳的变化规律而呈现出周期性的正常变化。在病理情况下，如果"期而相失"，脉象与阴阳之气在四季的时间规律上不能相应而出现错乱，就可通过错乱之脉而诊知发病的脏腑部位，即"知脉所分"。同时强调诊断时要"分之有期"，即根据"规矩权衡"的四时生理脉象的标准来分析判断病理脉象的变化，以指导治疗，推测疾病预后吉凶，充分体现了《内经》天人相应的思想和因时制宜的原则。

## （七）

**【原文阅习】**

是故持脉有道，虚静为保[1]。春日浮，如鱼之游在波[2]；夏日在肤，泛泛乎万物有余[3]；秋日下肤，蛰虫将去[4]；冬日在骨，蛰虫周密，君子居室[5]。故曰：知内者按而纪之[6]，知外者终而始之[7]。此六者[8]，持脉之大法。

**【校勘注释】**

[1] 虚静为保：言诊脉清虚宁静至为重要。《针灸甲乙经》中"保"作"宝"。可从。

[2] 春日浮，如鱼之游在波：春季脉象虽浮动而未全出，故如鱼游在水波之上。

[3] 夏日在肤，泛泛乎万物有余：喻夏季脉象浮于肤表，盈满指下而洪大。泛泛乎，众盛貌。

[4] 秋日下肤，蛰虫将去：喻秋季脉象由浮趋沉于皮肤之下，如藏伏土中越冬的昆虫将要潜藏。去，藏也。

[5] 冬日在骨，蛰虫周密，君子居室：喻冬季脉象下沉至骨，如蛰虫潜藏洞穴，人们居室不出。周，《黄帝内经太素》作"固"。宜从。

[6] 知内者按而纪之：言欲知内脏的病变与否，可通过切脉进行诊察，找出端绪。内，指内脏；纪，丝缕的头绪。张介宾注："内言脏气，藏象有位，故可按而纪之。"

[7] 知外者终而始之：言欲知经脉的病变与否，可据经脉的起止循行部位进行诊察。外，指经脉。张介宾注："外言经气，经脉有序，故可终而始之。"

[8] 六者：一说指本节所言春、夏、秋、冬、内、外六种脉法，另一说指上文所述诊法常以平旦、四诊合参、脉应四时、虚静为保、脉合阴阳、知内知外六种诊脉大法。

**【要点解析】**

本段论述了诊脉的基本方法。经云"持脉有道，虚静为保"，是对诊脉的基本要求，与

"诊法常以平旦"前后呼应，强调诊脉时医者、病人及环境要安静，以排除非疾病因素的干扰，体察四季脉象微妙的病理变化，以做出正确的诊断。具体的诊脉方法，原文指出，要掌握四时正常脉象的特征，并根据季节变化及脉位的深浅，在诊脉时把握指力的大小及深浅度。如春季之脉"如鱼之游在波"，显现部位浅，着力要轻；冬季之脉如"蛰虫周密，君子居室"，脉位深在，需重按至骨，余皆仿此。在诊察出病理之脉后，究其病位所在，所谓"知内者按而纪之，知外者终而始之"，即内脏在脉诊部位上各有所主，因而通过切脉可以确定其病变所在的部位。经脉起止循行有一定的变化规律，病变中常可出现某脏腑经脉循行部位上的症状，因此在经脉的起止循行部位进行切按诊察，便可了解病变所在的部位。

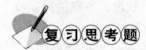

**复习思考题**

1. "平旦诊脉"的机理和意义是什么？
2. 辨色、察目的理论依据及要点是什么？
3. 五脏"失守"与"失强"的临床表现及意义是什么？
4. 怎样理解脉应四时的关系？

（李翠娟）

扫码"学一学"

# 平人气象论篇第十八（节选）

**要点导航**

1. 呼吸与脉搏的关系，平人脉息的至数为一呼一吸四至五次。
2. "以不病调病人"的诊脉方法，以及脉息至数的异常变化所反映的病脉、死脉及相应的疾病。
3. 脉以胃气为本，脉有胃气则为平脉，胃气少为病脉，无胃气则为死脉；判定四时五脏平脉、病脉、死脉的要点，在于胃气的盛衰有无。

**【篇名释义】**

平人，即阴阳协调、气血平和、健康无病的正常人。本篇主要以正常人的脉气和脉象为标准，与病脉、死脉对比互参，分析病情，故名"平人气象"。吴崑注："平人，气血平调之人；气，脉气；象，脉形也。"

（一）

**【原文阅习】**

黄帝问曰：平人[1]何如？岐伯对曰：人一呼脉再动，一吸脉亦再动，呼吸定息[2]，脉五动，闰以太息[3]，命曰平人。平人者不病也。常以不病调病人，医不病，故为病人平息[4]以调之为法。

人一呼脉一动，一吸脉一动，曰少气[5]；人一呼脉三动，一吸脉三动而躁，尺热曰病温[6]；尺不热脉滑曰病风[7]；脉涩曰痹[8]。人一呼脉四动以上曰死，脉绝不至曰死[9]，乍疏乍数曰死[10]。

**【校勘注释】**

[1] 平人：阴阳协调、气血平和、气脉正常的健康人。

[2] 呼吸定息：一呼一吸谓之息，一息既尽到换息之时为呼吸定息。张介宾注："出气曰呼，入气曰吸，一呼一吸，总名一息……呼吸定息，为息一既尽，而换息未起之际也。"

[3] 闰以太息：脉搏有余不尽而又复动一次，即"脉五动"。张志聪注："闰，余也。太息者，呼吸定息之时，有余不尽而脉又一动，如岁余之有润也。"

[4] 平息：呼吸均匀平静。

[5] 少气：一呼一吸，脉各一动，则一息二至，减于常人之半。此为正气虚衰不足所致。

[6] 尺热曰病温：尺肤发热，是温热邪气壅滞于内，故可诊为温病。

[7] 尺不热脉滑曰病风：脉数滑而尺肤不热，非温热而风邪盛，故可诊为风证。

[8] 脉涩曰痹：涩为气血不调，故当病痹。

[9] 脉绝不至曰死：脉至即绝，复不再来，为脉气断绝，是五脏之精气绝竭，神气已去，故易死。

[10] 乍疏乍数曰死：数，快也。疏，慢也。脉来忽快忽慢，为阴阳衰竭、后天化源已绝，故为死脉。高世栻注："乍疏乍数，则脉错乱之极，故死。"

**【要点解析】**

**1. 平人的脉象特征**

本节提出健康人脉律均匀，脉速是一呼一吸脉来四次；若呼吸定息之间，脉搏又来一次则为五次，说明呼吸与脉搏的正常比率应该是 1:4 或 1:5，与现代关于呼吸每分钟 16～20 次、脉搏每分钟 65～85 次之比的认识基本一致。这种以脉搏与呼吸比率来判断平脉、病脉、死脉的诊脉方法较易掌握，是诊脉的基本要求。历代诊脉虽有多种，如浮、沉、迟、数、大、小、缓、急、短、长、弦、滑、涩、紧、疾等，除迟、缓、数、疾之外，其他亦有迟、数之分。它不仅是辨别寒热病因与病性，也是判定阴阳盛衰之大纲，并极易掌握，故一直为后世遵循，沿用至今。

**2. 临证平息调脉的基本方法**

本节指出医生应"为病人平息，以调之为法"，即医生通过平调自己的呼吸去测定病人脉搏的频率、节律等，这一方法历经二千多年的应用，至今仍不失为简便、可行和有效的方法。其依据就是"以不病调病人"，而"医不病"。显而易见，是以健康人的表现作为标准，去衡量病人的表现，这是有科学依据与事实基础的。因为，任何异常都是正常的改变，而正常的改变必然导致相应的异常。这正是《内经》"知常达变"方法在诊法上具体的体现与运用。当然，医生的呼吸息数，必须符合常人呼吸一息与脉率 4～5 动的标准，否则所测之病人的脉率就会出现相对快与慢的差误；若医生正患喘促等病，此法之用则为不宜。

（二）

**【原文阅习】**

平人之常气禀于胃[1]；胃者[2]平人之常气也，人无胃气曰逆[3]，逆者死。

春，胃微弦曰平[4]，弦多胃少曰肝病[5]，但弦无胃曰死[6]。胃而有毛曰秋病[7]，毛甚曰今病[8]，脏真散于肝[9]，肝藏筋膜之气也。夏，胃微钩[10]曰平，钩多胃少曰心病，但钩无胃曰死，胃而有石曰冬病，石甚曰今病。脏真通于心[11]，心藏血脉之气也。长夏，胃微耎弱[12]曰平，弱多胃少曰脾病，但代无胃[13]曰死，耎弱有石曰冬病[14]，弱甚曰今病[15]。脏真濡于脾[16]，脾藏肌肉之气也。秋，胃微毛[17]曰平，毛多胃少曰肺病，但毛无胃曰死，毛而有弦曰春病，弦甚曰今病。脏真高于肺[18]，以行荣卫阴阳也。冬，胃微石[19]曰平，石多胃少曰肾病，但石无胃曰死，石而有钩曰夏病，钩甚曰今病。脏真下于肾[20]，肾藏骨髓之气也。

**【校勘注释】**

[1] 平人之常气禀于胃：正常人的脉象应具有胃气。常气，正常的脉气。张介宾注："无太过，无不及，自有一种雍容和缓之状者，便是胃气之脉。"

[2] 胃者："胃"字下疑脱"气"字。"玉机真脏论"王冰注引有"气"字，可从。

[3] 人无胃气曰逆：人的脉象没有了胃气，是很危险的逆象。王冰注："逆，谓反平人之候也。"

[4] 春，胃微弦曰平：春季的正常脉象应是有胃气而略带弦脉之象。弦脉，为春时肝主脉象。吴崑注："弦，脉引而长，若琴弦也。胃，冲和之名。春脉宜弦，必于冲和之中微带弦，是曰平调之脉。"以下"夏胃微钩"等，仿此例。

[5] 弦多胃少曰肝病：春季脉象见弦急而少柔和从容之象，为胃气衰少，肝气偏盛，故曰肝病。张介宾注："弦多者，过于弦也；胃少者，少和缓也。是肝邪之盛，胃气之衰，故曰肝病。"以下"钩多胃少"等，仿此例。

[6] 但弦无胃曰死：春季脉象只见弦急而毫无柔和从容之象，为胃气已绝，肝之真脏脉现，故预后不良。张介宾注："但有弦急而无冲和之气者，是春季胃气已绝，而肝之真藏见也，故曰死。"以下"但钩无胃"等，仿此例。

[7] 胃而有毛曰秋病：春季脉象虽来柔和，但出现了秋季的毛脉，预示秋季将会发病。张介宾注："毛为秋脉属金，春时得之，是为贼邪，以胃气尚存，故至秋而后病。"以下"胃而有石曰冬病"等，仿此例。

[8] 毛甚曰今病：春季不仅出现毛脉，而且特别明显，则不至秋季，现在就会发病。王冰注："木受金邪，故今病。"吴崑注："若脉来毛甚，则无胃气，肝木受伤已深，不必至秋，今即病矣。"二注相补，当合参。以下"石甚曰今病"等，仿此例。

[9] 脏真散于肝：脏真，即五脏所藏之真气。春时肝主疏散真气于全身。王冰注："象阳气之散发，故脏真散也。《脏气法时论》曰：肝欲散，急食辛以散之。取其顺气。"

[10] 钩：钩脉，即洪脉，浮盛隆起，前曲后倨，为夏时心主脉象。吴崑注："钩，前曲后倨，如带钩状也。"张琦注："钩，即洪也，浮盛隆起，中虚而圆滑，故曰钩。"二注相补，当合参。

[11] 脏真通于心：夏时心主贯通阳气于全身。王冰注："象阳气之炎盛也。《脏气法时论》曰：心欲软，急食咸以软之。取其顺气。"

[12] 耎弱：耎，同"软"，耎弱，此非指虚弱，乃指柔和而不劲急的脉象。为长夏脾主脉象。吴崑注："耎弱，脾之脉也。长夏属土，脉宜耎弱，必于冲和胃气之中微带耎弱，谓之平调之脉。"

[13] 但代无胃：按"代"字误，应作"弱"是。律以上下文例，如春胃微弦，则但弦无胃；夏胃微钩，则但钩无胃；秋胃微毛，则但毛无胃；冬胃微石，则但石无胃。据此应作"但弱无胃"是。

[14] 耎弱有石曰冬病：长夏脉象本耎弱，但软弱之中又出现了冬季的石脉，则预示冬季将会发病。张介宾注："石为冬脉属水，长夏阳气正盛，而见沉石之脉，以火土气衰，而水反乘也，故至冬而病。"

[15] 弱甚曰今病：《新校正》云："按《甲乙经》'弱'作'石'。"张介宾注："弱，当作石。长夏石甚者，火土大衰，故不必至冬，今即病矣。"可参。

[16] 脏真濡于脾：长夏脾土主气，运化水谷滋养全身。王冰注："以含藏水谷，故脏真濡也。"

[17] 毛：毛脉，脉来轻浮微涩，如循羽毛，为秋时肺主脉象。吴崑注："毛，脉来浮涩，类羽毛也。秋脉宜毛，必于冲和胃气之中，脉来微毛，是曰平调之脉。"

[18] 脏真高于肺：秋时肺金主气，宣布营卫气血于全身。王冰注："肺处上焦，故脏真高也……谷入于胃，气传于肺，流溢于中，而散于外，精专者行于经隧，以其自肺宣布，故云以行荣卫阴阳也。"

[19] 石：石脉，脉沉有力，如石沉水。为冬时肾主脉象。吴崑注："石，脉来沉实也。冬脉宜石，必于冲和胃气之中，脉来微石，是曰平调之脉。"

[20] 脏真下于肾：冬时肾主闭藏精气。王冰注："肾居下焦，故云脏真下也。肾化骨髓，故藏骨髓之气也。"

**【要点解析】**

**1. 脉以胃气为本的内涵及临床意义**

"胃气"是脾胃功能的集中概括，而脉之胃气则是脾胃功能反映在脉象上的一种表现。由于脾胃为后天之本、脏腑气血生化之源，胃气的衰旺可决定脏腑经脉气血的盛衰，亦可反映脏腑功能的强弱，从而关系人的生死存亡，此即"平人之常气禀于胃，胃者平人之常气也，人无胃气曰逆，逆者死"之义。其理由有三：首先，胃气与人的生命息息相关。人之生命，靠谷气为养，谷气入胃，化生精微以养五脏气，故胃气为脏腑之本，正如《素问·玉机真脏论》所说："五脏者，皆禀气于胃，胃者五脏之本也。"其次，脉与气血相关。脉是气血汇聚流行的地方，正如《素问·脉要精微论》所云："夫脉者，血之府也。"而脾胃为气血生化之源，又如《灵枢·决气》所述："中焦受气取汁，变化而赤，是谓血。"表明气血之盛衰与胃气密切相关。第三，脉象形成与胃气相关。脏真之气必依赖胃气的涵养，才能行于经脉之中，如果胃气败绝，脏真就会暴露而出现真脏之死脉，《素问·五脏别论》"胃者水谷之海，六腑之大源也。五味入口，藏于胃以养五脏气，气口亦太阴也。是以五脏六腑之气味，皆出于胃，变见于气口"，《素问·玉机真脏论》"藏气者，不能自致于手太阴，必因于胃气，乃至于手太阴也"等皆是此义。故而脉贵有胃气。

**2. 脉有胃气的基本特征**

脉有胃气是脉来均应具有"柔和"之象，如《素问·玉机真脏论》说："脉弱以滑，是有胃气。"弱，柔和之意，其与《灵枢·终始》所谓"谷气来也，徐而和"义皆相同。本节所谓春肝"微弦"、夏心"微钩"、长夏脾"微耎弱"、秋肺"微毛"、冬肾"微石"等亦皆属此义。所谓"微"，正如张介宾所注："无大过，无不及，自有一种雍容和缓之状者。"当今中医诊断学界，多认为脉来和缓、不浮不沉、不大不小、节律整齐、应手柔和有力，此乃蕴含生机之象，便是有胃气之脉。

**3. 平脉、病脉、死脉的鉴别及临床意义**

平脉、病脉、死脉的鉴别关键在于脉来胃气的有无和多少，有胃气为平，胃气少为病，胃气绝则死。四时五脏之平脉均以胃气为本，各脏所主时令的平脉必兼胃气；如果本脏之气偏盛，脉象明显，而和缓从容之胃气较少，则为病脉；若只见本脏之脉，而毫无和缓从容之胃气，是胃气已竭、五脏精气外泄不藏的严重证候，故为死脉。这种脉以胃气为本的理论及鉴别方法，对后世脉学的发展有十分深远的影响，历代医家在运用中无不以此为宗。实际上，在临床中如西医学的心脑血管疾病，就常见弦、紧、促、结等脉象，全身虚弱则易见细小弱微等脉象；病情越重、其脉越显；在精气衰竭时，上述脉象则极其坚硬、疾乱，或微弱，均无本篇所说"柔和"之征象，显而易见《内经》脉"以胃气为本"之论，确实源于坚实的临床实践。至于本节从四时五脏脉象的应至不至、不应而至、至而大过、至而不及等脉象表现推测发病及其预后情况，则是根据五行生克乘侮关系进行推理的，这在临床上有一定的指导意义。

（三）

**【原文阅习】**

　　胃之大络，名曰虚里[1]，贯鬲络肺，出于左乳下。其动应衣，脉宗气也[2]。盛喘数绝[3]者，则在病中；结而横，有积矣[4]；绝不至曰死；乳之下其动应衣，宗气泄也[5]。

**【校勘注释】**

　　[1] 虚里：位于左乳下，心尖搏动之处。

　　[2] 其动应衣，脉宗气也：用手触到虚里处的搏动，可以诊查宗气的盛衰。《针灸甲乙经》作"其动应手，脉之宗气也"，当从之。

　　[3] 盛喘数绝：虚里搏动急促且时有歇止。张介宾："若虚里动甚而如喘，或数急而兼断绝者，由中气不守而然，故曰病在中。"

　　[4] 结而横，有积矣：虚里搏动迟缓，节律不齐，横挺指下。吴崑："脉来迟，时一止，曰结，横，横格于指下也。"言虚里之脉结而横，是胃中有积。丹波元简："横，盖谓其动横及于右边。"

　　[5] 宗气泄也：虚里搏动明显，以致衣应而动，是宗气不能内守而外泄的表现。吴崑："宗气宜藏不宜泄，乳下虚里之脉，其动应衣，是宗气失藏，而外泄也。"

**【要点解析】**

　　本段论述了虚里诊法的原理及临床意义。虚里是足阳明胃经的一大络脉，其脉从胃贯穿膈膜络于肺，出于左乳下。后世亦将左乳下搏动之处称为虚里。虚里之脉"贯膈络肺，出于左乳下"，而宗气由水谷精气积聚于胸中而成，"贯心脉，而行呼吸"，故触诊左乳下虚里脉动，可以诊察宗气的盛衰以及心肺胃等脏腑的状况。

（四）

**【原文阅习】**

　　脉从阴阳，病易已；脉逆阴阳，病难已；脉得四时之顺，曰病无他[1]；脉反四时及不间藏[2]，曰难已。

**【校勘注释】**

　　[1] 病无他：虽有病，而无其他危险。张介宾："虽有病，无他虞也。"

　　[2] 不间藏：即传其所克之脏。间脏为母病传子，不间脏为传其所克。《难经·五十三难》："间藏者，传其所生也。"木火土金水五行顺次则相生，隔一则相克，间脏为传其所生，故不间脏为传其所克。

**【要点解析】**

　　本段论述了脉象四时阴阳逆从与疾病预后的关系。脉象与四时阴阳变化相应，体现了人体脏腑气血活动与自然界四时气候周期性变化相适应的规律。在疾病状态下，脉象与四时阴阳变化相符，说明人体正气尚为充盛，自我调节适应环境的能力较强，故病情轻而易愈；反之，脉象与四时阴阳不相符合，提示病人正气衰弱，故病情预后相对较差。

## （五）

**【原文阅习】**

颈脉动[1]喘疾咳，曰水；目裹微肿，如卧蚕起之状，曰水[2]。溺黄赤安卧者，黄疸。已食如饥者，胃疸[3]。面肿曰风。足胫肿曰水。目黄者曰黄疸。妇人手少阴脉动甚者，妊子也[4]。

**【校勘注释】**

[1] 颈脉动：人迎脉搏动明显。王冰："水气上溢，则肺被热熏，阳气上逆，故颈脉盛鼓而咳喘也。颈脉谓耳下及结喉傍人迎脉者也。"

[2] 目裹微肿，如卧蚕起之状，曰水：目裹，张介宾认为是目下胞。全句意思是说目下胞微肿像卧蚕之状，这是脾土受水邪浸淫的现象。

[3] 胃疸：是中焦热盛所致的以消谷善饥为主要表现的一类疾病。

[4] 妇人手少阴脉动甚者，妊子也：手少阴心经神门穴处搏动明显是妇女妊娠的脉象表现。王冰："手少阴脉，谓掌后陷者中，当小指动而应手者也。"

**【要点解析】**

本段主要论述水肿的诊察及黄疸、胃疸等病证鉴别要点。水肿为体内津液代谢失常，水饮之邪积蓄在体内所致的一类病证。其诊察要点有三个方面：一是人迎脉搏动急促明显是水饮之邪上犯的表现；二是眼睑浮肿是水肿病早期诊断的依据之一；三是将浮肿的部位作为辨证的依据，头面浮肿多是风邪上受所致，治疗当以疏风利水消肿为主，代表方剂如越婢加术汤；下肢浮肿多是水湿下注所致，治疗当以温养化气利水为主，代表方剂如五苓散等。

黄疸是以身黄、目黄、小便黄为主要表现的一类病证，多为湿热或寒湿内阻所致。胃疸是中焦热盛所致的以消谷善饥为主要表现的一类疾病。两者皆是热盛造成的以身黄为临床表现的疾病，鉴别点在于黄疸除身黄外，还有小便黄、目黄的症状，一般不会影响安卧休息；胃疸除有身黄、多食善饥的表现外，尚有胃热上扰心神所致的不得安卧症状，但无小便黄、目黄的异常表现。

## （六）

**【原文阅习】**

人以水谷为本，故人绝水谷则死，脉无胃气亦死。所谓无胃气者，但得真脏脉[1]，不得胃气也。所谓脉不得胃气者，肝不弦、肾不石也[2]。

**【校勘注释】**

[1] 真脏脉：是脉无胃气而真脏之气败露的脉象，如但弦无胃之类的脉象。

[2] 肝不弦，肾不石也：指脉无胃气，春季肝但弦，冬季肾但石。张介宾注："五脏又以胃气为本，若脉无胃气，而真脏之脉独见者死。即前篇所谓但弦无胃、但石无胃之类是也。"

**【要点解析】**

本段主要论述脉以胃气为本的重要性及临床意义。脉中气血依赖于胃气所化生，因此，脉以胃气为本，如脉无胃气往往代表体内气血生化乏源，一般预后较差。无胃气的脉象又称为"真脏脉"，是由于胃气衰败，不能化生五脏精气，则残存脏真之气独现，表现为"但弦无胃""但石无胃"等。如果病情更加严重，不仅胃气衰败，残存的五脏真气亦被消耗殆尽，脏真之气不能鼓动，则表现为"肝不弦，肾不石"之类的表现。由此可见，"但弦无胃""但石无胃"与"肝不弦，肾不石"皆为真脏脉，只是病情的严重程度稍有差异。病人见到真脏脉，提示病情严重，一般预后不良。

脉的胃气能正确反映人体正气的盛衰，故诊察脉象有无胃气是判定疾病预后转归的重要依据之一，是中医诊断学脉诊中极为重要的内容。因此，医生必须结合临床实际，认真研究与体会。

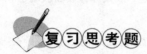 复习思考题

1. 阐释"以不病调病人"的诊法原理和"平息调脉"的诊脉方法。
2. 如何区分四时五脏平病死脉？浅述对"脉合四时阴阳"这一脉学理论的体会。
3. 什么叫虚里诊？有何诊病意义？
4. 什么叫"脉之胃气"？为什么"脉以胃气为本"？
5. 真脏脉是什么样的脉象？说明真脏脉主死的机理。

（曹　峰）

# 玉机真脏论篇第十九（节选）

扫码"学一学"

**要点导航**

　　1. 辨别疾病易治、难治，可以从形体、气色、脉象等多方面综合判断。
　　2. "五实""五虚"的表现与转归。

**【篇名释义】**

玉机，指古代观测天象的仪器"璇玑玉衡"。本篇主要阐述真脏之气盛衰的诊断学意义，犹如用玉机窥测天象一般重要，故名。姚止庵注："玉机云者，即金匮名篇之义，皆珍重之辞也。"

（一）

**【原文阅习】**

黄帝曰：凡治病，察其形气色泽，脉之盛衰，病之新故，乃治之无后其时。形气相得[1]，谓之可治；色泽以浮[2]，谓之易已；脉从四时，谓之可治；脉弱以滑[3]，是有胃气，命曰易治，取之以时[4]。形气相失，谓之难治；色夭不泽[5]，谓之难已；脉实以坚，谓之益甚；脉逆四时，为不可治。必察四难[6]，而明告之。

**【校勘注释】**

[1] 形气相得：形体强弱与正气盛衰相一致。马莳注："气盛形盛，气虚形虚，谓之相得，其病可治。"

[2] 色泽以浮：气色润泽明亮。张介宾注："泽，润也。浮，明也。颜色明润者，病必易已也。"

[3] 脉弱以滑：脉象柔和而滑利，这是有胃气的脉象。

[4] 取之以时：根据不同时令选择相应的治疗方法。

[5] 色夭不泽：颜色枯槁晦暗。王冰注："夭，谓不明而恶。不泽，谓枯燥也。"

[6] 四难：即上文"形气相失""色夭不泽""脉实以坚""脉逆四时"。

**【要点解析】**

**1. 形气色脉合参的意义**

本节指出判断疾病预后、辨别疾病治疗之"四易""四难"，必须全面诊察，从形体强弱、正气盛衰、面色荣枯、脉象虚实、病程新久等多方面综合分析判断，以确保诊断的正确性。这也是四诊合参、整体审察等原则的具体体现。若病人形体强弱与正气盛衰一致、气色明润、脉象与季节气候相顺应、脉象柔滑有胃气，其预后较好，也容易治疗；反之，"形气相失""色夭不泽""脉实以坚""脉逆四时"，则多为难治、预后不佳。皆为前者五脏精气尚未大衰、邪气亦不十分强盛，后者病理本质恰好相反之故。

**2. 早期治疗的思想**

本节"乃治之无后其时""取之以时"等理论，强调了早期治疗的思想。即使疾病尚有形气相得、色泽明润、脉从四时、脉有胃气等易于治疗的表现，也应当积极采取治疗措施，切莫拖延耽误，出现"四难"征象则已难挽救。这也是中医"治未病"思想的体现。

（二）

**【原文阅习】**

黄帝曰：余闻虚实以决死生，愿闻其情。岐伯曰：五实，死；五虚，死。帝曰：愿闻五实[1]、五虚[2]？岐伯曰：脉盛，皮热，腹胀，前后不通，闷瞀，此谓五实；脉细，皮寒，气少，泄利前后，饮食不入，此谓五虚。帝曰：其时有生者，何也？岐伯曰：浆粥入胃，泄注止，则虚者活；身汗得后利，则实者活。此其候也。

**【校勘注释】**

[1] 五实：是指五脏之实证。王冰注："实，谓邪气盛实。然脉盛，心也；皮热，肺也；腹胀，脾也；前后不通，肾也；闷瞀，肝也。"

[2] 五虚：是指五脏之虚证。王冰注："虚，谓真气不足也。然脉细，心也；皮寒，肺也；气少，肝也；泄利前后，肾也；饮食不入，脾也。"

**【要点解析】**

**1. 疾病虚实的判断**

本节提出"五实""五虚"的观点。实者由于邪盛，虚证因于正虚，其与《素问·通评虚实论》所论"邪气盛则实，精气夺则虚"完全一致，实为临床辨别虚证、实证的纲领。就五脏而论，脉盛为心气实，皮热为肺气实，腹胀为脾气实，前后不通为肾气实，闷督为肝气实；脉细为心气虚，皮寒为肺气虚，气少为肝气虚，泄利前后为肾气虚，饮食不入为脾气虚。所谓"五实"，是邪气亢盛，充斥于五脏六腑的临床表现。"前后不通"，说明邪气没有出路，猖盛于体内，一旦正气难以支撑、五脏气机闭阻，就会危及生命，所以说"五实，死"。所谓"五虚"，是人体正气衰败的临床表现。"饮食不入""泄利前后"，说明虚衰的气血津液不断流失，又得不到有效补充，精气竭绝而危及生命，所以说"五虚，死"。皆以提示大实、大虚的病证，预后不佳。

**2. "五实""五虚"的转机及临床意义**

在疾病治疗中，祛邪以出外，扶正以存内，至为关键。本节指出"五实"证好转的征象是"身汗得后利"，说明实证的转机在于给邪气以出路，使在表之邪随汗而逐，在里之邪随二便而出，邪既已逐则正气可存、生机恢复有望。"五虚"证的转机在于"浆粥入胃，泄注止"。浆粥尚能入胃，则表明胃气尚存，人体可以得到水谷精微的资助补充；泄利停止，说明气血津液不再继续流失耗散，如此五脏精气有望恢复。可见，疾病的预后转归，取决于病势发展的顺逆。对于邪气亢盛为主的病证要及时驱邪，开通邪气的出路，如采用汗、吐、攻下、放血等治法；对于脏腑精气虚衰的病证，要及时补充精气来源，减少气血津液的流失，尤其重视后天之本脾胃的资生作用，以恢复胃气为前提。

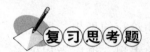

**复习思考题**

1. 疾病难治与易治的道理是什么？
2. 如何理解"五实""五虚"？
3. 临床如何判断虚证和实证之转归？

（柳亚平）

# 经脉别论篇第二十一（节选）

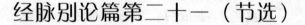

**要点导航**

1. 惊、恐、恚、劳等过用，导致经脉失常、五脏功能紊乱而致喘、汗等病变。

2. 人体经脉血气受居处环境、情志劳逸、体质等内外因素的影响，突出体质与疾病发生的关系。

3. 情志、劳逸、饮食、起居、气候环境、针药等过度，皆可成为致病因素，危害身体健康，强调"生病起于过用"。

4. 饮食的运化、吸收以及精微的输布与糟粕的排泄过程。

5. 寸口脉在诊断中的意义。

**【篇名释义】**

本篇以论述经脉病变为中心，强调论诊经脉变化，可以决人之死生，与一般常论不同，故篇名"经脉别论"。《素问吴注·卷七》云："言经脉别有所论，出于常谈之外也。"

扫码"学一学"

## （一）

**【原文阅习】**

黄帝问曰：人之居处、动静、勇怯，脉[1]亦为之变乎？岐伯对曰：凡人之惊恐、恚劳、动静，皆为变也。是以夜行则喘出于肾[2]，淫气病肺[3]；有所堕恐，喘出于肝[4]，淫气害脾[5]；有所惊恐，喘出于肺，淫气伤心[6]；度水跌仆，喘出于肾与骨[7]。当是之时，勇者气行则已，怯者则着而为病[8]也。故曰：诊病之道，观人勇怯、骨肉、皮肤，能知其情，以为诊法也。故饮食饱甚，汗出于胃[9]；惊而夺精，汗出于心[10]；持重远行，汗出于肾[11]；疾走恐惧，汗出于肝[12]；摇体劳苦，汗出于脾[13]。故春秋冬夏，四时阴阳，生病起于过用[14]，此为常也。

**【校勘注释】**

[1] 脉：指人体之经脉气血。张介宾曰："脉以经脉血气统言之也。"

[2] 夜行则喘出于肾：张志聪注："肾属亥子，而气主闭藏，夜行则肾气外泄，故喘出于肾。"

[3] 淫气病肺：淫气，即气之妄行为逆者。张介宾曰："肺肾为母子之脏，而少阴之脉上入肺中。故喘出于肾，则病苦于肺。"

[4] 有所堕恐，喘出于肝：张介宾曰："有所堕坠而恐者，伤筋损血，故喘出于肝。"《素问绍识》："'堕恐'二字义似不属，且下有'惊恐'，此'恐'字疑伪。"据《灵枢·邪气脏腑病形》谓"有所堕坠……则伤肝"，当改作"堕坠"为是。可参。

[5] 淫气害脾：王冰曰："肝木妄淫，害脾土也。"

[6] 淫气伤心：张介宾曰："惊恐则神气散乱，肺藏气，故喘出于肺，心藏神，故淫气伤之。"

[7] 喘出于肾与骨：度，通"渡"。仆，通"扑"。张介宾曰："水气通于肾，跌仆伤于骨，故喘出焉。"

[8] 勇者气行而已，怯者则着而为病：勇怯，指性格刚勇与怯懦而言，引申为体质强弱。已，止也，此指不发病。张志聪注："言此数者，皆伤五脏之气，勇者逆气已过，正气复顺，怯者则留着为病。"

[9] 饮食饱甚，汗出于胃：张介宾曰："饮食饱甚，则胃气满而液泄，故汗出于胃。"

[10] 惊而夺精，汗出于心：因惊恐而扰乱人之精神，心神外越，故汗出于心。

[11] 持重远行，汗出于肾：王冰曰："骨劳气越，肾复过疲，故持重远行，汗出于肾也。"

[12] 疾走恐惧，汗出于肝：吴崑曰："肝主筋而藏魂，疾走而伤筋，恐惧则伤魂。肝受其伤，故汗出于肝。"

[13] 摇体劳苦，汗出于脾：张介宾曰："摇体劳苦，则肌肉四肢皆动，脾所主也，故汗出于脾。"

[16] 生病起于过用：发病的根本原因缘于不知节制。张介宾曰："五脏受气，强弱各有常度，若勉强过用，必损其真，则病之所由起也。"

**【要点解析】**

**1. 内伤致病因素对气血的影响**

情志、饮食、起居、劳倦等过度能够导致喘和汗，喘和汗虽为生理现象，但由于体质不够强壮，喘、汗超过一定限度，人体的气血、经气被扰，五脏功能失调，日久即成为重要的发病原因。喘是由于肺气上逆，但五脏气机失和均可通过经脉影响肺而引发喘。"阳加于阴谓之汗"，汗虽为心液，但脏腑阳气内动均能蒸腾津液而出汗。可见，情志、饮食、起居、劳倦等过度能够影响人体经脉气血的正常运行，导致脏腑功能失常，也提示我们必须从脏腑经络互相联系、互相影响的观点去认识疾病的机理，对后世以五脏为中心的辨证方法很有启发，是同病异治的理论依据。

**2. 勇者气行则已，怯者则着而为病**

勇怯，指体质的强和弱。"勇者气行则已，怯者则着而为病也"指出人的勇怯与疾病发生与否关系密切，就体质而言，勇怯可以反映出人体正气的强弱虚实。《内经》发病观特别强调正气的主导作用，而正气强弱则以体质为基础。勇者，体质壮实，正气旺盛，不易受邪发病，或病发轻浅；怯者，体质衰弱，正气虚损，易被邪气侵犯，或病发较重。勇者体质强壮，其经脉和调，气血通畅，虽遭遇夜行、堕坠、惊恐、渡水、跌仆等刺激，也只是出现一时性的生理反应，通过脏腑气血的自身调节，机体很快就能重新恢复平衡协调，从而不发生疾病。但体质虚弱之怯者则不同，其脏腑经脉失调，气血不和，当受到以上诸种不良刺激时，脏腑功能难以进行自身调节，无法恢复阴阳平衡状态，机体即会发病。可见，致病因素作用于人体后是否发病，勇怯是重要的内在因素。

**3. 生病起于过用**

"过用"即人不知节制，这是中医病因学的重要观点。自然界气候变化、人体的正常生活行为，无论六气、饮食、起居，还是情志、劳作等，通常情况下对人体没有伤害，但如果这些因素没有节制而过度，超过了机体自我协调和适应的能力，就会导致人体阴阳气血紊乱，脏腑功能失调，成为疾病发生的常见病因。这种病因观与我国古代儒家学派"过犹不及""过则为灾"的哲理是一脉相承的。疾病的临床治疗，亦可从"生病起于过用"的观点中获得启发，无论用针、用药，必须适度，不能太过。故《素问·至真要大论》："久而增气，物化之常也。气增而久，夭之由也。"《素问·五常政大论》："大毒治病，十去其六……无使过之，伤其正也。"所以"生病起于过用"体现了《内经》病因理论的学术特点，对指导疾病防治和养生有重要意义。

（二）

**【原文阅习】**

食气入胃，散精于肝，淫气于筋[1]。食气入胃，浊气归心[2]，淫精于脉。脉气流经，经气归于肺，肺朝百脉，输精于皮毛。毛脉合精[3]，行气于府[4]，府精神明[5]，留于四脏[6]，气归于权衡。权衡以平，气口成寸[7]，以决死生。

饮入于胃，游溢精气，上输于脾，脾气散精，上归于肺，通调水道，下输膀胱。水精四布，五经并行[8]。合于四时五脏阴阳，揆度以为常也。

**【校勘注释】**

[1] 淫气于筋：指谷食之气散于肝，过剩的精化为气而滋养筋、脉。淫，过甚、浸溢，此处可理解为滋养濡润。

[2] 浊气归心：浊气，指谷食之气中富有营养而浓稠的部分。张介宾曰："言食气之厚者也。"

[3] 毛脉合精：即气血相合。毛脉，指气血。张介宾曰："肺主毛，心主脉；肺藏气，心生血。一气一血，称为父母，二脏独居胸中，故曰毛脉合精。"

[4] 行气于府：指精气运行于经脉之中。府，指经脉。

〔5〕府精神明：指经脉中精气运行有序。神明，指运动变化正常而不紊乱。

〔6〕四脏：指心肝脾肾。姚绍虞曰："脏本五而此言四者，盖指心肝脾肾言。以肺为诸脏之盖，经气归肺，肺朝百脉，而行气于心肝脾肾，故云留于四脏也。"

〔7〕权衡以平，气口成寸：肺主治节而朝百脉，诸脏之气血平衡，便现于肺脉之气口，故切按寸口可以察百脉之吉凶。张志聪曰："言脉浮沉出入，阴阳和平，故曰权衡以平。气口，手太阴之两脉口。成寸者，分尺为寸也。言五脏六腑，受气于谷，淫精于脉，变见于气口，以决其死生。"

〔8〕水精四布，五经并行：水液布散全身，上下内外，无处不到。水精，指水谷化生的津液。五经，五脏的经脉，此泛指全身经脉。张志聪曰："水精四布者，气化则水行，故四布于皮毛。五经并行者，通灌于五脏之经脉也。"

**【要点解析】**

**1. 食物和水液输布与排泄规律**

饮食的运化、吸收及其精微的输布与糟粕的排泄由多个脏腑分工合作，共同完成。本节指出饮食物进入人体，经过胃的腐熟、脾的运化后，再经脾的转输而输向有关脏腑。具体转输有三条途径：一部分精微由脾直接布散于肝而营养于筋；精微中稠厚者则入归于心，然后通过经脉到肺，在肺朝百脉、主治节的作用下，宣散到全身的脉络与形体的内外，使气血相合，实现全身气血的协调；津液部分，经脾上输到肺后，在肺通调水道的作用下，布散全身，终至膀胱（图6-4）。此论的意义在于，其一，气血津液的代谢虽然各脏腑功能有所侧重，如稠厚的精微以脾、心、肺为主，津液以脾、肺、肾为主，但却是多个脏腑分工合作、相互促进、协调完成。这也是《内经》整体观念，在藏象学说中的一种反映。临证治疗就必须辨清主次，并兼顾其他。其二，"合于四时五脏阴阳"，又阐明了人体内外环境统一协调的重要性。人与自然界息息相应，其五脏阴阳与生理活动及其物质代谢等，都必须随四时寒暑的变迁，而作出适当的调节，以保证内外环境的协调统一，才不容易发生疾病。这是《内经》"天人相应"观念在生理上的一种反映，临证治疗也就必须因时而制宜。

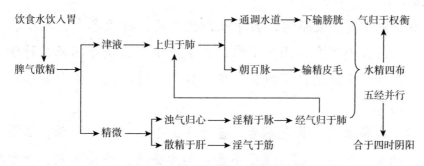

**图6-4 饮食物在体内转输的途径**

**2. "气口成寸，以决死生"的意义**

这是由"寸口"部位的特殊性所决定。《素问·五脏别论》云：气口"独为五脏主。"其之所以能主五脏、决死生，是由于寸口的部位在肺的经脉上，而肺"主治节""朝百脉"。同时，寸口处在肺经的经渠、太渊穴处，而经渠是肺经的经穴，太渊是肺经的输穴又代原穴，均是气血行经流注旺盛之所在。此外，手太阴肺经起于中焦，而"脾气散精，上归于肺"，不仅肺与脾胃关系密切，更因"五脏六腑之气味，皆出于胃，而变见于气口"（《素问·五脏别论》），所以气口脉动之变化，可以反映五脏六腑、全身气血的变化，而能决死生。这也是后世诊脉"独取寸口"的理论依据之一。

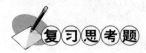

**复习思考题**

1. 《素问·经脉别论》是如何论述体质勇怯与发病之间的关系的？

2. 试述"生病起于过用"观点在发病学、治疗学上的意义。

3. 《素问·经脉别论》认为谷食精气的输布过程如何？

4. 《素问·经脉别论》认为水液代谢的过程是什么？

5. 如何理解"气口成寸，以决死生"？

（王蓓蓓）

# 脏气法时论篇第二十二（节选）

扫码"学一学"

**要点导航**

1. 以"天人相应"的整体观为核心思想，阐述五脏病"愈""甚""持""起"的规律。

2. 根据五脏苦欲制定药食五味的调治法则。

**【篇名释义】**

脏气，指五脏之气；法时，指象法于四时。本篇通过系统地论述五脏病的症状、变化、宜忌、预后、治疗、调养，指出脏气、四时与五行生克制化的规律是一致的，因此篇名"脏气法时论"。如马莳指出："五脏之气，比应天时，而人之治脏气者，当法天时。"

**【原文阅习】**

病在肝，愈于夏，夏不愈，甚于秋，秋不死，持于冬[1]，起于春[2]，禁当风。肝病者，愈在丙丁[3]，丙丁不愈，加于庚辛[4]，庚辛不死，持于壬癸，起于甲乙。肝病者，平旦慧，下晡甚，夜半静[5]。肝欲散，急食辛以散之[6]，用辛补之，酸泻之[7]。

病在心，愈在长夏，长夏不愈，甚于冬，冬不死，持于春，起于夏，禁温食热衣。心病者，愈在戊己，戊己不愈，加于壬癸，壬癸不死，持于甲乙，起于丙丁。心病者，日中慧，夜半甚，平旦静[8]。心欲软，急食咸以软之，用咸补之，甘泻之[9]。

病在脾，愈在秋，秋不愈，甚于春，春不死，持于夏，起于长夏，禁温食、饱食、湿地、濡衣。脾病者，愈在庚辛，庚辛不愈，加于甲乙，甲乙不死，持于丙丁，起于戊己[10]。脾病者，日昳慧，日出甚，下晡静[11]。脾欲缓，急食甘以缓之，用苦泻之，甘补之[12]。

病在肺，愈在冬，冬不愈，甚于夏，夏不死，持于长夏，起于秋，禁寒饮食、寒衣。肺病者，愈在壬癸，壬癸不愈，加于丙丁，丙丁不死，持于戊己，起于庚辛。肺病者，下晡慧，日中甚，夜半静。肺欲收，急食酸以收之，用酸补之，辛泻之[13]。

病在肾，愈在春，春不愈，甚于长夏，长夏不死，持于秋，起于冬，禁犯焠㶽[14]、热食、温炙衣。肾病者，愈在甲乙，甲乙不愈，甚于戊己，戊己不死，持于庚辛，起于壬癸。肾病者，夜半慧，四季甚[15]，下晡静。肾欲坚，急食苦以坚之，用苦补之，咸泻之[16]。

夫邪气之客于身也，以胜相加[17]，至其所生而愈[18]，至其所不胜而甚[19]，至于所生而持[20]，自得其位而起[21]。必先定五脏之脉，乃可言间甚之时，死生之期[22]也。

**【校勘注释】**

[1] 持于冬：持，指母气旺盛，资养子气，子气不虚，病情持续。马莳注："盖冬属于水，水为肝之母，母气一旺，肝气有资，故可与病气相支，而不甚耳。"余持同。

[2] 起于春：起指病情反复或复发。王冰注："自得其位，故复起。余起同。"

[3] 愈在丙丁：指病愈于丙丁日，以天干配五行，丙丁属火。马莳注："肝病者愈于丙丁之日，以丙丁火旺，所制者金，而金不克木，病自愈也。"

[4] 加于庚辛：加指病情加重。

[5] 肝病者，平旦慧，下晡甚，夜半静：此指肝病昼夜变化规律。吴崑注："平旦，寅卯也，当木王，故爽慧。下晡，申酉也，时当金王，故甚。夜半，子也，时为母王，故静。"

[6] 肝欲散，急食辛以散之：吴崑注："肝木喜条达而恶抑郁，散之则条达，故食辛以散之。"

[7] 用辛补之，酸泻之：张介宾注："木不宜郁，故欲以辛散之。顺其性为补，逆其性为泻，肝喜散而恶收，故辛为补、酸为泻。"

[8] 心病者，日中慧，夜半甚，平旦静：此指心病昼夜变化规律。吴崑注："日中，午也，时当火王，故爽慧。夜半，子也，时当水王，水能胜火，故甚。平旦，寅卯也，时当木王，木为火之用，故静。"

[9] 心欲软，急食咸以软之，用咸补之，甘泻之：吴崑注："万物生心皆柔软，故心欲软。心病则刚燥矣，宜食咸以软之。盖咸从水化，故能济其刚燥使软也。心火喜软而恶缓，故咸为补，甘为泻也。"张介宾注："心火太过则为躁越，故急宜食咸以软之。盖咸从水化，能相济也。"

[10] 起于戊己：吴崑注："上以一岁之五行推之，此推一旬之五行也。"此段指脾病在一岁中的变化规律。文中，甲乙、丙丁、戊己，指脾病在一旬中的变化规律。

[11] 脾病者，日昳慧，日出甚，下晡静：吴崑注："昳、音迭。此以一日之五行推也。日昳，戌也，时当土王，故爽慧。日出，寅卯也，当时木王，木能克土、故病甚。下晡，申酉也，时当金王，能平其贼邪，故静。"

[12] 脾欲缓，急食甘以缓之，用苦泻之，甘补之：吴崑注："脾以温厚冲和为德，故缓，病则失其缓矣，宜急食甘缓之。脾喜甘而恶苦，故苦为泻而甘为补。"

[13] 肺欲收，急食酸以收之，用酸补之，辛泻之：高世栻注："肺病则气散，故肺欲收。治之之法，当急食酸味以收之，酸主收也。肺气散而欲收，收之即所以补之，故用酸补之。酸收为补，则辛散为泻，故辛泻之。"

[14] 焠㶽（cuì āi）：指烧烤煎炙的食物。焠，烧也；㶽，热甚也。张介宾注："焠㶽，烧爆之物也，肾恶燥烈，故当禁此。"

[15] 四季甚：四季，此指辰、戌、丑、未四个时辰，土旺的时间，土克水，故病甚。

[16] 肾欲坚，急食苦以坚之，用苦补之，咸泻之：张介宾注："肾主闭藏，气贵周密，故肾欲坚，宜食苦以坚之也。苦能坚，故为补，咸能软坚，故为泻。"

[17] 以胜相加：以强凌弱，指邪气常在所胜之时令侵犯五行相克之脏。如风胜则脾病，火胜则肺病等等。

[18] 至其所生而愈：至其所生的时日疾病向愈。如木生火，故肝病愈于夏，愈于丙丁。

[19] 至其所不胜而甚：至被克的时日病情加重，如肝病甚于秋，加于庚辛，为金克木。

[20] 至于所生而持：至生己的时日疾病呈相持状态，病情既不向愈，也不加重；如肝病持于冬，即持于壬癸，为水能生木。

[21] 自得其位而起：病气传至本脏气旺之时，病情复起。

[22] 必先定五脏之脉，乃可言间甚之时，死生之期：必须掌握五脏病脉与四时五行的生克关系，才可以预测疾病轻重及预后善恶。张介宾注："欲知时气逆顺，必须先察脏气，欲察脏气，必须先定五脏所病之脉，如肝主弦，心主钩，肺主毛，肾主石，脾主代。脉来独至，全无胃气，则其间甚死生之期，皆可得而知之。"

**【要点解析】**

**1. 五脏病"愈甚持起"的基本规律**

五脏病"愈甚持起"的规律详见表6-2。

表6-2　五脏病"愈甚持起"规律

| 病位 | 愈（慧） | | | 甚 | | | 持（静） | | | 起 | | |
|---|---|---|---|---|---|---|---|---|---|---|---|---|
| | 四季 | 时日 | 时段 | 四季 | 时日 | 时段 | 四季 | 时日 | 时段 | 四季 | 时日 | 时段 |
| 肝 | 夏 | 丙丁 | 平旦 | 秋 | 庚辛 | 下晡 | 冬 | 壬癸 | 日昳 | 春 | 甲乙 | 平旦 |
| 心 | 长夏 | 戊己 | 日中 | 冬 | 壬癸 | 夜半 | 春 | 甲乙 | 平旦 | 夏 | 丙丁 | 日中 |
| 脾 | 秋 | 庚辛 | 日昳 | 春 | 甲乙 | 平旦 | 夏 | 丙丁 | 日中 | 长夏 | 戊己 | 日昳 |
| 肺 | 冬 | 壬癸 | 下晡 | 夏 | 丙丁 | 日中 | 长夏 | 戊己 | 夜半 | 秋 | 庚辛 | 下晡 |
| 肾 | 春 | 甲乙 | 夜半 | 长夏 | 戊己 | 日昳 | 秋 | 庚辛 | 下晡 | 冬 | 壬癸 | 夜半 |

　　五脏与时序的通应关系，是以"天人相应"的整体观为指导思想，将五行学说的生克乘侮规律应用于对疾病发生发展转归的认识中。五脏病"至其所生（我所生）而愈，至其所不胜而甚，至于所生（生我者）而持，自得其位而起"的变化规律，对后世五脏病证在不同时段可能出现的间甚、持愈、死生进行发病规律的预测研究和临床实践具有深远影响。张机《金匮要略·脏腑经络先后病脉证治第一》即论"见肝之病，知肝传脾，当先实脾"，揭示了五脏病传变规律。后世医家对于内伤杂病，特别是中风、虚劳、吐血等危重或慢性而复杂的病证，也多灵活运用《内经》这一理论指导辨证论治、推测病情转归。因此，五脏病"愈""甚""持""起"的规律反映了《内经》对人体生命活动规律及发病节律的认识，为指导临床法时而治提供了理论支撑，奠定了中医时间医学的形成与发展的基石。

**2. 五脏苦欲补泻理论及用药特点**

　　本篇提出了五脏苦欲的药食五味治疗规律是根据五脏的性能、病变特点，顺其性为补，逆其性为泻。如"肝欲散"，宜食辛味以散之；辛味可疏散肝气，故肝以辛味为补；酸味主收敛、与"肝欲散"之性相逆，故肝以酸味为泻。提示临床组方用药应考虑药食五味与五脏特性的关系。表6-3为五脏所欲及五味补泻的整理。

表6－3　五脏所欲及五味补泻

| 五脏 | 欲 | 急食 | 补 | 泻 |
|---|---|---|---|---|
| 肝 | 散 | 辛以散之 | 辛味 | 酸味 |
| 心 | 软 | 咸以软之 | 咸味 | 甘味 |
| 脾 | 缓 | 甘以缓之 | 甘味 | 苦味 |
| 肺 | 收 | 酸以收之 | 酸味 | 辛味 |
| 肾 | 坚 | 苦以坚之 | 苦味 | 咸味 |

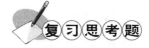

**复习思考题**

1. 何谓"脏气法时"？
2. 分析五脏"愈甚持起"的基本规律和机制。
3. 分析五脏与五味的补泻关系。

（汤朝晖）

# 宣明五气篇第二十三

扫码"学一学"

**要点导航**

1. 五脏各有与四时阴阳、五行相对应的不同生理、病理规律。
2. 五味所入和五味所禁集中体现了使用药食时必须走其所喜，也要适度。
3. 五脏所恶、五脏化液、五脏所主、五脏所藏体现的生理特点；五气所病、五精所并、五劳所伤、五病所发、五邪所乱体现一定的致病、发病规律。
4. 重视五脏内外联系、生克制化，对养生防病、临床诊治都有重要意义。

**【篇名释义】**

本篇继承五脏之气法象四时的理论，借用五味、五气、五精、五病、五邪、五劳及五脉等，阐明五脏五行之气的常变与顺逆的基本规律，故名。

**【原文阅习】**

五味所入[1]：酸入肝，辛入肺，苦入心，咸入肾，甘入脾。是谓五入。

五气所病[2]：心为噫[3]，肺为咳，肝为语[4]，脾为吞[5]，肾为欠[6]为嚏，胃为气逆为哕[7]为恐[8]，大肠小肠为泄，下焦溢为水，膀胱不利为癃[9]，不约为遗溺，胆为怒，是谓五病。

五精所并[10]：精气并于心则喜[11]，并于肺则悲[12]，并于肝则忧，并于脾则畏，并于肾则恐，是谓五并，虚而相并者也[13]。

五脏所恶：心恶热，肺恶寒，肝恶风，脾恶湿，肾恶燥，是谓五恶。

五脏化液：心为汗，肺为涕，肝为泪，脾为涎，肾为唾，是谓五液。

五味所禁：辛走气，气病无多食辛[14]；咸走血，血病无多食咸[15]；苦走骨，骨病无多食苦[16]；甘走肉，肉病无多食甘[17]；酸走筋，筋病无多食酸[18]。是谓五禁，无令多食。

五病所发[19]：阴病发于骨，阳病发于血，阴病发于肉，阳病发于冬，阴病发于夏，是谓五发。

五邪所乱[20]：邪入于阳则狂，邪入于阴则痹，搏阳则为巅疾，搏阴则为瘖[21]，阳入之阴则静，阴出之阳则怒，是谓五乱。

五邪所见[22]：春得秋脉，夏得冬脉，长夏得春脉，秋得夏脉，冬得长夏脉，名曰阴出之阳，病善怒，不治[23]，是谓五邪。皆同命，死，不治[24]。

五脏所藏：心藏神，肺藏魄，肝藏魂，脾藏意，肾藏志，是谓五脏所藏。

五脏所主：心主脉，肺主皮，肝主筋，脾主肉，肾主骨，是谓五主。

五劳所伤：久视伤血，久卧伤气，久坐伤肉，久立伤骨，久行伤筋，是为五劳所伤。

五脉应象：肝脉弦，心脉钩，脾脉代，肺脉毛，肾脉石，是为五脏之脉。

**【校勘注释】**

[1] 五味所入：五脏对应五行，相对应的五味当入五脏。酸味属木，肝属木，故酸入肝。

[2] 五气所病：脏腑之气异常呈现的病态。

[3] 噫：嗳气。

[4] 语：多言。

[5] 吞：吞咽，吞酸。

[6] 欠：呵欠。

[7] 哕：呕吐，气逆。

[8] 为恐：《黄帝内经太素》无此二字，疑为衍文。

[9] 癃：小便不利，难以排出。

[10] 五精所并：并，聚也。某一脏出现精气偏聚而盛，原因可有虚实两端，此段主言虚之理。

[11] 并于心则喜：心之气为火，肺虚而心精并而乘之则过喜。王冰注："《灵枢经》曰：'喜乐无极则伤魄。'魄为肺神，明心火并于肺金也。"

[12] 并于肺则悲：肝虚而肺气并而乘之则为悲。王冰注："《灵枢经》曰：'悲哀动中则伤魂。'魂为肝神，明肺金并于肝木也。"余下同理。

[13] 虚而相并者也：沈祖绵《读素问臆断》认为："律以上下文，是为五病、是为五恶、是为五液等文。"是注解窜人正文无疑。

[14] 辛走气，气病无多食辛：辛味有发散之性，属阳，随气而走散，气弱者或逆乱者过用辛味，可能加重。

[15] 咸走血，血病无多食咸：皇甫士安云："肾合三焦，血脉虽属于肝心，而为中焦之道，故咸人而走血也。"

[16] 苦走骨，骨病无多食苦：皇甫士安云："苦走心，此云走骨者，水火相济，骨气通于心也。"苦与骨同为阴，气同则入，过苦恐消肾骨，骨重而难举。

[17] 甘走肉，肉病无多食甘：甘入脾，脾主肌肉，过甘则满中，故痰湿内阻，肌肉肿胀之病，不可多食甘。

[18] 酸走筋，筋病无多食酸：酸入肝，性敛涩，太过则不利，故筋病不宜多食。

[19] 五病所发：五脏疾病好发的时间和部位。

[20] 五邪所乱：五脏被邪气侵袭后产生的逆乱。

[21] 瘖：通"喑"，音发不出。

[22] 五邪所见：五脏之邪的脉象表现。

[23] 名曰阴出之阳，病善怒，不治：《新校正》："文义不伦，必古文错简。"可从。

[24] 皆同命，死，不治：郭霭春按"命死不治"四字衍，"皆同"二字属上读。"是谓五邪皆同"指四时当其时而得相胜之脉。

**【要点解析】**

**1. 五气所病析理**

（1）心为噫　噫，嗳气，理当责之脾胃。言心病者，概因阳明经属胃又通过络脉与心连属，脾胃之气过盛，则邪可循经上干于心而致噫。故《素问·脉解》言："所谓上走心为噫者，阴盛而上走于阳明，阳明络属心，故曰上走心为噫也。"

（2）肺为咳　肺有宣降之功，主气，司呼吸。咳嗽乃肺失于宣降，故言。

（3）肝为语　语，多言。肝属木，在季应春，又与胆相表里，通少阳春生之气。肝胆气条畅，魂自安，则语言平和适当，若肝阳气升发太过，或郁结不畅，均可能出现多言失宜。如《素问经注节解》注："语者，所以畅中之郁也，肝喜畅而恶郁，故为语以宣畅气机之郁。"张介宾注："肝藏魂，厥逆在肝，则神魂乱，故言为谵妄。"

（4）脾为吞　吞，吞咽，吞酸。脾主运化，开窍于口，且脾经连舌本，脾不和则可能出现吞咽障碍，或不时吞咽，或吞酸。

（5）肾为欠、为嚏　欠，呵欠。《灵枢·口问》："阳引而上，阴引而下，阴阳相引，故数欠。"常人出现呵欠，是困顿欲寐之征；病人呵欠，是阴阳失调。嚏，喷嚏。《灵枢·口问》："阳气和利，满于心，出于鼻，故为嚏。"肺为气之主，胸中宗气贯心脉助呼吸；肾为气之根，肾与太阳相表里。故嚏也可视为阳气振奋的表现。另，《黄帝内经太素》无"为嚏"二字，故《素问识》疑此为衍文，可酌参。

**2. 病之五味所禁**

人与天地相参，同阴阳五行相合。五味与五脏分别对应相入，味各有其性，脏各有所主，故适则补养，过则伤败。所禁大抵可分两类，一是伤及本脏所主当禁，如气病无多食辛、肉病无多食甘、筋骨无多食酸等；二是伤及所胜与所不胜之脏当禁，如血病无多食咸、骨病无多食苦等。所以在应用药食时要充分考虑到药食性味、脏腑气血的功能状态，把握好尺度，即辨证论治、辨证施膳之理。关于此部分，《素问·生气通天论》《素问·脏气法时论》和《灵枢·五味论》等尚有较多内容，可互参。

**3. 五劳所伤**

五劳者，五脏之劳伤也，耗损精气。此处明言五劳所伤主要为外部过劳行为损伤五脏精气及相对应的五体等。肝开窍于目，目受血而能视，故久视会伤及阴血，尤其是肝血；肺主气，久卧肺气宣降功能减退，故伤气；脾主肌肉，长时坐立不动，有碍脾胃运化，加重肌肉弛废；肾主骨，久立导致肾虚骨弱；肝主筋，筋脉连缀关节，久行劳肝损筋。实际上五脏的劳伤还包括情志、饮食劳伤等，《诸病源候论》就记载有"志劳""思劳"等。

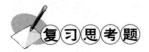

**复习思考题**

1. 五气所病对诊治疾病有什么具体的指导意义？

2. 五味过度可能会伤及哪些脏？其病机是什么？

3. 如何理解肺恶寒、肾恶燥？

4. 五脏脉象对于判断疾病顺逆有何启发？

（余海龙）

# 太阴阳明论篇第二十九

扫码"学一学"

## 要点导航

1. 脾与胃阴阳异位、虚实逆从的不同生理特点。

2. 从脾胃受邪、发病的不同特点提出"阳道实、阴道虚"的观点。

3. 脾"为胃行其津液"的生理及病理意义。

4. 提出"脾不主时"但又"常以四时长四脏"的观点，强调了后天脾胃的重要作用及临床意义。

【篇名释义】

本篇讨论了足太阴脾、足阳明胃的生理功能、病理变化，以及脾胃的相互关系，故名"太阴阳明论"。马莳曰："太阴者，足太阴脾也；阳明者，足阳明胃也。详论脾胃病之所以异名异状等义，故名篇。"

（一）

【原文阅习】

黄帝问曰：太阴阳明为表里，脾胃脉也，生病而异者，何也？岐伯对曰：阴阳异位[1]，更虚更实[2]，更逆更从，或从内，或从外[3]，所从不同，故病异名也。

帝曰：愿闻其异状也。岐伯曰：阳者，天气也，主外；阴者，地气也，主内。故阳道实，阴道虚。故犯贼风虚邪者，阳受之；食饮不节，起居不时者，阴受之。阳受之则入六腑，阴受之则入五脏。入六腑则身热，不时卧[4]，上为喘呼。入五脏则䐜满，闭塞，下为飧泄，久为肠澼。故喉主天气，咽主地气[5]。故阳受风气，阴受湿气[6]。故阴气从足上行至头，而下行循臂至指端；阳气从手上行至头，而下行至足。故曰：阳病者上行极而下，阴病者下行极而上[7]。故伤于风者，上先受之；伤于湿者，下先受之。

【校勘注释】

[1] 阴阳异位：一指经脉循行有上行下行之异，如王冰注："脾脏为阴，胃腑为阳，阳脉下行，阴脉上行。"二指脏腑阴阳所主不同，如张介宾注："脾为脏，阴也。胃为腑，阳也。阳主外，阴主内；阳主上，阴主下，是阴阳异位也。"两说互为发明。

[2] 更虚更实：春夏为阳，阳明之气与之相应，故春夏季阳明实而太阴虚；秋冬为阴，太阴之气与之相应，故秋冬季太阴实而阳明虚。

[3] 或从内，或从外：言经脉循行不同，如杨上善注："手三阴，从内向外也；手三阳，从外向内也。足之三阴，从外向内；足之三阳，从内向外也。"

[4] 不时卧：《针灸甲乙经》作"不得卧"，即应睡而不能入睡。

[5] 喉主天气，咽主地气：天气，清阳之气；地气，水谷之气。喉司呼吸，肺气所出，故喉主天气；咽纳水谷，下通于胃，故咽主地气。

[6] 阳受风气，阴受湿气：风为阳邪，故人体阳分受之；湿为阴邪，故人体阴分受之。同气相求也。

[7] 阳病者上行极而下，阴病者下行极而上：张志聪注："此言邪随气转也。人之阴阳出入，随时升降。是以阳病在上者，久而随气下行；阴病在下者，久而随气上逆。"

**【要点解析】**

**1. 脾胃的联系与区别**

脾胃所属经脉有别，具有"阴阳异位"的生理特点，故病理上"生病而异"。邪气伤人有阴阳之别，其气伤部位以类相从，同气相求。六淫之邪从外而入，多为阳热有余之证，而有身热、不得卧、喘呼诸症；饮食起居不慎，病从内生，多为里阴不足之证，而见腹胀、飧泄、肠澼诸疾。风为阳邪而易伤上、伤阳、伤胃；湿为阴邪而易伤下、伤阴、伤脾。疾病的发展有病随气转的趋向，故阳经之病，上行日久而转趋于下；阴经之病，下行日久转趋于上。

**2. 关于"阳道实，阴道虚"的含义及临床指导意义**

"阳道实，阴道虚"，凡事物之属于阳者，必有刚悍、充实、向外等特点；事物之属于阴者，必有柔弱、不足、向内等性质。以脾胃言之，阳明病多热多实，太阴病多寒多虚，故后世有"实则阳明，虚则太阴"之论。对于中焦病的特点，也可概括为"实证责之于胃，虚证责之于脾"。如胃亦有虚寒之证，但此类病证常兼脾虚表现，治疗时亦常从补脾入手，如理中汤也是治疗胃之虚寒的重要方剂；脾亦偶有实热证，治疗时也往往从泻胃入手，如泻黄散虽为泻脾而设，但方中栀子、石膏为泻胃之药。因此"阳道实，阴道虚"是对以阳明胃为代表的六腑及其络属的阳经、以太阴脾为代表的五脏及其络属的阴经的生理病理特点的高度概括。

## （二）

**【原文阅习】**

帝曰：脾病而四肢不用，何也？岐伯曰：四肢皆禀气于胃，而不得至经[1]，必因于脾，乃得禀也。今脾病不能为胃行其津液，四肢不得禀水谷气，气日以衰，脉道不利，筋骨肌肉，皆无气以生，故不用焉。

帝曰：脾不主时[2]，何也？岐伯曰：脾者土也，治中央，常以四时长[3]四脏，各十八日寄治，不得独主于时也。脾脏者，常著[4]胃土之精也。土者，生万物而法天地，故上下至头足，不得主时也。

帝曰：脾与胃，以膜相连耳，而能为之行其津液，何也？岐伯曰：足太阴者三阴[5]也，其脉贯胃，属脾，络嗌，故太阴为之行气于三阴。阳明者表也，五脏六腑之海也，亦为之行气于三阳[6]。脏腑各因其经[7]而受气于阳明，故为胃行其津液。四肢不得禀水谷气，日以益衰，阴道不利[8]，筋骨肌肉，无气以生，故不用焉。

**【校勘注释】**

[1] 至经：《黄帝内经太素》作"径至"。张介宾注："四肢之举动，必赖胃气以为用，然胃气不能自至于诸经，必因脾气之运行，是胃中水谷之气，化为精微，乃得及于四肢也。"

[2] 脾不主时：指脾不主一时，不主定时，而主四时，各十八日寄治，脾土居中央，以灌四旁，常以四时长四脏，是针对脾主长夏而提出的，均强调脾土的重要。

[3] 长：同"掌"，主也。

[4] 著：彰显。

[5] 三阴：高世栻注："厥阴为一阴，少阴为二阴，太阴为三阴，故足太阴者，三阴也。"

[6] 亦为之行气于三阳：张介宾注："阳明者，太阴之表也，主受水谷以溉脏腑，故为五脏六腑之海。虽阳明行气于三阳，然亦赖脾气而后行，故曰亦也。"

[7] 因其经：张介宾："因为经，因其脾经也。"

[8] 阴道不利：高世栻注："阴道不利，即脉道不利。"

**【要点解析】**

**1. 脾主胃辅的基本属性**

"脾能为胃行其津液"，脾胃为表里，以膜相连。胃为五脏六腑之海，所化生的精微赖脾转输，全身上下内外，无处不到，四肢也莫能外。因此，脾病不能运化水谷精气以营养四肢，筋骨肌肉得不到水谷精气滋养，因而肢体不能随意运动，即"脾病而四肢不用"。临床上此类病证多从脾胃入手，常能取得很好的疗效。

**2. 关于"脾不主时"的理解**

"脾不主时"的观点突出了《内经》重视脾胃的思想。脾运化水谷，化生气血，滋养四肢百骸，五脏六腑，如同自然界土能生长、滋养万物一样。本篇把"脾不主时"作为专题讨论，在于说明脾虽不独主一时，但却一年四季，无时不主，任何脏腑组织器官在任何时令中，都不能离于脾胃所运化的水谷精气滋养，与《素问·玉机真脏论》"脾脉者，土也，孤脏以灌四旁也"的思想一致。脾胃充盛，五脏安和；脾胃受损，《灵枢·本神》则认为"五脏不安"。临证中如果脾病影响四脏，分治四脏而不愈者，常通过治脾而愈，如《慎斋遗书·辨证施治》说："诸病不愈，必寻到脾胃之中，方无一失。何以言之？脾胃一伤，四脏皆无生气，故疾病日多矣。万物从土而生，亦从土而归。'补肾不若补脾'，此之谓也。治病不愈，寻到脾胃而愈者甚多。凡见咳嗽、自汗、发热、肺虚生痰，不必理痰清热，土旺而痰消热退，四君子加桂、姜、陈皮、北五味子，后调以参苓白术散。"李杲也是在《内经》重视脾胃理论的基础上，根据自己的临床实践发展出脾胃学说，更加丰富了《内经》有关脾胃的理论，至今仍有重要的现实意义。

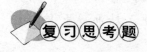

1. 对《素问·太阴阳明论》中"脾不主时"的学术观点是如何理解的？

2. 如何理解《素问·太阴阳明论》中提出的"阳道实，阴道虚"？有何指导意义？

3. 如何理解《素问·太阴阳明论》中"脾病而四肢不用"的观点？

（李　霞）

扫码"学一学"

# 热论篇第三十一

**要点导航**

1. 外感热病的命名与热病六经传变的规律及其临床表现。
2. 外感热病的治疗原则以及遗复与饮食禁忌。
3. 伤寒成温的分类及暑病的治疗原则。

**【篇名释义】**

本篇对热病的概念、病因病机、传变规律、六经证候、治则、预后、饮食禁忌等方面做了专门而系统的阐述，故名。

## （一）

**【原文阅习】**

黄帝问曰：今夫热病者，皆伤寒[1]之类也。或愈或死，其死皆以六七日之间，其愈皆以十日以上者。何也？不知其解，愿闻其故。岐伯对曰：巨阳者，诸阳之属[2]也。其脉连于风府[3]，故为诸阳主气[4]也。人之伤于寒也，则为病热，热虽甚不死。其两感[5]于寒而病者，必不免于死。

**【校勘注释】**

[1] 伤寒：病名。此为外感四时邪气引起的外感热病的总称，即广义伤寒。

[2] 巨阳者，诸阳之属：巨阳，指太阳。属，统摄、会合之意。张介宾注："太阳为六经之长，统摄阳分，故诸阳皆其所属。"

[3] 风府：穴位名。位于后项正中、入发际一寸处，属于督脉。

[4] 为诸阳主气：意指所有阳气的统率。杨上善注："诸阳者，督脉、阳维脉也。督脉，阳脉之海；阳维，维诸阳脉，总会风府，属于太阳。故足太阳脉为诸阳主气。"

[5] 两感：表里两经同时感受外邪，如太阳与少阴两感，阳明与太阴两感，少阳与厥阴两感。

**【要点解析】**

本段主要论述外感热病的概念、病因病机及预后。热病是外感六淫邪气所致的以发热为主要症状的一类疾病。外邪伤人，首犯太阳经，邪气随阳化热，故发热。在外邪中，以寒邪引起的热病最为多见，故言"伤寒之类"，这也是张机论外感病的辨证治疗时将书命名为《伤寒论》的主要原因。就病证名称而言，热病与伤寒各有侧重，"热病"是以主要症状命名，"伤寒"是以病因命名。《难经·五十八难》说："伤寒有五：有中风，有伤寒，有湿温，有热病，有温病。"前一伤寒为广义伤寒，后一伤寒为狭义伤寒。

外感热病的预后取决于邪正盛衰。若外邪束表，邪盛而正未衰，邪正交争剧烈则热甚，预后良好，即"热虽甚不死"。若两感于寒，表里同病，病邪迅速内传，伤及脏腑气血，邪盛正衰，则预后较差，即"必不免于死"。原文"死"与"不死"是相对而言，意指病情之轻重，预后之吉凶。

## （二）

**【原文阅习】**

帝曰：愿闻其状。岐伯曰：伤寒一日[1]，巨阳受之。故头项痛，腰脊强[2]。二日，阳明受之。阳明主肉，其脉挟鼻络于目，故身热[3]，目疼而鼻干，不得卧也。三日，少阳受之。少阳主胆[4]，其脉循胁络于耳，故胸胁痛而耳聋。三阳经络皆受其病，而未入于脏[5]者，故可汗而已。四日，太阴受之。太阴脉布胃中络于嗌，故腹满而嗌干。五日，少阴受之。少阴脉贯肾络于肺，系舌本，故口燥，舌干而渴。六日，厥阴受之。厥阴脉循阴器而络于肝，故烦满而囊缩[6]。三阴三阳，五脏六腑皆受病，荣卫不行，五脏不通，则死矣。

**【校勘注释】**

[1] 一日：与下文二日、三日等都是指外感热病传变的次序及发展的阶段，并非局限于具体日数。

[2] 头项痛，腰脊强："痛""强"互文。此句即言头项、脊背以及腰间僵硬疼痛。

[3] 身热：指发热较甚，遍及周身，扪之烫手，愈按愈热。张介宾注："伤寒多发热，而独此云身热者，盖阳明主肌肉，身热尤甚也。"

[4] 少阳主胆：据《针灸甲乙经》和《黄帝内经太素》，"胆"应作"骨"。结合前文，邪气由表入里而经皮、肉、骨的层次，故"骨"并非指骨骼，而是代表邪气深入的程度。可参。

[5] 未入于脏：指邪气仍在三阳之表，而未入三阴之里，故可用汗法治疗。

[6] 烦满而囊缩：厥阴受邪则烦闷而阴囊收缩。满，即懑，烦也。囊缩，阴囊收缩。在女子则少腹拘急。

**【要点解析】**

本段论述了外感热病的六经主症及传变规律。外感热病的六经证候与经脉循行相应，六经证候主要表现在相应经脉循行的部位上。本篇所列六经证候限于实证、热证，未及虚证、寒证，其中三阳经病证为表热实证，三阴经病证为里热实证，这种六经分证的分类方法为《伤寒论》六经辨证奠定了理论基础。《伤寒论》根据热病病位、病性和邪正关系的辨析，补充了虚证和寒证，并对每一经证候详述经证、腑证及各种变证、坏证，丰富和发展了《素问·热论》的证候分类思想。现将《素问·热论》与《伤寒论》六经分证异同比较如下（表6-4）。

表6-4　《素问·热论》与《伤寒论》六经分证异同

| 六经 | 经脉循行 | 《素问·热论》 | 《伤寒论》 |
| --- | --- | --- | --- |
| 太阳经 | 从巅入络脑，环出别下项，夹脊抵腰中 | 头项痛，腰脊强 | 脉浮，头项强痛，恶寒发热 |
| 阳明经 | 夹鼻，络于目 | 身热，目痛而鼻干，不得卧 | 身热，大汗出，口渴引饮，便结潮热，谵语 |
| 少阳经 | 循胁，络于耳 | 胸胁痛而耳聋 | 口苦咽干目眩，往来寒热，胸胁苦满 |
| 太阴经 | 布胃中，络于嗌 | 腹满而嗌干 | 腹满而吐，食不下，自利益甚 |
| 少阴经 | 贯肾，络于肺，系舌本 | 口燥舌干而渴 | 脉微细，但欲寐，手足逆冷 |
| 厥阴经 | 循阴器，络于肝 | 烦满而囊缩 | 消渴，气上冲心，心中疼热，饥不欲食，食则吐蛔，下之利不止 |

## （三）

**【原文阅习】**

其不两感于寒者，七日[1]，巨阳病衰，头痛少愈。八日，阳明病衰，身热少愈。九日，少阳病衰，耳聋微闻。十日，太阴病衰，腹减如故，则思饮食。十一日，少阴病衰，渴止不满，舌干已而嚏。十二日，厥阴病衰，囊纵，少腹微下[2]，大气[3]皆去，病日已矣。

帝曰：治之奈何？岐伯曰：治之各通其脏脉[4]，病日衰已矣。其未满三日者，可汗而已；其满三日者，可泄而已[5]。

帝曰：热病已愈，时有所遗[6]者，何也？岐伯曰：诸遗者，热甚而强食之，故有所遗也。若此者，皆病已衰，而热有所藏，因其谷气相薄，两热相合，故有所遗也。帝曰：善。治遗奈何？岐伯曰：视其虚实，调其逆从，可使必已矣。

帝曰：病热当何治之？岐伯曰：病热少愈，食肉则复，多食则遗[7]，此其禁也。

**【校勘注释】**

[1] 七日：与下文八日、九日等都是指热病过程中，病情转愈的次序。

[2] 囊纵，少腹微下：阴囊舒缓，少腹拘急有所减轻。纵，缓也。

[3] 大气：指邪气。王冰注："大气，谓大邪之气。"

[4] 各通其脏脉：分别疏通调治病变所在的脏腑经脉。

[5] 其未满三日者，可汗而已；其满三日者，可泄而已：热病未满三日，即病在三阳之表，可用针刺发汗解表以使热退；已满三日，即病在三阴之里，可用针刺清泄里热以使热平。

[6] 遗：指病邪遗留，迁延不愈，余热未尽。杨上善注："遗，余也。大气虽去，犹有残热在脏腑之内外，因多食，以谷气热与故热相薄，重发热病，名曰余热病也。"

[7] 食肉则复，多食则遗：热病之后，脾胃气虚，运化力弱，食肉则不化，多食则谷气壅塞，与邪热相互搏结，故有遗留或复发。张介宾注："复者，病复作；遗，则延久也。"

**【要点解析】**

**1. 外感热病的治疗原则**

本篇关于热病的治疗，提出了两个原则：一是"治之各通其脏脉"，即疏通病变所在脏腑的经脉，体现了辨经论治的思想；二是提出"其未满三日者，可汗而已；其满三日者，可泄而已"。此处之汗法、泄法，并非后世的药物发汗和泻下法，而是指针刺治疗的浅刺和深刺泄热法，正如顾尚之《素问校勘记》引程郊倩语："汗、泄二字，俱是刺法，刺法有浅有深，故云可汗可泄。"

**2. 外感热病的饮食禁忌**

本篇提出的"热遗"和"食复"两种情况，是热病过程中或热病之后，饮食不慎致热邪稽留不退或热病复发。其机理是外感热病时，脾胃虚弱，消化力差，再勉强多食或进食肉类等助热难化之物，则易致邪热与谷食之热相合，使热病缠绵难愈。正如张介宾《类经·疾病类》所说："凡病后脾胃气虚，未能消化饮食，故于肉食之类皆当从缓，若犯食复，为害非浅。其有挟虚内馁者，又不可过于禁制，所以贵得宜也。"

## （四）

**【原文阅习】**

帝曰：其病两感于寒者，其脉应与其病形，何如？岐伯曰：两感于寒者，病一日，则巨阳与少阴俱病，则头痛，口干而烦满。二日，则阳明与太阴俱病，则腹满，身热，不欲食，谵言。三日，则少阳与厥阴俱病，则耳聋，囊缩而厥，水浆不入，不知人，六日死[1]。帝曰：五脏已伤，六腑不通，荣卫不行，如是之后，三日乃死。何也？岐伯曰：阳明者，十二经脉之长也，其血气盛。故不知人，三日，其气乃尽，故死矣。

凡病伤寒而成温者，先夏至日者为病温，后夏至日者为病暑。暑当与汗皆出，勿止[2]。

**【校勘注释】**

[1] 水浆不入，不知人，六日死：水浆不入提示胃气乏竭，不知人提示神气将脱，均属危象。

[2] 暑当与汗皆出，勿止：汗出则暑邪随之外泄，故不可汗止。

**【要点解析】**

**1. 两感病的主症、传变规律及预后**

两感于寒是表里两经同时感受寒邪而发病，其机理多为正气虚于内，邪气感于外，故感邪之初即表现为表里两经同时受邪发病的特征。其临床特点是起病急、传变快、病情重、预后差，邪盛正衰矛盾突出。其以"水浆不入，不知人"作为死亡前的临床表现，反映了《内经》重视胃气在疾病转归中的作用，是五行重土思想在医学上的重要体现。受本篇精神影响，《伤寒论》中立法处方尤其注重"保胃气""存津液"，倡导发汗必滋化源，清下不伤胃气。

**2. 外感热病的温病与暑病之分**

以季节而言，温病发于夏至之前，暑病发于夏至之后。对其发病的认识，一种是从寒邪发病分析，正如吴崑所说："冬时中于寒邪，即病者名曰伤寒；不即病者，寒毒藏于肌肤，至春变为温病，至夏变为热病，此热病之辨也。"另一种是从四时邪气发病分析，即冬季感受寒邪为伤寒，春时感受温邪为温病，夏日感受暑邪为暑病。这种按四时邪气的性质分类疾病的方法对后世温病学的形成和发展有较大影响。

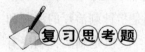

**复习思考题**

1. "巨阳"为何能"为诸阳主气"？

2. 怎样理解"三阳经络皆受其病，而未入于脏者，故可汗而已"？

3. 本篇是如何描述外感热病的预后及机制的？

（吴筱枫）

扫码"学一学"

# 评热病论篇第三十三

**要点导航**

1. 阴阳交的概念、病机、表现和预后。

2. 风厥的发病机理、临床特点和治则治法。

3. 劳风的发病机理、表现特征和预后。

4. 肾风的发病机理和临床特征。

**【篇名释义】**

本篇详细评议了阴阳交、风厥、劳风、风水等病的病因病机、临床表现、治则治法以及预后转归，因其皆属于热病的范畴，故姚止庵云："评热者，谓四者之病皆本于热，而评论之也。"

（一）

**【原文阅习】**

黄帝问曰：有病温者，汗出辄[1]复热，而脉躁疾不为汗衰，狂言，不能食，病名为何？岐伯对曰：病名阴阳交[2]，交者死也。帝曰：愿闻其说。岐伯曰：人所以汗出者，皆生于谷，谷生于精。今邪气交争于骨肉而得汗者，是邪却而精胜[3]也。精胜则当能食而不复热；复热者邪气也，汗者精气也。今汗出而辄复热者，是邪胜也；不能食者，精无俾[4]也。病而留者，其寿可立而倾也。且夫《热论》曰：汗出而脉尚躁盛者死。今脉不与汗相应，此不胜其病也，其死明矣。狂言者是失志，失志者死。今见三死[5]；不见一，生。虽愈必死也。

**【校勘注释】**

[1] 辄（zhé）：犹"即"，立刻、随即。

[2] 阴阳交：邪气深入于里，使阳气阴精交合互结，以致阳气亢盛阴精耗竭的危重证候。王冰注："交，谓交合。阴阳之气不分别也。"

[3] 邪却而精胜：病邪退却，精气胜复。却，犹"退"。《针灸甲乙经》作"退"，可证。

[4] 俾：补益。《说文解字》："俾，益也。"

[5] 三死：指在汗出辄复热之后再出现的不能食、脉躁疾、狂言三症。杨上善注："汗出而热不衰，死有三候：一不能食；二犹脉躁；三犹失志。"

**【要点解析】**

本段主要论述了阴阳交的发病机理、证候特征及其预后。原文明确指出阴阳交是外热邪气深入于里，致使阳气与阴精失于升降，阳气阴精互结不解，出现阳盛伤阴的危重证候，属于温热病过程中的一种逆证。滑寿注："交，谓交错也。交合阴阳之气，不分别也。"其基本病机是热邪炽盛，阴精衰竭，邪盛正衰，其病位在里、深及骨肉，病情凶险。就其临床表现而言，汗出之后，邪能随汗而出故不再发热，但阴阳交之所以"辄复热"，不仅因于热邪未能随汗而解，更因阴精虚衰益甚，并由此衍生出"三死"之逆症。所谓脉躁疾，此乃邪盛留恋、迫血妄行之故；不能食，实为胃气衰败之征，更致阴精化源匮乏；狂言，则是热扰心神、神明失守之象。正因为阴精已竭、正气大衰，而邪热依盛、留恋不去，故而"其寿可立而倾也""其死明矣"。然而，本证候虽然病情严重，预后凶险，却并非"虽愈必死"。如大剂使用益气增液等甘凉之剂而使之获救，也非绝无可能。正如吴瑭在《温病条辨》中所说："《经》谓必死之症，谁敢谓生，然药之得法，有可生之理。"至于预后，温病汗出不再发热，若见脉静身凉，是谓脉与汗相应，表示邪已随汗而出；能食，表示胃气尚存，阴精化源未断；神清，表示心神尚未昏乱。以此所见则为佳兆，皆因正虽已衰、阴虽已伤，然邪气也去，尚有恢复之机，故为不幸中之万幸。但是本节所论实为预后之凶兆。显而易见，后世温病学派崇尚顾护津液，强调"留得一分津液，便有一分生机"的理论，以及"热病以救阴为先，救阴以泄热为要"的治疗法则与相应方药等，无一不是受此的影响，并做了进一步的发挥。

## （二）

**【原文阅习】**

帝曰：有病身热，汗出烦满，烦满不为汗解，此为何病？岐伯曰：汗出而身热者风也；汗出而烦满不解者厥也，病名曰风厥[1]。帝曰：愿卒闻之。岐伯曰：巨阳主气，故先受邪，少阴与其为表里也，得热则上从之[2]，从之则厥也。帝曰：治之奈何？岐伯曰：表里刺之[3]，饮之服汤[4]。

**【校勘注释】**

[1] 风厥：是指太阳感受风邪，少阴肾气上逆，以发热、汗出、烦闷为特征的病证。马莳注："以其太阳感风，少阴气逆，名为风厥之证。"

[2] 得热则上从之：太阳受邪而化热，少阴肾气随太阳经逆上，形成上热下寒。杨上善注："肾间动气，足太阳所王，足太阳与足少阴表里。故太阳先受邪气，循脉而上于头，得热则足太阳上者从之受热，即为上热下寒，以为厥逆汗出不解烦满之病也。"

[3] 表里刺之：指刺法当泻足太阳补足少阴。张介宾注："阳邪盛则阴必虚，故当泻太阳之热，补少阴之气，合表里而刺之也。"

[4] 饮之服汤：《黄帝内经太素》《脉经》均无"服"字。王冰注："饮之汤者，谓止逆上之肾气也。"是王所据本亦无"服"字。

**【要点解析】**

本段论述了风厥的病因病机、症状特征及治疗原则。风厥为风邪外袭，足太阳感受风邪，足太阳与足少阴相表里，引动足少阴肾气上逆，表热里寒，上实下虚，虚实寒热混杂，表里同病。由于足太阳与足少阴表里两经同时发病，症状有表证之发热、汗出等，也有里证之烦满、四肢逆冷等。治则为表里同治，泻实补虚，即泻太阳、补少阴；治法宜用针刺清热解表，兼用汤剂补益肾精。

## （三）

**【原文阅习】**

帝曰：劳风[1]为病，何如？岐伯曰：劳风法在肺下[2]，其为病也，使人强上暝视[3]，唾出若涕，恶风而振寒，此为劳风之病。帝曰：治之奈何？岐伯曰：以救俯仰[4]。巨阳引精者三日[5]，中年者五日，不精者七日。咳出清黄涕，其状如脓，大如弹丸，从口中，若鼻中出，不出则伤肺，伤肺则死也。

**【校勘注释】**

[1] 劳风：是指过劳而致肾虚，因虚生内风，以恶风振寒、头项强直、唾痰如涕等为特征的病证。王冰注："从劳生风，故曰劳风。劳，谓肾劳也。肾脉者，从肾上贯肝膈，入肺中。故肾劳生风，上居肺下也。"

[2] 法在肺下："法"当作"发"，声误。《医垒元戎》引作"发"。可参。

[3] 强上暝视：于鬯校注："'上'疑'工'字之误，'工'盖'项'字之借。强工即强项。王注：'使人头项强'即其证矣。"

[4] 救俯仰：治宜宣肺理气、清热排痰。尤在泾云："肺主气而司呼吸。风热在肺，其液必结，其气必壅，是以俯仰皆不顺利，故曰当救俯仰也。救俯仰者，即理肺气、散邪气之谓乎。"俯仰，指呼吸困难、张口抬肩、屈伸困难。

[5] 巨阳引精者三日：针刺取太阳经穴，引动肾中精气上攻肺邪。王冰注："巨阳者，膀胱之脉也。膀胱与肾为表里，故巨阳引精也。"

**【要点解析】**

本段主要论述了劳风的病因病机、证候特征及治则治法。过劳（形劳、房劳）致虚，因虚而受风邪，邪气化热壅阻于肺，发为劳风。病位在肺，病机为太阳受风，卫阳虚衰，肺失清肃，痰热壅肺。主要临床表现特征有恶风振寒、项强暝视、唾出若涕、咳吐黄痰等。治则为"救俯仰"，即宣肺理气、清热排痰。治法为针刺足太阳膀胱经穴引动肾精。吴崑指出："巨阳与少阴肾经为表里，肾者精之府。精，阴体也，不能自行，必巨阳之气引之，乃能施泄，故曰巨阳引精。是为少壮之人也，水足以济火，故三日可愈。中年者，精虽未竭，比之少壮则弱矣，故五日可愈。老年之人，天癸竭矣，故云不精。不精者，真阴衰败，水不足以济火，故治之七日始愈。"劳风病预后转归与肾中精气密切相关，少壮之人精气充盈，病程短预后好；老年病人精气衰败，病程较长。

本文提出"救俯仰"，强调采用因势利导的排痰祛邪法是决定本病预后的关键，"不出则伤肺，伤肺则死也。"风热在肺，热结痰凝，痰浊壅肺，伤精耗气，肺失宣降，可导致窒息而死亡。因此，后世《金匮要略》提出"肺痈"是对劳风病的进一步发展和深化认识，并且以清热泻肺、排脓排毒为治则，设葶苈大枣泻肺汤、桔梗汤、苇茎汤等方剂，极大地丰富和发展了劳风病的辨证论治的手段和方法。

（四）

**【原文阅习】**

帝曰：有病肾风[1]者，面胕庞然[2]，壅害于言，可刺不[3]？岐伯曰：虚不当刺，不当刺而刺，后五日其气必至[4]。帝曰：其至何如？岐伯曰：至必少气时热，时热从胸背上至头，汗出手热，口干苦渴，小便黄，目下肿，腹中鸣，身重难以行，月事不来，烦而不能食，不能正偃，正偃则咳甚，病名曰风水，论在《刺法》中。

帝曰：愿闻其说。岐伯曰：邪之所凑，其气必虚。阴虚者阳必凑之，故少气时热而汗出也。小便黄者，少腹中有热也。不能正偃者，胃中不和也。正偃则咳甚，上迫肺也。诸有水气者，微肿先见于目下也。帝曰：何以言？岐伯曰：水者阴也，目下，亦阴也。腹者至阴之所居，故水在腹者，必使目下肿也。真气上逆[5]，故口苦舌干，卧不得正偃，正偃则咳出清水也。诸水病者，故不得卧，卧则惊，惊则咳甚也。腹中鸣者，病本于胃也。薄脾则烦不能食。食不下者，胃脘隔也。身重难以行者，胃脉在足也。月事不来者，胞脉闭也。胞脉者，属心而络于胞中。今气上迫肺，心气不得下通，故月事不来也。帝曰：善！

**【校勘注释】**

[1] 肾风：外感风热伤肾，肾失主水，水湿泛溢，以面目浮肿为特征的病证。张志聪注："肾风者，因风而动肾藏之水，故又名风水。"

[2] 面胕瘟然：面部浮肿。王冰注："瘟然，肿起貌。壅，谓目下壅，如卧蚕形也。肾之脉，从肾上贯肝膈，入肺中，循喉咙挟舌本，故妨害于言语。"

[3] 不：古同"否"。吴崑注："不，否同。"

[4] 其气必至：病邪来盛。王冰注："谓病气来至也。然谓脏配一日，而五日至肾。夫肾已不足，风内薄之，谓肿为实，以针大泄，反伤脏气，真气不足，不可复，故刺后五日其气必至也。"

[5] 真气上逆：心气上逆。张志聪注："真气者，脏真之心气也。心属火而恶水邪，水气上乘，则迫其心气上逆，是以口苦舌干。"

**【要点解析】**

本段主要论述了肾风的发病机理、症状特征及转归。肾风是风热侵袭，肾不主水，水液泛滥，引起的以面部浮肿为临床表现特征的病证。吴崑认为："肾者水脏，故水邪居之。水邪又协风邪，名曰肾风。"其基本病机为肾虚不足，风热内侵，肾失气化，水停内外，上犯肌肤。属于表里同病、本虚标实和以本虚为主的常见病。治宜标本兼顾，重在治本，补益肾气温阳利水。

肾风的本质是本虚标实，而且以肾气虚衰为主，治不可轻用泻法（刺法）。风水是肾风妄用刺法失治误治所产生的重症。高世栻认为"肾受风邪，风行水涣，故病名风水"，然而"虚不当刺，不当刺而刺，后五日其气必至"。误用刺法，则肾气虚益盛，致使水湿泛滥，肾风病恶化，故其病机更为复杂，侵犯多脏腑，如水气上迫于肺，引起仰卧咳甚；水邪凌心，心火上越，引起口苦、口干、尿黄等；水邪犯脾，脾失运化，气血不足，引起烦闷、不能食、身重乏力；水邪犯胃，胃失和降，引起不得仰卧、肠鸣腹泻等；水停下焦，闭阻胞脉，引起月经紊乱等。因此，风水证是肾风的重症之一，本文对肾风失治误治导致风水的描述，是强调要准确认识肾风的发病机制，正确运用治则治法，深刻把握肾风病发展变化，能够对肾风病的转归有所预见，防止发生变证，具有重要的临床指导意义。

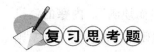

**复习思考题**

1. 试析阴阳交的病因病机、临床表现以及预后。

2. 分析风厥病的病因病机、临床表现特征及治则治法。

3. 阐述劳风病的病因病机、临床表现特征及治则治法，联系临床案例说明之。

4. 详析肾风和风水的联系和区别，试举临床案例说明之。

（赵　博）

# 逆调论篇第三十四

扫码"学一学"

**要点导航**

1. 肉烁，是人体阴虚阳盛，阴不制阳引起的肌肉消瘦、四肢烦热的病证。

2. 骨痹，是肾水偏寒，又伤水湿，内消肾阳引起的寒甚至骨、关节拘挛的病证。

3. 肉苛，是营卫俱成引起的肌肉顽麻沉重的病证。

4. 不得卧，有胃失和降所致者，胃失和降则阳明气逆而诸阳皆逆，卧不安宁，其病在胃；又有水气上逆所致者，水气上逆则不能卧，卧则喘，其病本在肾，末在肺，为标本俱病。

**【篇名释义】**

本篇所论内热肉烁、骨痹、肉苛以及不得卧等病证，主要是阴阳失调、水火不济、营卫两虚、脏气逆乱所引起，所以篇名叫做"逆调论"。

（一）

**【原文阅习】**

黄帝问曰：人身非常温也，非常热也[1]，为之热而烦满者，何也？岐伯对曰：阴气少而阳气胜，故热而烦满也。帝曰：人身非衣寒也，中非有寒气也[2]，寒从中生者，何？岐伯曰：是人多痹气[3]也，阳气少，阴气多，故身寒如从水中出。

**【校勘注释】**

[1] 人身非常温也，非常热也：此"温""热"非指通常感受外邪所致的温热病，而是由于人体自身阴阳失调而寒热自生。

[2] 人身非衣寒也，中非有寒气也：指人体的寒冷不是因衣服单薄，也不是因为人体内有寒气。

[3] 痹气：指气机闭滞不通。吴崑注："痹气者，气不流畅而痹着也。"

**【要点解析】**

本段经文论述了人体阴阳失调产生寒热病变的病机与病证。人体在没有明显感受外邪的情况下，发生或寒或热的病理变化，是机体自身的阴阳失调所致。内热的病机为人体

"阴气少而阳气胜",阴虚不能制阳,阳气偏亢,热在中,故而"热而烦满"。内寒的病机为"阳气少,阴气多",阳气虚少不能制约阴气,使阴寒偏盛,气机闭塞不能畅达于外,则身体寒冷,"如从水中生"。强调了人体自身阴阳平衡的重要性。

（二）

**【原文阅习】**

帝曰：人有四肢热,逢风寒[1]如炙如火[2]者,何也? 岐伯曰：是人者阴气虚,阳气盛。四肢者阳也,两阳相得[3]而阴气虚少,少水不能灭盛火[4],而阳独治[5],独治者不能生长[6]也,独胜而止耳,逢风而如炙如火者,是人当肉烁[7]也。

帝曰：人有身寒,汤火不能热,厚衣不能温,然不冻栗[8],是为何病? 岐伯曰：是人者,素肾气胜,以水为事[9],太阳气衰,肾脂枯不长,一水不能胜两火[10]。肾者水也,而生[11]于骨,肾不生则髓不能满,故寒甚至骨也。所以不能冻栗者,肝一阳也,心二阳也[12],肾孤脏也[13],一水不能胜二火[14],故不能冻栗,病名曰骨痹,是人当挛节[15]也。

**【校勘注释】**

[1] 寒：观下文"逢风而如炙如火者",此疑是"而"字。

[2] 如炙如火：《新校正》云："《黄帝内经太素》云：'如炙于火。'当从《黄帝内经太素》之文。"

[3] 两阳相得：本已四肢发热,加之重感风邪,风为阳邪,以助热势,故曰。张介宾注："四肢者,诸阳之本也。风者阳气也,以四肢之热,而逢风于外,是谓两阳相得。"

[4] 少水不能灭盛火："灭",《黄帝内经太素》作"减"。指阴气衰少,肾水不足,不能抵御两阳相并的盛火。少水,指阴气衰少；盛火,指阳气亢盛。

[5] 阳独治：指阴虚之极而阳气独旺。王冰注："治者,王也。"

[6] 独治者不能生长：指阳气独盛于身,则独阳不长。张介宾注："阳独治者,孤阳也。故不能生长,而止能为热耳。"

[7] 肉烁：指肌肉干枯消瘦。

[8] 冻栗：指因寒冷而战栗。

[9] 素肾气胜,以水为事：平素肾气旺盛之人持肾气之盛,或多欲不节,或水中作业,以致肾气耗损为病。

[10] 水不能胜两火：高世栻注："一水不能胜两火,七字在下,误重于此,衍文也。"

[11] 生：《针灸甲乙经》《黄帝内经太素》均作"主"。

[12] 肝一阳也,心二阳也：肝为阴中之阳,故称一阳；心为阳中之阳,故称二阳。高世栻注："肾水生肝木,肝木阴中之阳故为一阳；少阴合心火,心为阳中之阳,故为二阳。"

[13] 肾孤脏也：肾为阴中之阴,无阳匹配,故为孤脏。

[14] 一水不能胜二火：肾为水脏,是谓一水；心为君火,肝胆内寄相火,是谓二火。肾精亏虚,一水已竭,二火犹在,故一水不能胜二火。

[15] 挛节：指筋脉骨节拘挛。

**【要点解析】**

**1. 肉烁的病机及临床表现**

肉烁的病机是阴阳水火失调。水不足,阴气虚,则不能制阳,水不制火,使火独亢,若复受风之阳邪，两阳相得，则阴气愈虚，火势愈旺，煎熬阴津，久而表现为四肢发热、肌肉消瘦，成肉烁之证。

**2. 骨痹的病机及临床表现**

骨痹的病机为肾水偏寒，又以水为事，内消肾阳，但未损伤心肝，一水已竭，二水犹存，肾阳亏虚，阴寒气胜，故汤火厚衣也不得温暖，且肾精枯竭不充，发为筋脉骨节拘挛之骨痹。

**3. "素肾气胜，以水为事"的含义**

关于"素肾气胜，以水为事"诸注不一，主要观点有三。①恃其肾气之胜，生活工作环境经常接近水湿之气，涉水冒雨，或水中作业等，如张琦注："以水为事，涉水游泳之类。恃其肾气之胜，而冒涉寒水。"②素本肾气充盛，恃其强而纵欲，房事无度，如姚止庵注："肾气素胜，则恃其强而纵欲矣，故云以水为事。"③平素肾中水寒之气偏盛，膀胱之水寒，如张志聪注："肾气胜者，肾水之气胜也。以水为事者，膀胱之水胜也。谓其人水寒之气偏胜，水寒偏胜，则太阳气衰。"可互参。

## （三）

**【原文阅习】**

帝曰：人之肉苛[1]者，虽近衣絮，犹尚苛也，是谓何疾？岐伯曰：荣气虚，卫气实也[2]，荣气虚则不仁[3]，卫气虚则不用[4]，荣卫俱虚则不仁且不用，肉如故[5]也，人身与志不相有[6]，曰死。

**【校勘注释】**

[1] 肉苛：即肌肉顽麻沉重、行动不便的病证。为荣卫俱虚，肌肉失煦失濡所致。张介宾注："苛者，顽木沉重之谓。"

[2] 荣气虚，卫气实也：丹波元简注："下文云：荣气虚则不仁，卫气虚则不用，营卫俱虚，则不仁且不用，则此七字不相冒，恐是衍文。"

[3] 不仁：指皮肉不知寒热痛痒。

[4] 不用：指肢体不能随意运动。

[5] 肉如故：《黄帝内经太素》作"肉如苛"。当从。

[6] 人身与志不相有：指意志不能感觉身形受到的刺激，意志也不能支配身形的活动。

**【要点解析】**

本段主要论述了肉苛的病机及临床表现。肉苛的病机是荣卫两虚，肢体皮肉失养。营行脉中，卫行脉外，营血主濡养，卫气主温煦，营卫调和，则寒温痛痒感觉如常。若营卫气虚，则痛痒冷热不觉而不仁，肢体不能随意运动，身形与神志不相协调，发为肉苛，预后不良。

"肉苛"的病名今之临床已罕用，但其病证为临床常见。"荣气虚则不仁，卫气虚则不用"的理论，对后世临床辨证治疗皮肉顽麻不仁、肢体举动不遂等病证有指导意义。如《金匮要略·血痹虚劳病脉证治》谓："血痹阴阳俱微，寸口关上微，尺中小紧，外证身体不仁，如风痹状，黄芪桂枝五物汤主之。"黄芪桂枝五物汤由桂枝汤合补血汤加减而成，桂枝汤滋阴和阳，调和营卫，振奋中焦气血；补血汤气血双补，益营卫之源，不仅能促进气血生成，还有行气和血之功，使气血畅通，痹阻之营血得以缓解。

## （四）

**【原文阅习】**

帝曰：人有逆气不得卧而息有音者，有不得卧而息无音者，有起居如故而息有音者，有得卧行而喘者，有不得卧不能行而喘者，有不得卧卧而喘者，皆何脏使然？愿闻其故。岐伯曰：不得卧而息有音者，是阳明之逆也。足三阳者下行[1]，今逆而上行，故息有音也。阳明者胃脉也，胃者六腑之海，其气亦下行，阳明逆不得从其道，故不得卧也。《下经》[2]曰：胃不和则卧不安[3]。此之谓也。夫起居如故而息有音者，此肺之络脉逆也，络脉不得随经上下，故留经而不行[4]，络脉之病人也微，故起居如故而息有音也。夫不得卧卧则喘者，是水气之客也。夫水者循津液而流也。肾者水脏，主津液，主卧与喘[5]也。帝曰：善。

**【校勘注释】**

[1] 足三阳者下行：足之三阳经皆起于头而下行至足，其气以降为顺。

[2] 《下经》：古代医学典籍，现已亡佚。

[3] 胃不和则卧不安：阳明经脉之气逆，致胃气失于和降，故睡眠不安。张琦注："卫气昼行于经则寤，夜行于脏则寐，而卫气之出入依乎胃气，阳明逆则诸阳皆逆，不得入于阴，故不得卧。"

[4] 留经而不行：指络脉之气留于本经，而不行于别经。马莳注："络脉不得随经上下，故留于本经，而不能行之别经。"

[5] 主卧与喘：肾为水脏，主持津液，若肾病则不能主水，水气上逆犯肺，则气喘而不能安卧。

**【要点解析】**

**1. 喘息的病机及临床表现**

本段经文论述了脏腑经络之气逆乱所致喘息的病机及临床表现。气机逆乱的部位不同，症状各异，气逆于上，则肺络气逆，症见"起居如故而息有音"，其病变较轻微；气逆于中，则胃气逆上，症见"不得卧而息有音"，其病较重；气逆于下，则肾之水气上逆，症见"不得卧、卧则喘"，其病情更加严重。

文中帝问有六，岐伯所答者仅三。王冰、马莳、张琦等注家多认为经文有脱简，吴崑不仅认为有脱简，而且还补入"有不得卧而息无音者，阳明实也……""有得卧行而喘者，此阴气虚也……""有不得卧不能行而喘者，此肺与阳明病也……"三条。张介宾、张志聪、高世栻等认为，经文可以同类相并，故不复答。但是细究原文，虽可以类相并，但义不尽可，不可浑然隐括，故王说可从。

**2. "胃不和则卧不安"的论点**

本段经文指出，阳明经脉气逆，不得从其道，胃气失于和降而致卧不安。《内经》用半夏秫米汤治疗不安眠，即是和胃降浊安眠之法。后世医家据此多有发挥，如清·张璐认为多为宿食痰火所致，在《张氏医通·不得卧》指出："脉数滑有力不眠者，中有宿食痰火，此为胃不和则卧不安也。"程国彭认为是食积所致，《医学心悟》云："有胃不和卧不安者，胃中胀闷疼痛，此食积也，保和汤主之。"在临床上，失眠多兼纳差、脘腹胀满、胸闷嗳气、呕吐吞酸、大便失调等胃气不和症状，可分别施以清热化湿、祛痰化浊、清泄郁热、消食导滞、通腑开壅、消痞降逆、温阳建中、滋润中土等法，使胃气调和，"卧不安"则愈。

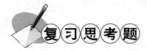 复习思考题

1. 为什么说"胃不和则卧不安"？
2. 如何理解"肾者水藏，主津液，主卧与喘"？
3. 为什么"骨痹寒冷独甚而不冻栗"？
4. 如何理解篇题"逆调论"之内涵？
5. 如何理解"络脉之病人也微"与"久病入络"？

(蒋　筱)

# 咳论篇第三十八

扫码"学一学"

👉 **要点导航**

> 1. 肺咳的病因：一因外感，二由内伤。外内合邪更易伤肺，尤重寒邪。
> 2. 五脏六腑皆可令人咳，他脏腑可累及肺，也与季节密切相关。
> 3. 五脏咳有肺咳、心咳、肝咳、脾咳、肾咳，六腑咳有胃咳、胆咳、大肠咳、小肠咳、膀胱咳、三焦咳。其不仅各有不同的症状，且有由脏及腑的传变规律。
> 4. 咳嗽的治疗原则是"治脏者治其俞，治腑者治其合，浮肿者治其经"，体现了辨经论治的针刺原则。

**【篇名释义】**

咳，咳嗽也。《素问吴注》："有声之谓咳，连声之谓嗽，不言嗽，省文也。"本篇从整体出发，专论咳病的病因病机、证候分类、临床表现、传变规律及针刺治疗原则，故名。

(一)

**【原文阅习】**

黄帝问曰：肺之令人咳，何也？岐伯对曰：五脏六腑皆令人咳，非独肺也。帝曰：愿闻其状。岐伯曰：皮毛者，肺之合也，皮毛先受邪气，邪气以从其合也。其寒饮食入胃，从肺脉上至于肺[1]，则肺寒。肺寒则外内合邪[2]，因而客之，则为肺咳。

五脏各以其时受病[3]，非其时，各传以与之[4]。人与天地相参，故五脏各以治时[5]，感于寒则受病，微则为咳，甚者为泄、为痛。乘[6]秋则肺先受邪，乘春则肝先受之，乘夏则心先受之，乘至阴则脾先受之，乘冬则肾先受之。

**【校勘注释】**

[1] 其寒饮食入胃，从肺脉上至于肺：手太阴肺经起于中焦，下络大肠，还循胃口，上膈属肺。故寒饮食入胃，寒气循而上入肺。

[2] 肺寒则外内合邪：肺寒是外感寒邪和内伤寒饮食相合所致。外，此指外感寒邪；内，此指内伤寒饮食。

[3] 五脏各以其时受病：五脏分别在各自所主的季节里感邪而发病。

[4] 非其时，各传以与之：非其时，不是肺所主的秋季；之，指肺。意为肝、心、脾、肾在各自所主的季节里受邪发病后，分别传变于肺以致咳病。《黄帝内经素问集注》："如非其秋时，则五脏之邪，各传与之肺而为咳也。"

[5] 治时：五脏各自所主的时节。

[6] 乘：趁也，此指遇时。

**【要点解析】**

本段主要论述了咳嗽的病因病机及临床启发。咳病的发病机理有二：一因外感寒邪，外寒经由与肺相合之皮毛从表入里，内传到肺；二因内伤寒饮食，寒经肺脉自下而上，传至于肺。外内之寒邪相合，闭阻于肺，致肺气失于宣降，气逆则为咳，故张介宾说："咳嗽之要，止惟二证，何谓二证？一曰外感，一曰内伤而尽之矣。"由是凡治咳嗽首当辨清是外感所发，还是内伤所致。需要注意的是，本节虽重点提及寒邪是导致咳嗽的原因，但寒邪并不是唯一，其他六淫邪气也有可能致病，《素问·生气通天论》就有"秋伤于湿，上逆而咳"之说。

何为五脏六腑皆令人咳？《素问·宣明五气》曰："肺为咳。"本节首先肯定了肺之令人咳，咳病是肺脏受邪、肺气上逆的病理表现。但人体自身是一个整体，脏腑之间相互联系、相互影响，所以他脏的病理改变亦可致肺气上逆而发生咳，故有"五脏六腑皆令人咳，非独肺也"的著名论断，这也是《内经》整体观念在病理学上的反映。"肺者，藏之长也，为心之盖也"（《素问·要论》），又"朝百脉"（《素问·经脉别论》），其他脏腑的病理变化皆能导致肺失宣降而咳，故陈念祖说："咳嗽不止于肺，亦不离乎肺也。"因此，临床辨证必须辨清是肺本脏所病，还是他脏的病变所累。如为肝火上犯、脾虚不济、肾虚水逆等所致，则应采用佐金平木、培土生金、温肾利水等法以治。此外，肺脏咳病，也可引发其他脏腑咳，如下文所言"五脏之久咳，乃移于六腑""肺咳不已，则大肠受之"。

本段还论述了脏腑咳的辨治启发。本篇提出"五脏六腑皆令人咳"，以咳嗽示例，给后世辨证论治树立了榜样，旨在告诫任何病证都应全面考虑五脏六腑与之的整体关系，惟有从整体联系准确把握病机的实质，才能做到有的放矢，治病求本。至于本节所示咳病与季节的关系，一方面阐释五脏各自主时受邪发病，进而影响肺，从发病时间的角度强化了"五脏六腑皆令人咳"的观点；另一方面揭示了五脏对相应季节时邪的易感性，是人与自然整体联系在发病观上的反映，也启示了治疗必须因时而制宜。

（二）

**【原文阅习】**

帝曰：何以异之？岐伯曰：肺咳之状，咳而喘息有音，甚则唾血。心咳之状，咳则心痛，喉中介介如梗状[1]，甚则咽肿、喉痹[2]。肝咳之状，咳则两胁下痛，甚则不可以转，转则两胠[3]下满。脾咳之状，咳则右胁下痛[4]，阴阴[5]引肩背，甚则不可以动，动则咳剧。肾咳之状，咳则腰背相引而痛，甚则咳涎。

**【校勘注释】**

[1] 喉中介介如梗状：咽部不适，如同有物梗塞。介，通"芥"，指小草，杂草。梗，《黄帝内经太素》作"哽"。"梗"与"鲠"相通，即草梗或者鱼刺。

[2] 喉痹：病名。指咽喉肿痛、吞咽不利之病证。

[3] 胠：腋下胁肋部。

[4] 咳则右胁下痛：咳时引右胁疼痛。王冰注："脾气主右，故胁下阴阴然深慢痛。"然《素问经注节解·卷三》注云："右者，肺治之部，脾者气之母，脾病及于肺，故令右胁痛。"可从。

[5] 阴阴：孙鼎宜校曰："阴读殷，声误。《诗·正月》传：'殷殷然痛也。'"殷，盛貌，严重。

**【要点解析】**

前言五脏六腑皆令人咳，此部分重点阐释了五脏咳的不同症状。如肺主气司呼吸，咳有声，甚者咯血；手少阴心经上行夹咽，故咳而心痛，或喉中梗塞；足厥阴肝经布胁肋，故肝咳胁痛，甚不能转侧；足太阴脾经上行夹咽，气主右，故咳而右胁下隐隐作痛；足少阴肾贯脊，肾主腰府，故肾咳而腰背引痛。主由邪犯各脏及其经脉，导致脏腑功能紊乱，经脉气血逆乱，影响肺而咳，但又具有该脏气血经络失调的证候，如因气血阻滞不通在相应的部位出现疼痛，以及经脉所过之处的异常症状。

## （三）

**【原文阅习】**

帝曰：六腑之咳，奈何？安所受病？岐伯曰：五脏之久咳，乃移于六腑。脾咳不已，则胃受之。胃咳之状，咳而呕，呕甚则长虫[1]出。肝咳不已，则胆受之。胆咳之状，咳呕胆汁。肺咳不已，则大肠受之。大肠咳状，咳而遗失[2]。心咳不已，则小肠受之。小肠咳状，咳而失气[3]，气与咳俱失。肾咳不已，则膀胱受之。膀胱咳状，咳而遗溺[4]。

久咳不已，则三焦受之。三焦咳状，咳而腹满，不欲食饮。此皆聚于胃，关于肺[5]。使人多涕唾，而面浮肿。气逆也。

**【校勘注释】**

[1] 长虫：指蛔虫。《说文解字·虫部》："蚘，腹中长虫也。"蚘，蛔之异体字。《灵枢·厥病》："痛有休止，腹热喜渴涎出者，是蛟蚘也。"

[2] 遗失：大便失禁。失，《针灸甲乙经》《黄帝内经太素》均作"矢"，通"屎"。

[3] 失气：即矢气，指肛门排气。

[4] 遗溺：溺，同"尿"。此指小便失禁。

[5] 聚于胃，关于肺：邪气聚于胃，上犯于肺而成咳。主言三焦咳与肺胃的关系密切。

**【要点解析】**

**1. 六腑咳的辨证**

按条文所示，六腑咳是五脏久咳不愈，分别传于与其相表里的六腑而致。临床表现除了咳之主症，还有六腑功能紊乱、经气失调的证候。胃咳因胃气不降，故咳而呕吐，重者吐蛔；胆咳因气逆太过，故咳呕胆汁；大肠咳因失于传导，故咳而遗矢；小肠咳因化物失职，气下奔，故咳而矢气；膀胱咳因失于约束，故咳而遗溺；三焦咳因气机壅闭，气化不行，故咳而腹胀不食。

**2. 咳嗽的传变规律**

本节言明，五脏久咳不愈可传于与其相表里的六腑，即由脏传腑。由于五脏咳为前期病变，其主要表现以各脏功能经气失调为主，其病情相较简而轻，实证较多，其症除咳之外，多兼"痛"。六腑咳乃后期病变，其病机又以功能障碍与气机气化失调为主，虚证较多，其症除咳之外，尚可兼"泄""下陷""上逆"等，故病情相对较复杂，较重。再者，"久咳不已，则三焦受之"也有传变之意，以部位论之，咳渐至肺、脾、肾，波及广泛，水液代谢失调，腹满不欲饮食，甚至浮肿，如《素问经注节解·卷三》注："故久咳不已三焦受之，三焦者，复帱上下，囊括一身，以气为用也。"所以本篇不仅揭示了咳病可由脏及腑、由轻至重、由实转虚的特殊传变规律，其按脏腑分证的方法也为后世脏腑辨证立意。

如何理解"聚于胃，关于肺"？这是对前述诸咳的小结，虽然"五脏六腑皆令人咳"，然而咳病与肺胃最相关，所以这是对咳与肺胃（此处实际当包括脾）相互关系的阐述，也是对咳嗽病机的高度概括。这有一定的生理基础：其一，手太阴肺经起于中焦，下络大肠，还循胃口，过膈，属肺，肺胃经脉相连；其二，肺合皮毛，主肃降，胃为水谷受纳之腑，以降为顺，脾为水谷运化之脏，脾气散精上归于肺，肺脾功能相依，倘若脾胃有病，失于受纳与运化，气血化源不足，土不生金，肺脏失于充养，肺气不足，表卫不固，则易感受外邪由皮毛内合于肺而病咳；脾胃有病，寒饮食入胃或水湿不运，不仅可停聚于中焦，亦可经肺脉上逆到肺，闭阻肺气，失于宣降而咳；再者，胃居中焦枢纽，其他脏腑邪气可传聚于胃，上逆于肺而为咳。如张介宾《类经·疾病类》注："诸咳皆聚于胃，关于肺者，以胃为五脏六腑之本，肺为皮毛之合……阳明之脉起于鼻，会于面，出于口，故使人多涕唾而面浮肿。"所以临床治咳病，重视治肺，也可以通过治胃来实现，如张机治疗饮病咳喘的方剂小半夏汤、小半夏加茯苓汤、小青龙汤中就体现了和胃降逆、去中焦水湿之法。盖后世所谓"脾为生痰之源，肺为贮痰之器"之说实源于此，影响深远。

## （四）

**【原文阅习】**

帝曰：治之奈何？岐伯曰：治脏者治其俞[1]，治腑者治其合[1]，浮肿者治其经[1]。帝曰：善。

**【校勘注释】**

[1] 俞、合、经：指五输穴中的俞穴、合穴与经穴，即井、荥、输、经、合，分布在肘膝关节以下，是十二正经上的特殊穴位。《灵枢·九针十二原》："所出为井，所溜为荥，所注为俞，所行为经，所入为合。"

**【要点解析】**

本段主要论述了咳病的针刺治疗原则及临床指导意义。本节直接指出咳病的针刺原则是"治脏者治其俞，治腑者治其合，浮肿者治其经"。俞、合、经即输穴、合穴、经穴，属于十二经脉上的"五输穴"，输为脉气灌注运输之处；经，为脉气畅行所过之处；合，为脉气汇聚深入之处。治五脏之咳，选取所病脏的俞穴，即"肺输太渊，脾输太白，心输神门，肾输太溪，肝输太冲"；治六腑之咳，选取所病腑的合穴，即"大肠合曲池，胃合三里，小肠合小海，膀胱合委中，三焦合天井，胆合阳陵泉"；若有浮肿等兼症，则选取所病脏或腑的经穴。这种根据病变所在而分经论治、辨证取穴的原则，不仅与"五脏六腑皆令人咳，非独肺也"的观点相符合，也是《内经》辨证论治学术观念的体现，有重要的指导意义。现代医学咽喉炎、支气管扩张症、慢性阻塞性肺疾病、肺源性心脏病等病与咳病类似，在治疗时要重视经穴理论，必要时针药并用，可能会别有一番疗效。

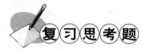

**复习思考题**

1. 如何理解"五脏六腑皆令人咳"及其临床指导意义？

2. 如何理解"聚于胃，关于肺"及其临床意义？

3. 引起咳的病因是什么？它在发病上有何特点？

（余海龙）

# 举痛论篇第三十九

**要点导航**

1. 疼痛的产生，是以寒为主的邪气客于经脉，使之阻滞不通所致。

2. 通过问、望、切综合诊察，对十四种疼痛进行了辨证与鉴别。

3. "百病生于气"的发病学观点，以及九气为病的机制、症状。

扫码"学一学"

【篇名释义】

篇名"举痛"之"举"乃辨议之言。本篇首先阐述了疼痛发生的病理机制，并列举了十四种疼痛以说明。孙诒让《札迻》云："此篇辨议诸痛，故以举痛为名。"

（一）

【原文阅习】

黄帝问曰：余闻善言天[1]者，必有验[2]于人；善言古者，必有合于今；善言人[3]者，必有厌[4]于己。如此则道不惑而要数极[5]，所谓明也。今余问于夫子，令言而可知[6]，视而可见[7]，扪而可得[8]，令验于己而发蒙解惑[9]，可得而闻乎？岐伯再拜稽首[10]对曰：何道之问也？帝曰：愿闻人之五脏卒痛[11]，何气使然？岐伯对曰：经脉流行不止，环周不休。寒气入经而稽迟[12]，泣[13]而不行，客于脉外[14]则血少，客于脉中则气不通，故卒然而痛。

【校勘注释】

[1] 天：此指天地阴阳自然之理。

147

[2] 验：验证、求证。《说文解字》段注，验"证也，徵也，效也"。

[3] 言人：讨论人体形骸、脏腑等生理功能以及病理变化。

[4] 厌：与"合"字异文同义。《说文解字》："厌，合也。"

[5] 要数极：喻掌握各种医疗技能和治法。数，技艺；极，《康熙字典》："尽也。"《易·系辞》："极其数，遂定天下之象。"

[6] 言而可知：通过询问了解病情。言，即问诊。

[7] 视而可见：通过察看发现病情。视，即望诊。

[8] 扪而可得：通过切摸、触按掌握病情。扪，即切诊。

[9] 发蒙解惑：启发蒙昧，解除疑惑。王冰注："言如开发童蒙之耳，解于疑惑者之心，令——条理，而且视手循，验之可得。"

[10] 稽首：古时最恭敬的叩拜礼，跪地后叩头到地。

[11] 卒痛：突然发生疼痛。卒，通"猝"。

[12] 稽迟：气血运行阻滞不畅。稽，留止。

[13] 泣：同"涩"。

[14] 客于脉外：侵犯脉外。客，侵犯、停留。

**【要点解析】**

本节以引起疼痛最常见的致病因素寒邪为例，说明了邪气客于经脉，使经脉气血阻滞不畅，是疼痛发生的基本机制。气血运行在经脉之中，唯有畅通无滞，形体脏腑才能得到气血的濡养，发挥其正常功能。邪气侵犯经脉，或直接阻滞气血，致其运行不畅，使之"不通"；或使经脉拘急挛缩，气血运行不足，使之"不荣"，均可导致疼痛。"不通则痛"与"不荣则痛"是本篇对疼痛病机的高度概括，前者属实，后者属虚。张介宾所谓"后世治病之法，有曰痛无补法者，有曰通则不痛，痛则不通者，有曰痛随利减者，人相传诵，皆以此为不易之法……然痛症亦有虚实，治法亦有补泻，其辨之法，不可不详"，实乃深得经旨。导致疼痛的病因是多方面的，凡六淫皆可致病，痰浊、食积、气郁、瘀血、结石等亦可致病。但在诸多病因中，以寒邪为最，实因气血的特性喜温而恶寒，得温则通，遇寒则凝；而寒为阴邪，性凝滞，主收引，最易于侵犯经脉，或使经脉收缩拘急、气血运行阻滞，或使气血不畅、运行不足，形体脏腑组织失其足够的濡养，皆可致痛。本篇所论以寒邪为主，显而易见，寒邪在疼痛的发生中有重要的作用。

（二）

**【原文阅习】**

帝曰：其痛或卒然而止者，或痛甚不休者，或痛甚不可按者，或按之而痛止者，或按之无益者，或喘动应手[1]者，或心与背相引[2]而痛者，或胁肋与少腹[3]相引而痛者，或腹痛引阴股[4]者，或痛宿昔[5]而成积者，或卒然痛死不知人[6]，少间[7]复生者，或痛而呕者，或腹痛而后泄[8]者，或痛而闭不通[9]者，凡此诸痛，各不同形，别之奈何？

岐伯曰：寒气客于脉外则脉寒，脉寒则缩蜷[10]，缩蜷则脉绌急[11]，绌急则外引小络，故卒然而痛，得炅[12]则痛立止。因重中于寒，则痛久矣。寒气客于经脉之中，与炅气相薄则脉满，满则痛而不可按也；寒气稽留，炅气从上[13]，则脉充大而血气乱，故痛甚不可按也。寒气客于肠胃之间，膜原[14]之下，血不得散，小络急引[15]故痛，按之则血气散，故按之痛止。寒气客于挟脊之脉[16]，则深按之不能及，故按之无益也。寒气客于冲脉，冲脉起于关元[17]，随腹直上，寒气客则脉不通，脉不通则气因之，故喘动应手矣。寒气客于背俞之脉[18]则脉泣，脉泣则血虚，血虚则痛，其俞注于心，故相引而痛。按之则热气至，热气至则痛止矣。寒气客于厥阴之脉，厥阴之脉者，络阴器系于肝，寒气客于脉中，则血泣脉急，故胁肋与少腹相引痛矣。厥气[19]客于阴股，寒气上及少腹，血泣在下相引，故腹痛引阴股。寒气客于小肠膜原之间，络血之中，血泣不得注于大经[20]，血气稽留不得行，故宿昔而成积矣。寒气客于五脏，厥逆上泄[21]，阴气竭，阳气未入，故卒然痛，死不知人，气复反[22]则生矣。寒气客于肠胃，厥逆上出，故痛而呕也。寒气客于小肠，小肠不得成聚，故后写腹痛矣。热气留于小肠，肠中痛，瘅热焦渴，则坚干不得出，故痛而闭不通矣。

**【校勘注释】**

[1] 喘动应手：指血脉搏动急促，按之应手。喘，此为"动"之义。

[2] 相引：相互牵引。

[3] 少腹：脐下为小腹，两侧为少腹。

[4] 阴股：大腿内侧。

[5] 宿昔：稽留日久。宿，留也；昔，久远也。

[6] 死不知人：昏厥不知人事。

[7] 少间：少倾片刻。

[8] 后泄：腹泻。

[9] 闭不通：大便闭结不通。

[10] 缩踡：收缩弯曲。

[11] 绌急：屈曲拘急。

[12] 炅（jiǒng）：热也。王冰："炅，热也。"

[13] 上：疑为"之"字之误。

[14] 膜原：指胸膜与膈肌之间的部位。

[15] 小络急引：细小的络脉拘急牵引。

[16] 挟脊之脉：脊柱两旁深部的经脉。此言邪客之深，下文"喘动应手"，则言邪客之浅。

[17] 关元：穴名。任脉之穴，位于脐下三寸。

[18] 背俞之脉：指足太阳膀胱经脉，因五脏六腑分布于背的俞穴均在该经之上，故名。

[19] 厥气：指寒逆之气。律以上下文义，"厥气"疑与下文"寒气"误倒，即应作"寒气客于阴股，厥气上及少腹"，理义乃通。

[20] 大经：脏腑之大络。

[21] 厥气上泄，阴气竭，阳气未入：因寒气客于五脏，阴气闭阻于内，阳气泄越于外，相互暂时离决。泄，外越；竭，阻隔。

[22] 反：同"返"。

【要点解析】

本段主要论述了痛证的辨证要点。启示当从疼痛的部位、性质、兼症等方面进行辨别，以此确定疼痛的病位、病因、病性等病理本质。疼痛是一种自觉症状，诸多原因都可引起，各个部位皆可发生，临床十分常见。本节举例十四种，不仅说明了痛证的多样性，亦揭示了在复杂的临床表现中所应掌握的辨证要点。

首先，从疼痛的部位上辨别病变在何经、何脏。如见"胁肋与少腹相引而痛"，则为"寒气客于厥阴之脉"，皆因厥阴之脉布胁肋、循少腹之故。一般与经脉循行所过，亦或与脏腑位置所在有关。就疼痛具体的部位而言，头后项痛病在太阳经，头两侧痛病在少阳经，前额痛病在阳明经，头顶疼痛病在厥阴经。胸痛病在心肺，心尖搏动处疼痛者病位在心；胸膺痛者病位在肺。胁痛病在肝胆。脘痛病在胃、脾，亦与肝胆有关。脐上腹痛脾胃所主，脐下腹痛肾、膀胱、大肠、小肠、子宫所主，少腹疼痛足厥阴肝经所主。背脊疼痛督脉损伤，背痛连项多为邪客太阳经。腰痛多为肾病。四肢痛常因经脉受邪或失养。周身疼痛，新病多因风寒湿邪阻滞经脉，久病多属气血亏虚经脉失养。

其次，从疼痛的性质上辨别疼痛的病性。如"卒然而痛，得炅则痛立止"，提示其性属寒；相反，若痛证得寒而止，则其性属热。此外，文中还提出从喜按、拒按来鉴别痛病的性质，如"痛甚不可按"，拒按，说明病性属实；"按之而痛止"，喜按，说明病性属虚。一般而言，胀痛多属气滞，刺痛皆为瘀血，游走痛或窜痛发生在胸胁脘腹部多是气滞、发生在四肢关节多为风痹。痛处固定不移发生在头面胸胁脘腹多是血瘀、发生在肢体关节多属寒湿痹证。冷痛多寒或阳虚，灼痛多热或阴虚，绞痛多因结石、蛔虫、瘀血等实邪阻闭气机或寒邪凝滞气机，隐隐作痛多气血不足或阳虚寒盛，重痛多是湿邪或肝阳上亢所致，掣痛多是经脉失养或阻滞不通，空痛多是精血不足。凡新病疼痛、痛势较剧、持续不解且拒按者，多属于实；久病疼痛、痛势较轻、时痛时止且喜按者，多属于虚。

第三，从疼痛的兼症上辨别病位病性。如"痛而呕"，为寒气客于肠胃，以致胃气机上逆；"腹痛而后泄"，为寒气客于小肠，使传化失常；"痛而闭不通"，为热气留于小肠，消灼阴精所致。

以上所论，其意义不仅在于辨证，还在于根据病位、病性、病因等采用相应的治法方药。一般来说，邪阻经脉不通致痛者，宜祛邪通经；气血不足不荣致痛者，宜益气养血；寒邪致痛者，当温通散寒；热邪致痛者，当清热逐邪；湿邪致痛者，应化湿利湿；瘀血致痛者，应活血化瘀。总之，中医治疗痛证，并不强调单纯的止痛，而贵在辨其寒热虚实，从根本上解决"不通"或"不荣"，从而达到止痛的目的。

（三）

【原文阅习】

帝曰：所谓言而可知者也。视而可见，奈何？岐伯曰：五脏六腑，固尽有部[1]，视其五色，黄赤为热[2]，白为寒[3]，青黑为痛[4]，此所谓视而可见者也。帝曰：扪而可得，奈何？岐伯曰：视其主病之脉[5]，坚而血及陷下者[6]，皆可扪而得也。

**【校勘注释】**

[1] 五脏六腑，固尽有部：固，明抄本作"面"，可从。指五脏六腑在面部各有相应的所主部位。张志聪注："五脏六腑之气色，皆见于面，而各有所主之部位。"

[2] 黄赤为热：张介宾："黄赤色者，火动于经，故为热。"

[3] 白为寒：阳气衰微，血不上荣，故为寒证。

[4] 青黑为痛：青黑色为气滞血瘀所致，故主疼痛。

[5] 主病之脉：病邪所在之经脉。

[6] 坚而血及陷下者：切按血脉，按之坚硬、局部血脉壅盛者属实，按之陷下、虚软者属虚。张介宾注："脉坚者，邪之聚也。血留者，络必盛而起也。陷下者，血气不足，多阴候也。"

**【要点解析】**

本节提出问诊之余，还当望诊、切诊合参，综合分析。如"言而可知"，即通过问诊听取病人的主诉，了解病人对寒热的反应、疼痛发作的时间、疼痛的部位、性质及兼见症状等；"视而可见"，即通过对面部颜色变化的观察，了解疼痛的性质；"扪而可得"，即通过对疼痛及其"主病之脉"进行切按，观察病人与病处的反应，以及医生的感觉体验，了解具体的情况。然后再对所获得的病情资料进行综合分析，从而确定疼痛之属气属血、属脏属腑、属热属寒、属虚属实，这是古人长期临床实践的总结，也为后世对痛证的诊察与辨证奠定了基础，迄今仍然指导意义。

## （四）

**【原文阅习】**

帝曰：善。余知百病生于气[1]也。怒则气上，喜则气缓[2]，悲则气消，恐则气下，寒则气收，炅则气泄，惊则气乱，劳则气耗，思则气结。九气不同，何病之生？岐伯曰：怒则气逆，甚则呕血及飧泄[3]，故气上矣。喜则气和志达，荣卫通利，故气缓矣。悲则心系急[4]，肺布叶举[5]，而上焦不通，荣卫不散，热气在中，故气消[6]矣。恐则精却[7]，却则上焦闭，闭则气还，还则下焦胀，故气不行[8]矣。寒则腠理闭，气不行[9]，故气收[10]矣。炅则腠理开，荣卫通，汗大泄，故气泄[11]。惊则心无所倚，神无所归，虑无所定，故气乱矣。劳则喘息汗出，外内皆越[12]，故气耗矣。思则心有所存，神有所归，正气留而不行，故气结矣。

**【校勘注释】**

[1] 百病生于气：各种疾病的发生都是气机失调所致。张介宾注："气之在人，和则为正气，不和则为邪气。凡表里虚实，逆顺缓急，无不因气而至，故百病皆生于气。"

[2] 气缓：此指气机运行过于迟缓以致涣散而为病。张琦注："九气皆以病言，缓当为缓散不收之意。"

[3] 飧泄：泻下夹有未完全消化的食物。《针灸甲乙经》《黄帝内经太素》均作"食而气逆"，可参。

[4] 心系急：心与肺相连的脉络拘急。

[5] 肺布叶举：肺气宣而不降，致使肺叶张大不能回缩。

[6] 气消：因营卫壅遏于上焦，日久化热，胸中气血因此而耗伤。消，消耗、损伤。

［7］精却：精气下陷。却，退也。

［8］气不行：林亿《新校正》云："当为'气下行'也。"与上文"恐则气下"义合，为是。

［9］气不行：《新校正》："按《甲乙经》'气不行'作'营卫不行'。"宜从。

［10］气收：张介宾："寒束于外则玄府闭塞，阳气不能宣达，故收敛于中而不得散也"。

［11］气泄：热使腠理开而汗大泄，气随汗泄。

［12］外内皆越：过劳而喘息汗出，喘则气内越，汗则气外越，故曰。越，散失。

【要点解析】

**1."百病生于气"的含义**

本节通过外邪、劳倦和情志过激所致气失常的九种病机变化及具体表现，阐明了众多的病理改变，皆与气的虚实及升降出入的失调密切相关，从而提出了"百病生于气"著名的发病学观点。气是构成人体最基本的物质，推动人体生命活动的根本，其布散全身，无处不有，无时不在，运行不息。举凡人体脏腑经络等组织器官，都是气活动的场所；脏腑经络的一切活动，又无一不是气活动的体现；又因于气具有活力很强、不断运动的特性，对整个生命活动有推动和温煦等作用，因此《内经》中以气的运动变化来阐释人体的生命活动。气的运动正常就是生理状态；气的运动异常，则为病理状态。正如张介宾所说："气之在人，和则为正气，不和则为邪气。凡表里虚实，逆顺缓急，无不因气而至，故百病生于气。"换言之，诸多疾病的发生，都是因于气的失常，所以说"百病生于气"。倘若气虚或气的运动紊乱之极而运动停止，则生命告终。

**2. 气机失常的表现类型**

本节所示气的失常，从本质上讲有两方面：一是耗损太过而致的虚衰；二是病因干扰而致气机升降出入的失调。从具体表现上讲，则有气上、气缓、气消、气下、气收、气泄、气乱、气耗、气结。全面概括了气及气机失调的各种变化，堪称气病学说的典范。就具体而言，愤怒太过，可使肝气上逆、血随气逆，而见面红目赤甚至呕血；欢喜太过，可使心气涣散、神不守舍，以致神思恍惚甚至精神狂乱；悲哀太过，可使肺气抑郁、意志消沉，出现终日沉闷，久则咳喘少气；恐惧太过，可使肾气不固、气陷于下，出现二便失禁；突遭惊吓，可使心气逆乱、神明不定，出现惊慌失措甚至昏乱；思虑太过，可使脾气郁结、运化失常，出现不思饮食、脘腹胀满、大便稀溏甚至形体消瘦等症。至于寒热劳倦所致的气机失调，则因寒主收引，其犯肌表，使腠理闭塞、卫气收敛，以致恶寒、无汗、头身疼痛；热主发散，迫津外泄而使气随汗泄，以致全身软弱乏力、神疲少气；劳倦太过消耗正气，则使气少力衰、懒动懒言。本节关于气失常所致的病理变化，在临床上屡见不鲜，也是后世研究气的病机、病证的重要依据。本节所论九气之病，其中情志过激所致者竟达六条之多，足见情志因素在《内经》的发病中占有重要地位。这对在生活节奏日益加快、各种竞争与压力日益激烈与增加的当今社会里，如何做到调节情志、养生防病、保持身心康乐，意义尤为重大。

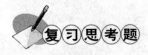

1. 疼痛产生的主要病因、基本病机是什么？

2. 痛证的辨证要点有哪些?

3. 如何理解"百病生于气"?

4. "九气"致病的机制如何?

(朱向东)

# 风论篇第四十二(节选)

扫码"学一学"

**要点导航**

1. 提出风邪伤人或寒,或热,或为疠风的不同病机,并指出不同病机的产生与人的体质及营卫之气、邪正相干的形势有密切关系。

2. 提出"风者百病之长""风者善行而数变"的论点,说明风邪致病具有广泛且多变的特点。

3. 多种风证的致病情况、证候特点、诊断方法及分类原则。

**【篇名释义】**

风为百病之长,是常见的外感病因。除外感之风邪外,人体内部脏腑病变导致的类似风气的证候,也称为风,正如高世栻注:"天有此风气,人亦有此风气,人身经脉内虚则则生风,因风传变,则其病各异,内病五脏,则形状不同,举而论之,故曰风论。"

(一)

**【原文阅习】**

黄帝问曰:风之伤人也,或为寒热,或为热中,或为寒中,或为疠风,或为偏枯[1],或为风也[2],其病各异,其名不同,或内至五脏六腑,不知其解,愿闻其说。岐伯对曰:风气藏在皮肤之间,内不得通,外不得泄。风者,善行而数变[3],腠理开则洒然寒;闭则热而闷。其寒也,则衰食饮;其热也,则消肌肉。故使人怢慄而不能食,名曰寒热。

疠者,有荣气热胕,其气不清,故使其鼻柱坏而色败,皮肤疡溃。风寒客于脉而不去,名曰疠风,或名曰寒热[4]。

**【校勘注释】**

[1] 偏枯:《读素问钞·病能》:"偏枯,当作偏风。"下文并无偏枯的论述,据下文"各入其门户,所中为偏风",可从。

[2] 或为风也:《黄帝内经太素·卷二十八》作"或为贼风也"。《针灸甲乙经·卷十》作"其为风也"。联系下文"其病各异,其名不同",以"其为风也"文意通顺,当从《针灸甲乙经》。

[3] 风者,善行而数变:风邪致病有动摇、多变、多发的特性。《素问·阴阳应象大论》"风胜则动",《素问·痹论》"其风气胜者为行痹",《素问·至真要大论》"诸风掉眩"等都体现了风性好动、善行而数变的性质。

[4] 或名曰寒热:《类经·疾病类》:"风寒客于血脉,久留不去,则荣气化热,皮肤腑溃气血不清,

· 153 ·

败坏为疠。故《脉要精微论》曰脉风成为疠也。"王冰注："始为寒热，热成曰疠风。"疠风是风邪久留化热而成，为寒热病发展而致。

【要点解析】

**1. 风邪的性质**

文中指出"风者，善行而数变"。"善行"指风邪致病具有病位游走、行无定处的特性。如游走性关节疼痛，痛无定处的"行痹"，即是风气偏盛的表现。"数变"指风邪致病具有变幻无常和起病迅速的特性。如风疹，有皮肤瘙痒发无定处、此起彼伏之特点。

**2. 疠风的病因病机、症状及治疗**

疠风亦称"大风""癞风""麻风""大麻风"，当是现今所谓之麻风病，是风邪久留化热而成，为寒热病发展而致。《内经》中对疠风的症状有较为详细的描述，治疗方法主要为针刺。除本篇所论外，还散见于其他篇章中，如《素问·长刺节论》："病大风，骨节重，须眉坠，名曰大风。刺肌肉为故，汗出百日，刺骨髓，汗出百日，凡二百日，须眉生而止针。"《灵枢·四时气》："疠风者，素刺其肿上，已刺，以锐针针其处，按出其恶气，肿尽乃止。常食方食，无食他食。"指出了疠风的治疗原则为散尽风邪。

## （二）

【原文阅习】

风中五脏六腑之俞，亦为脏腑之风[1]。各入其门户，所中则为偏风[2]。风气循风府而上，则为脑风。风入系头，则为目风[3]，眼寒。饮酒中风，则为漏风[4]。入房汗出中风，则为内风[5]。新沐中风，则为首风。久风入中，则为肠风，飧泄。外在腠理，则为泄风[6]。故风者百病之长也，至其变化，乃为他病也，无常方，然致有风气也。

【校勘注释】

[1] 风中五脏六腑之俞，亦为脏腑之风：言脏腑之风有两个由来，除了前文以四季及所属天干时日伤于风邪外，凡风中五脏六腑之俞穴，影响及里也可形成脏腑之风。《黄帝内经素问集注·卷五》："此论风中五脏六腑之俞而亦为脏腑之风也。夫五脏之气，外合于四时，故各以其时受病者，五脏之气也。如风中于经俞，则内连脏腑，故亦为脏腑之风，病五脏之经也。以上答帝问脏腑之风，有二因也。"

[2] 各入其门户，所中则为偏风：有两种解释。①认为门户指俞穴，偏风指偏枯。如《素问经注节解·卷三》："人身之有俞穴也，犹室之有门户，风邪中人，必由俞穴，故云入其门户也。"风邪偏中于人体左侧或右侧俞穴而导致偏枯之症。如王冰注："随俞左右而偏中之，则为偏风。"《黄帝内经素问集注·卷五》："如各入其门户，而中其血气者，则为偏枯，谓偏入于形身之半也。"②认为凡风邪侵入之处均可称为"门户"。风邪偏中于人体某脏某部，均谓之偏风。后文多种风证如脑风、首风、目风等均属之。《素问直解·卷四》："风之伤人，或为偏枯，或上或下或外或内，各入其门户所中，则为偏枯之风。"以上二说，后者范围较广，亦可包括偏枯在内。从前后文观之，亦以后说为胜。

[3] 风入系头，则为目风：《类经·疾病类》："风自脑户入系于头，则合于足之太阳，太阳之脉起目内眦，风邪入内，故为目风。"

[4] 饮酒中风，则为漏风：王冰注："热郁腠疏，中风汗出，多如液漏，故曰漏风，经具名曰酒风。"漏风，即《素问·病能论》之酒风。漏风以症状命名，酒风依发病的诱因命名。

[5] 入房汗出中风，则为内风：内，指房事。王冰注："内耗其精，外开腠理，因内风袭，故曰内风，

经具名曰劳风。"

[6] 外在腠理，则为泄风：《素问直解·卷四》："久风入中，内伤中土，则入肠门户，而为肠风飧泄；久风外在腠理，则入腠理之门户，而为隐疹之泄风。"

【要点解析】

本段论述了风邪致病与入侵部位、诱发因素的关系。由于入侵部位不同而有脏腑之风及其他多种风证，由于诱因不同又产生不同的风证，综合本节内容，归纳如图6-5。

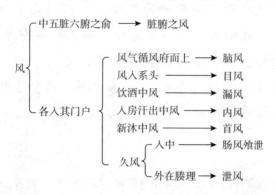

图6-5　风邪致病与入侵部位和诱发因素的关系

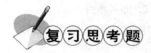

1. 分析归纳风邪的性质及致病特点。

2. 疠风的病因病机为何？

（吴筱枫）

# 痹论篇第四十三

扫码"学一学"

👉要点导航

1. 痹病的外因是风、寒、湿三气杂至，但因其程度上的差异、邪犯部位与病人体质的不同等，痹病种类与具体表现各异。

2. 痹病的内因是营卫先虚，失于抗邪，反被邪困而痹阻不通，亦是本病的基本病机与病名的由来。

3. 痹病的种类分为形体痹与脏腑痹，前者从病因上分为行、痛、著三种，从病位上分为筋、脉、肌、皮、骨五种；后者亦从病位上分为肝、心、脾、肺、肾、肠、胞等痹。

4. 痹病的治则为随病所在而治，即辨证论治；至于病程长短、预后好坏，则与邪气种类、病位浅深有关。

【篇名释义】

本篇专论痹病的病因、病机、分类、证候、治则及预后，故名。

（一）

**【原文阅习】**

黄帝问曰：痹[1]之安生？岐伯对曰：风寒湿三气杂至，合而为痹也。其风气胜者为行痹[2]，寒气胜者为痛痹[3]，湿气胜者为著痹[4]也。

帝曰：其有五者，何也？岐伯曰：以冬遇此者为骨痹，以春遇此者为筋痹，以夏遇此者为脉痹，以至阴[5]遇此者为肌痹，以秋遇此者为皮痹。帝曰：内舍五脏六腑，何气使然？岐伯曰：五脏皆有合，病久而不去者，内舍[6]于其合也。故骨痹不已，复感于邪，内舍于肾；筋痹不已，复感于邪，内舍于肝；脉痹不已，复感于邪，内舍于心；肌痹不已，复感于邪，内舍于脾；皮痹不已，复感于邪，内舍于肺。所谓痹者各以其时重感于风寒湿之气也。

**【校勘注释】**

[1] 痹：即痹病，风寒湿邪困阻营卫，闭阻不通所致。张志聪注："痹者，闭也。邪闭而为痛也。"

[2] 行痹：痹病之一种，以疼痛游走、痛无定处为特点，因以风邪为主所致，亦名风痹。

[3] 痛痹：痹病之一种，以痛处觉冷、痛势剧烈为特点，因以寒邪为主所致，亦名寒痹。

[4] 著痹：痹病之一种，以痛处沉重、固定不移，或局部肌肤麻木不仁为特点，因以湿邪为主所致，亦名湿痹。

[5] 至阴：此指长夏，农历六月。

[6] 舍：传变，稽留之义。吴崑注："舍，邪入而居之也。"

**【要点解析】**

**1. 痹病的外在病因**

本节指出痹病的外在病因是风、寒、湿三气杂至，缺一不可。风寒湿气三邪并称，联合致病，全篇多次出现，这在《内经》中亦为罕见。不仅指出了痹病的病因学特点，其意更在提示治疗上必须祛风、散寒、除湿三法同用，药用防风、桂枝、薏苡仁等，方能达到"必伏其所主，而先其所因"（《素问·至真要大论》）的目的。同时，由于三邪强弱的差异，有行痹、痛痹、著痹之不同，提示治疗虽然祛风、散寒、除湿三法同用，但又必须各有侧重，根据病情又可分别添加僵蚕、细辛、苍术类药，才能有的放矢。至于行痹、痛痹、著痹之所以有不同的证候特点，则因风、寒、湿邪各自性质与致病特征的不同使然。

**2. 痹病的基本病机**

本节指出痹病的基本病机在于"合"。所谓合，即后文所言"（营卫）不与风寒湿气合，故不为痹"，显然是说营卫气血被邪纠结，以致闭阻不通。故而行气、活血、通经之药，如青皮、鸡血藤、全蝎等类，必须贯穿治疗之始终，这也是后文"逆其气则病，从其气则愈"的意义所在。

**3. 痹病的分类**

本节指出痹病可依病证、病因、病位而分类。从病证角度，可分为行痹、痛痹、著痹；从病因角度，则分为风痹、寒痹、湿痹；从病位角度，可分为筋痹、脉痹、肌痹、皮痹、骨痹。其实，行痹、痛痹、著痹可发生在任何一个部位，反之筋、脉、肌、皮、骨也可发生任何一种痹病，正如楼英《医学纲目》所云："皆以所遇之时，所客之处命名。非此行痹、痛痹、著痹之外，又分别有骨痹、筋痹、脉痹、肌痹、皮痹也。"此与《内经》整个的病证分类法完全一致。以上因皆生于形体，故均为形体痹。至于"以冬遇此者为骨痹……"乃据五脏主五体、通五时而言，意在痹病的发生、进退与季节气候变化有关，因于某个季节的气候特征而相对易发某种痹病，切不可拘泥。当然，根据季节特点而加强养生防范，以减少痹病的发生或加重依然重要，这也是"各以其时，重感于风寒湿之气"的另一要义所在。

（二）

**【原文阅习】**

凡痹之客五脏者：肺痹者，烦满喘而呕。心痹者，脉不通，烦则心下鼓[1]，暴上气而喘，嗌干善噫，厥气上则恐。肝痹者，夜卧则惊，多饮，数小便，上为引如怀[2]。肾痹者，善胀，尻以代踵，脊以代头[3]。脾痹者，四肢解堕，发咳呕汁，上为大塞[4]。肠痹者，数饮而出不得，中气喘争[5]，时发飧泄。胞痹者，少腹膀胱按之内痛，若沃以汤[6]，涩于小便，上为清涕。

阴气者，静则神藏，躁则消亡。饮食自倍，肠胃乃伤。

淫气[7]喘息，痹聚在肺；淫气忧思，痹聚在心；淫气遗溺，痹聚在肾；淫气乏竭[8]，痹聚在肝；淫气肌绝[9]，痹聚在脾。诸痹不已，亦益内[10]也。其风气胜者，其人易已也。

帝曰：痹，其时有死者，或疼久者，或易已者，其故何也？岐伯曰：其入脏者死，其留连筋骨间者疼久，其留皮肤间者易已。

帝曰：其客于六腑者，何也？岐伯曰：此亦其食饮居处，为其病本也。六腑亦各有俞，风寒湿气中其俞，而食饮应之，循俞而入，各舍其腑也。

**【校勘注释】**

[1] 心下鼓：自觉心下跳动不宁，即心悸。马莳注："鼓字为句，心下鼓战也。"

[2] 上为引如怀：腹部膨大，状如妊娠。王冰注："上引少腹，如怀妊之状。"引，《说文解字》："开弓也。"弓开满则圆，即饱满之意。

[3] 尻以代踵，脊以代头：足屈不能伸，头俯不能仰，从后观之，见尻不见足，见脊不见头，意为能坐不能站、背驼而头俯。尻，尾骶部。踵，足后跟。

[4] 大塞：痞塞之甚。

[5] 中气喘争：腹内觉有气走窜，势急如喘之剧。争，攻冲之意。

[6] 若沃以汤：自觉小腹内热，如同热水浇灌。沃，浇灌；汤，热水。

[7] 淫气：邪气浸淫渗透而泛滥。《说文解字》："淫，浸淫，随理也。"

[8] 乏竭：气血匮乏，衰败。

[9] 肌绝：肌肉消瘦。诸注不一，义皆不明。观五脏痹病之症，皆与功能失常有关，而脾主肌肉，脾痹为病，故肌肉失养而消瘦。

[10] 益内：邪盛病重，向内发展。益，通"溢"，蔓延之意。

**【要点解析】**

**1. 脏腑痹的发生**

经文示脏腑痹为正虚邪入，各脏腑之营卫闭阻所致。五脏居于内，外与五体相合，形体痹"久病而不去"，正气必然大虚；"复感于邪"，则邪气更甚正气更虚，内传于所合之脏，以致该脏营卫闭阻不通，而续发脏痹，即所谓"诸痹不已，亦益内也"。六腑痹则可因饮食失节、肠胃受伤，或起居失常以致邪由六腑之腧穴内入于腑，营卫亦为之闭阻所发。因此，及时治疗、早期治疗、扶正祛邪，以及养生防范、避免反复受邪或饮食劳倦所伤，从而阻止传变，意义重大。

**2. 脏腑痹的辨证要点**

原文示脏腑痹多致所病脏腑功能失常。如肺主宣降、司呼吸，痹则宣降失司、呼吸不利，故而"喘息"；心主行血、神之处，痹则血行不畅、神明不安，故而"脉不通""忧思"；肝主藏血、魂之舍，痹则肝血匮乏、魂不守舍，故而"乏竭""夜卧则惊"；脾主四肢、主肌肉，痹则四肢无滋、肌肉失养，故而"四肢懈堕""肌绝"；肾主闭藏、主养骨，痹则肾气不固、骨失所养，故而"遗溺""尻以代踵，脊以代头"；肠主传导，痹则传导失常，故而"飧泄"；胞司小便，痹则小便失司，故而"涩于小便"等，皆因痹之所生，脏腑气血为之闭阻，功能不能正常发挥所致。因此，疏通气血，恢复脏腑正常功能，是治疗脏腑痹的基本着眼点。

**3. 痹病的预后**

据经示，当以病程长短、部位深浅、邪气种类等为据判断痹病预后。病程时短，位在皮肤，或风邪偏胜者，易治易愈；病久痛久、病在筋骨，多缠绵难愈；邪入五脏，预后不良。所以然者，皆因病初位浅、邪气不盛、正未大衰、营卫闭阻较轻，或风性善动、易于驱逐；病久位深，邪盛猖獗，正气大衰，营卫闭阻严重之故。

## （三）

**【原文阅习】**

帝曰：以针治之，奈何？岐伯曰：五脏有俞，六腑有合[1]，循脉之分，各有所发，各随其过，则病瘳[2]也。

**【校勘注释】**

[1] 五脏有俞，六腑有合：此为互文，即五脏六腑皆有输穴、合穴。输、合，即井、荥、输、经、合之"五输穴"，见于《灵枢·九针十二原》。高世栻注："不但六腑有俞，而五脏有俞；不但五脏有合，而六腑有合。"

[2] 瘳：愈也。《说文解字》："瘳，疾瘉也。"

**【要点解析】**

本节所论痹病之针治原则有二：一是"循脉之分"，二是"各随其过"。前者乃循经取穴，即病在何经（脏腑），则取该经（脏腑）之输穴、合穴；后者乃局部取穴，即痛在何处，就近取穴。其意在辨证与对症、整体与局部相结合。其实药物治疗亦如是，既要视病之"各有所发"而辨证论治，疏通所病脏腑、经脉、形体之营卫；亦可按具体部位选加药物，如头项痛选羌活、肩背痛选威灵仙、腰部痛选独活、上肢痛选桑枝、下肢痛选牛膝等即是。

## （四）

**【原文阅习】**

帝曰：荣卫之气，亦令人痹乎？岐伯曰：荣者，水谷之精气也，和调于五脏，洒陈[1]于六腑，乃能入于脉也。故循脉上下，贯五脏，络六腑也。卫者，水谷之悍气[2]也，其气慓疾滑利，不能入于脉也，故循皮肤之中，分肉之间，熏于肓膜[3]，散于胸腹。逆其气[4]则病，从其气则愈，不与风寒湿气合，故不为痹。

**【校勘注释】**

[1] 洒陈：布散。与上文"和调"义同，皆有均匀、协调而敷布之义。

[2] 悍气：性质勇猛，运行急疾之气。张介宾注："卫气者，阳气也。阳气之至，浮盛而疾，故曰悍气。"

[3] 肓膜：泛指胸膜腔内及肉里间的脂膜。张介宾注："肓者，凡腔腹肉里之间，上下空隙之处，皆谓之肓。盖膜犹幕也，凡肉理之间，脏腑内外其成片联络薄筋，皆谓之膜。"

[4] 其气：此指营气卫气。

**【要点解析】**

本段主要论述了痹病的内在病因，指出是营卫先虚而被邪闭。营卫之气，属于人体正气的范畴，不仅有滋养、温煦的作用，更有抗邪、保卫的功能，尤其是卫气，正如《素问·生气通天论》所说："阳因而上，卫外者也。"营卫盈盛功能正常，自能卫外抗逐邪气，风寒湿邪岂能入侵，痹病又何以会发生，即《素问·刺法论》所云："正气存内，邪不可干。"如今不仅失于卫外抗邪，反与入侵之邪"合"而被困，以致闭阻不通，实因先虚之故，正如《素问·评热病论》所言："邪之所凑，其气必虚。"《灵枢·口问》所云："邪之所在，皆为不足。"综观本篇全文，虽反复指出风寒湿入侵为痹病发生的必备条件，但更指出营卫先虚才是发病根本，突出了《内经》重视外因、强调内因的发病学观点。因此，治疗痹病，不仅要驱逐外邪、疏通营卫，还要扶助正气、养营益卫，是以黄芪、当归等药物则在必用之列，更须贯穿始终，方能事半功倍，此亦"逆其气则病，从其气则愈"之精要所在。

（五）

**【原文阅习】**

帝曰：善。痹，或痛，或不痛，或不仁，或寒，或热，或燥，或湿，其故何也？岐伯曰：痛者，寒气多也，有寒故痛也。其不痛、不仁[1]者，病久入深，荣卫之行涩，经络时疏[2]，故不通[3]；皮肤不营，故为不仁。其寒者，阳气少，阴气多，与病相益[4]，故寒也。其热者，阳气多，阴气少，病气胜，阳遭阴[5]，故为痹热。其多汗而濡者，此其逢湿甚也，阳气少，阴气盛，两气相感[6]，故汗出而濡也。帝曰：夫痹之为病不痛，何也？岐伯曰：痹在于骨则重，在于脉则血凝而不流，在于筋则屈不伸，在于肉则不仁，在于皮则寒。故具此五者，则不痛也。凡痹之类，逢寒则虫[7]，逢热则纵。帝曰：善。

**【校勘注释】**

[1] 不仁：皮肤麻木，痛痒感觉下降甚至消失。杨上善注："皮肤不觉痛痒，名曰不仁。"

[2]经络时疏：经络时常处于空虚不足的状态，引申为气血不足。时，常常。疏，空虚。张介宾注："疏，空虚也。荣卫之行涩，而经络时疏，则气血衰少。"

[3]不通：《针灸甲乙经》《黄帝内经太素》均作"不痛"，律以上文，为是。

[4]阳气少，阴气多，与病相益：素体阳虚，其阴寒与病邪相互助长。益，增加、助长。

[5]阳遭阴：阴邪遭遇素体之阴虚阳盛，阴邪不胜，从阳化热。遭，遇也；《针灸甲乙经》作"乘"。乘，胜也，亦通。

[6]两气相感：素体之阴寒与湿偏胜之风寒湿邪，相互作用。

[7]虫：痹病形体拘急痉挛之状，与寒主收引之性相符，与"逢热则纵"相对。《针灸甲乙经》《黄帝内经太素》均作"急"，即紧缩，痉挛。张介宾注："逢寒则筋挛，故急。"

**【要点解析】**

本节指出痹病的表现和转归与感邪的性质、病位的浅深、体质的不同等密切相关。所谓寒多而痛、湿甚而濡、病久入深而不仁，以及前文所言入脏者死、筋骨者痛久、皮肤间者易已等，其理皆然。同时，由于人体的体质有阴阳盛衰的偏颇不同，不仅直接影响邪气的易感性与病证的倾向性，而且感受同种病邪后，其邪亦可随着素体之寒热而转化，本节所列举素体阴虚、阳虚与痹热、痹寒等的关系就意在于此。因此，临证治疗不仅要审证求因、辨证定位，还要注意体质因素对病机变化与转归的影响，才能更好地把握病机，从而给予相适宜的治疗，此即因人制宜治疗观的具体体现。

需要指出，《内经》论痹其意有二：一为广义之痹，乃从病机言，一切因邪所致气机闭阻、气血不通者，皆为之痹，如本篇的脏腑痹、他篇的喉痹和食痹等；二为狭义之痹，乃从病证言，指形体骨节筋肉疼痛、麻木、酸楚、重着、屈伸不利且反复发作者，如本篇的形体痹、他篇的周痹和众痹等。仅就后者而言，其与西医学风湿性关节炎、类风湿关节炎、痛风、强直性脊柱炎等疾病，在临床表现上有颇多类似之处；形体痹向脏腑痹转化，亦与西医学的急性风湿热致风湿性心脏病等甚为相似，足见古人之观察确实具有相当可靠的临床基础。

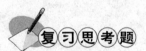

1. 原著为何反复强调痹病的外因是"风寒湿"邪？

2. 同为风、寒、湿三气杂至所侵，为何有行痹、痛痹、著痹的不同，各自的病证特点及临床意义是什么？

3. 如何理解"逆其气则病，从其气则愈，不与风寒湿气合，故不为痹"的机理及临床意义？

4. 如何理解体质因素在痹病证候与转归中的影响及临床意义？

（张新渝）

扫码"学一学"

# 痿论篇第四十四

## 要点导航

1. 痿病的发病机制为五脏气热。

2. 痿病的病因是忧思悲哀、长期感受暑湿之邪及劳倦房事等所伤。

3. 痿躄、脉痿、肉痿、骨痿、筋痿的不同症状及辨证要点。

4. 针刺治疗痿病的原则为"治痿独取阳明""各补其荥而通其俞"以及按脏腑旺时取穴。

【篇名释义】

本篇对痿躄、脉痿、肉痿、骨痿、筋痿的病因、病机、症状、辨证及治疗大法等进行了全面探讨，是《内经》论述痿病的专篇，故名"痿论"。《素问注证发微·卷五》云："内详五脏之痿，必始于肺，其本脏自有所合，其成痿各有其由，其验之有色有证，其治之有法有穴，故名篇。"

## （一）

【原文阅习】

黄帝问曰：五脏使人痿[1]，何也？岐伯对曰：肺主身之皮毛，心主身之血脉，肝主身之筋膜[2]，脾主身之肌肉，肾主身之骨髓。故肺热叶焦[3]，则皮毛虚弱急薄[4]，著则生痿躄[5]也。心气热，则下脉厥而上，上则下脉虚，虚则生脉痿，枢折挈[6]，胫纵而不任地也。肝气热，则胆泄口苦，筋膜干，筋膜干则筋急而挛，发为筋痿。脾气热，则胃干而渴，肌肉不仁，发为肉痿。肾气热，则腰脊不举，骨枯而髓减，发为骨痿。

【校勘注释】

[1] 痿：即痿病，指肌肉枯萎、肢体软弱无力、不能随意运动的一类病证。高世栻曰："痿者，四肢痿弱，举动不能，如委弃不用之意。"

[2] 筋膜：张介宾曰："膜，犹幕也。凡肉理脏腑之间，其成片联络薄筋，皆谓之膜，所以屏障血气者也。"

[3] 肺热叶焦：指肺叶受到火热熏灼，导致津液损伤的病理状态。《黄帝内经太素》《针灸甲乙经》"肺"下均有"气"字，以下文例，可从。

[4] 皮毛虚弱急薄：皮肤枯槁，毫毛干焦，肌肉消瘦。

[5] 著则生痿躄：指四肢痿废不能用。著，留着不去；痿，四肢痿弱不用；躄，两腿行动不便。王冰注："躄，谓挛躄，足不得伸以行也。肺热则肾受热气。"

[6] 枢折挈：形容关节如同枢轴之折断不能活动，不能提举物品。张介宾曰："脉痿者，凡四肢关节之处，如枢纽之折，而不能提挈，足胫纵缓，而不能任地。"枢，枢纽，此处指关节；折，断也；挈，提举。

【要点解析】

**1. 痿病的基本含义**

痿病是肢体筋脉失养而致弛缓，软而无力，不能随意运动，日久引起肌肉萎缩，甚至瘫痪的一种病证。"痿"字有痿弱和枯萎两种含义,即包括四肢功能的痿废不用和肌肉枯萎不荣。临床上一般先见痿废不用,继而出现肌肉萎缩,也有先见肌肉萎缩,渐至不能行动,故两者又有因果关系。与西医学感染性多发性神经根炎、运动性神经元病、重症肌无力、肌营养不良等疾病在临床表现上有很多相似之处。

**2. 痿病的发病机制**

据经所示,痿病乃因五脏气热,灼伤精气而使形体失养。从"五脏使人痿""肺热叶焦,则皮毛虚弱急薄,著则生痿躄"来看,痿病的病变部位虽然表现在形体四肢,但导致其发生的病机根本却在五脏。五脏在内,外与五体相合,五体赖五脏精气以濡养;五脏因病气热,热灼津液精气,不能濡养五体,日久形成各类痿病。在五脏之中,尤以肺为关键。正如马莳所注云:"内详五脏之痿,必始于肺,其本脏自有所合,其成痿各有其由。"皆因"肺者,藏之长也""肺朝百脉,输精于皮毛"(《素问·经脉别论》),五脏精气津液均依赖肺气的敷布,方能濡养五体;若肺受邪热,或情志伤肺、气郁化热,使肺热叶焦、精气津液被灼,不能布散精气津液于四肢,五体失养,故发为痿,此即"五脏因肺热叶焦,发为痿躄"意义之所在。此外,湿热浸淫、脾胃虚弱、肝肾亏虚等,亦常致痿病发生。湿热外侵,或过食肥甘厚味、嗜酒成性,使湿热内生,湿热内蕴,流注四肢,浸淫经脉,阻滞气血,皮肉筋脉失去濡养而弛纵不收,发为痿病。脾胃虚弱,既不能运化水谷精微以化生气血,又不能转输精微到肌肉四肢,肌肉四肢失养而成痿病;同时五脏亦因失养而发生相应的痿病。肾精亏乏、髓减骨空,肝血亏虚、筋爪失养,均可发为痿病。

## (二)

**【原文阅习】**

帝曰:何以得之?岐伯曰:肺者,脏之长也,为心之盖也。有所失亡[1],所求不得,则发肺鸣[2],鸣则肺热叶焦。故曰:五脏因肺热叶焦[3],发为痿躄,此之谓也。悲哀太甚,则胞络绝[4],胞络绝则阳气内动,发则心下崩,数溲血[5]也。故《本病》曰:大经空虚,发为肌痹[6],传为脉痿。思想无穷,所愿不得,意淫于外[7],入房太甚,宗筋弛纵[8],发为筋痿,及为白淫[9]。故《下经》曰:筋痿者,生于肝,使内[10]也。有渐[11]于湿,以水为事,若有所留,居处相湿[12],肌肉濡渍,痹而不仁,发为肉痿。故《下经》曰:肉痿者,得之湿地也。有所远行劳倦,逢大热而渴,渴则阳气内伐[13],内伐则热合于肾。肾者水脏也,今水不胜火,则骨枯而髓虚,故足不任身,发为骨痿。故《下经》曰:骨痿者,生于大热也。

**【校勘注释】**

[1] 失亡:心情不畅,若所爱之人或物亡失。

[2] 肺鸣:此指呼吸急喘而有声。张介宾曰:"肺志不伸,则气郁生火,故喘息有声,发为肺鸣。"

[3] 五脏因肺热叶焦:《针灸甲乙经》无"故曰"一下九字。钱熙祚:"按上下文,皆五脏平列,未尝重归于肺,此处但言肺痿之由,不当由此九字。"疑衍文。

[4] 胞络绝:心包络之脉阻隔不通。杨上善曰:"包络者,心上包络之脉。"

［5］心下崩，数溲血：指心包络阻绝不通，阳气内动于心下，阳热迫血妄行，导致尿血。姚止庵曰："包络所以卫心，悲哀太甚，则气急迫而胞络伤，络伤则心病。盖心属火而主血，心病火发，血不能静，遂下流于溲溺也。"

［6］肌痹：《黄帝内经太素》作"脉痹"，据上下文义，为是。

［7］意淫于外：意，谓邪念；淫，过也、滥也；于外，指不能控制而妄动也。高世栻曰："意淫于外者，其意淫纵于外，不静存也。"

［8］宗筋弛纵：宗筋指全身之筋膜。于鬯："宗，当训众。《广雅·释诂》云：'宗，众也。'宗筋即众筋。故下文云：阴阳总宗筋之会。"

［9］白淫：马莳曰："白淫，在男子为滑精，在女子为白带。"

［10］使内：此指房事。杨上善曰："使内者，亦入房。"

［11］渐：杨上善注："渐，渍也。"

［12］相湿：《针灸甲乙经》作"伤湿"，即感受湿邪。可从。

［13］阳气内伐：此指远行劳倦而感受阳热邪气，伐伤体内的阴液，甚则损及肾阴。张介宾曰："远行劳倦，最能生热，热盛则内伐真阴，水不胜火，故主于骨。"

**【要点解析】**

**1. 痿病的发病机理**

痿病的病因有情志失调、外感邪气、房事劳倦等诸多方面。所谓"有所失亡""悲哀太甚""思想无穷，所愿不得"，为伤于情志；"有渐于湿，以水为事"，为伤于水湿；"意淫于外""入房太甚"为伤于房劳；"有所劳倦"，为伤于形劳。具体来说，痿躄、脉痿、肉痿、骨痿、筋痿的病因又不尽相同。有所失亡、所求不得等志意不遂，则致五志过极，郁久化热，导致肺热叶焦，肺失宣降，不能敷布津液、气血，筋脉失于濡润而成痿躄；悲哀太甚，以致心包阻绝不通，阳气内动，迫血妄行，经脉空虚，发为脉痹，久为脉痿；思想无穷，加之入房太甚，肝肾精气亏乏，宗筋失养松弛而成筋痿；长期从事水中作业，或居住地过于潮湿，水湿滞留体内，肌肉浸渍，易生肌痹，转为肉痿；劳倦太过，适逢暑热，伤筋耗气，肾精竭绝，发为骨痿。上述痿证，虽各不同，但皆因五脏阴阳失调，阳热内生，阴精受损，肢体筋脉失于濡养所成。

**2. 五体痿的症状特征**

五体痿的症状多与脏腑的功能失常或经脉所过部位有关。如肺主宣降、司呼吸，在体合皮毛，痿则"皮毛虚弱急薄""著则生痿躄""肺鸣"；心主行血，主一身之脉，痿则"枢折挈""胫纵而不任地""数溲血"；脾主四肢、主肌肉，痿则"渴""肌肉不仁"；肝主筋，肝经又绕阴器，痿则"筋急而挛""宗筋弛纵""及为白淫"；肾主骨生髓，痿则"腰脊不举""足不任身"等。需要指出，本篇专论形体四肢所生之痿病，而篇首却先论内在五脏主外在五体的生理，然后再论"五脏使人痿"的病理，不仅表明五体痿分别与五脏有特殊的关系，亦在示人诊察与分析疾病的方法，即"知常达变"。

（三）

**【原文阅习】**

帝曰：何以别之？岐伯曰：肺热者，色白而毛败；心热者色赤而络脉溢[1]，肝热者色苍而爪枯，脾热者色黄而肉蠕动[2]，肾热者色黑而齿槁。

【校勘注释】

[1] 络脉溢：指表浅部位的血络充盈。杨上善曰："络脉，心之所主也。络脉胀见为溢也。"

[2] 肉蠕动：指肌肉软弱。蠕，《黄帝内经太素》作"濡"，"濡"与"软"通。"动"疑为"蠕"之旁记字误入正文。

【要点解析】

本段论述了脏气热引起各种痿病的望诊要点。经文指出，可以通过外在五色、五体、五华等的表现加以鉴别。根据五脏外应五色、外主五体五华等原理，以五脏反映于外在皮毛、络、爪、肉、齿的异常改变，分析内在五脏的气热，如肺气热，"色白""毛败"；心气热，"色赤""络脉溢"；肝气热，"色苍""爪枯"；脾气热，"色黄""肉蠕动"；肾气热，"色黑""齿槁"。这些虽可作为临床参考，但若能结合其他症状，全面分析，才更符合《内经》"四诊合参"一贯的诊病原则。

## （四）

【原文阅习】

帝曰：如夫子言可矣。论言[1]：治痿者独取阳明。何也？岐伯曰：阳明者，五脏六腑之海，主闰[2]宗筋，宗筋主束骨而利机关[3]也。冲脉者，经脉之海也。主渗灌溪谷[4]，与阳明合于宗筋，阴阳揔宗筋之会[5]，合于气街[6]，而阳明为之长，皆属于带脉，而络于督脉。故阳明虚，则宗筋纵，带脉不引，故足痿不用也。

帝曰：治之奈何？岐伯曰：各补其荥而通其俞[7]，调其虚实；和其逆顺，筋脉骨肉，各以其时受月[8]，则病已矣。帝曰：善。

【校勘注释】

[1] 论言：张介宾曰："论言者，即《根结篇》曰：痿疾者，取之阳明。"

[2] 闰：同"润"。《针灸甲乙经》作"润"，义同，指滋润、润养。

[3] 机关：关节。马莳曰："屈伸所司，故曰机关。"

[4] 溪谷：指肌肉相会之处。《素问·气穴论》曰："肉之大会为谷，肉之小会为溪。"

[5] 阴阳揔宗筋之会：揔，同"总"。

[6] 气街：穴名，又名气冲，属足阳明胃经，位于横骨两端鼠蹊上一寸。

[7] 各补其荥而通其俞：针刺治疗时，根据所病之各脏经脉，施以补法针其荥穴以补其气，施以泻法针其俞穴以行其气，即"调其虚实"之意。吴崑曰："十二经有荥有俞，所溜为荥，所注为俞。补，致其气也；通，行其气也。"

[8] 各以其时受月：分别在各脏所主的时节进行治疗。姚止庵曰："时受月者，五脏各有应旺之月，如肝伤则筋病，欲治筋病，必于春月木旺之时，因时以受旺月之气，则邪易去而正易复也。"

【要点解析】

**1. "治痿独取阳明"的含义及临床指导意义**

据经意所示，"治痿独取阳明"与阳明所独具的重要生理作用有关。具体表现在三方面：其一，阳明为"五脏六腑之海"，人身气血津液化生之源泉；其二，阳明多气多血，"主闰宗筋，宗筋主束骨而利机关"，而"诸筋者，皆属于节"（《素问·五脏生成》）；其三，阴经阳经会于前阴者虽有九脉，但"阳明为之长"，统领诸经以润宗筋。所以，阳明健旺，气血充盈，津液满盛，五脏得养，宗筋得润，关节得利，肌肉得丰，何痿可生；反之阳明虚衰，气血匮乏，津液枯涸，五脏失滋，宗筋失润，关节失利，肌肉失养，何痿不生。故高世栻曰："阳明者，胃也，受盛水谷，故为五脏六腑之海，皮、肉、筋、脉、骨，皆资于水谷之精，故阳明主润宗筋……痿则机关不利，筋骨不和，皆由阳明不能濡润，所以治痿独取阳明也。"但必须指出，"治痿独取阳明"并非是治痿惟一之法，所谓"独"，只是突出阳明对于治痿的重要作用而已。正确的治疗则需根据不同的病因、脏腑、表现，区别论治。如肺热叶焦所致的痿病，以肢体痿软无力、皮肤枯燥等为主要表现者，则当清热润肺、濡养筋脉，方如清燥救肺汤；湿热浸淫所致的痿病，以下肢痿软、足胫热蒸、身体困重、舌苔黄腻而厚为主要表现者，则当清热燥湿、通利筋脉，方如加味二妙散；脾胃虚弱所致的痿病，以肢体痿软无力、肌肉萎软、食少便溏、面色萎黄、神疲气短、舌淡白、脉沉弱等为主要表现者，则当补脾健运、益气升清，方如参苓白术散；肝肾亏损所致的痿病，以下肢痿弱、腰膝酸软、腿胫肌肉明显萎缩、逐渐加重，甚至步履全废，伴眩晕耳鸣、遗精早泄，或月经不调、舌红少苔、脉沉细数为主要表现者，则当补益肝肾、滋阴清热，方如虎潜丸。此亦为"调其虚实，和其逆顺"，即辨证论治之义。

**2. 痿病的辨证论治原则**

痿病的辨证论治原则有三，即"治痿独取阳明""各补其荥而通其俞"和"各以其时受月"。此原皆是针刺治疗痿病的原则，但随着医学的发展，后世医家在使用药物治疗时亦遵循此原则。就其精神而言，乃指痿病的治疗不仅要重视阳明；还要对与痿病相关的各脏腑经脉进行辨证论治，或补或通；针刺的穴位也只是示例而已，除针取荥穴和俞穴外，也可以循经取穴或近端取穴等，总以辨证而论治。此外，治痿还可按照脏腑所主时令取穴论治，这对后世子午流注等治法有一定启示。

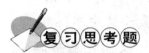

**复习思考题**

1. 试述痿病的病因病机。
2. 简述五体痿的症状。
3. 如何理解《素问·痿论》中"治痿独取阳明"？
4.《素问·痿论》中痿病治疗的三大原则是什么？

（王蓓蓓）

# 厥论第四十五

**要点导航**

1. 本篇指出厥有寒热之分，并详述了寒厥、热厥的病因病机及主要临床表现。

2. 从六经的经脉走行部位、所属脏腑功能及经气的逆乱等方面论述六经厥证的症状及产生机理。

3. 指出厥病的治疗原则。

扫码"学一学"

## 【篇名释义】

厥，逆也。厥病，指脏腑经络气机逆乱导致的以四肢厥冷、厥热以及猝然昏倒、不省人事等为主要症状的一类病证。本篇专论寒厥、热厥、十二经厥逆诸种厥证的病因病机、临床表现、治疗原则及预后等，为论厥之专篇，故名"厥论"。

## （一）

### 【原文阅习】

黄帝问曰：厥之寒热[1]者，何也？岐伯对曰：阳气衰于下，则为寒厥[2]；阴气衰于下，则为热厥[3]。帝曰：热厥之为热也[4]，必起于足下者。何也？岐伯曰：阳气起于足五指之表[5]，阴脉者集于足下而聚于足心[6]，故阳气胜[7]则足下热也。

帝曰：寒厥之为寒也[8]，必从五指而上于膝者[9]，何也？岐伯曰：阴气起于五指之里[10]，集于膝下[11]而聚于膝上，故阴气胜则从五指至膝上寒。其寒也，不从外，皆从内[12]也。

帝曰：寒厥，何失[13]而然也？岐伯曰：前阴者，宗筋之所聚，太阴阳明之所合[14]也。春夏则阳气多而阴气少，秋冬则阴气盛而阳气衰。此人者质壮，以秋冬夺于所用[15]，下气上争不能复[16]，精气溢下[17]，邪气因从之而上[18]也。气因于中[19]，阳气衰[20]，不能渗营其经络[21]，阳气日损，阴气独在，故手足为之寒也。

帝曰：热厥，何如而然也？岐伯曰：酒入于胃，则络脉满而经脉虚[22]，脾主为胃行其津液者也，阴气虚则阳气入[23]，阳气入则胃不和，胃不和则精气竭，精气竭则不营其四肢也。此人必数醉若饱以入房，气聚于脾中不得散[24]，酒气与谷气相薄，热盛于中，故热遍于身，内热而溺赤也。夫酒气盛而慄悍，肾气有衰[25]，阳气独胜，故手足为之热也。

### 【校勘注释】

[1] 厥之寒热：指厥有寒厥热厥之分。"之"乃"有"之义。

[2] 阳气衰于下，则为寒厥：杨上善注："下，谓足也，足之阳气虚也，阴气乘之，足冷，名曰寒厥。"

[3] 阴气衰于下，则为热厥：杨上善注："足之阴气虚也，阳气乘之，足热，名曰热厥。"

[4] 热厥之为热也：《针灸甲乙经·卷七》《千金方·卷十四》热厥下并无"之为热也"四字。

[5] 阳气起于足五指之表：指足三阳经始于足趾之外侧端。起，《新校正》云："按《甲乙经》阳气'起于足'作'走于足'。'起'当作'走'。"指，通"趾"；表，指外侧，外也。

[6] 阴脉者集于足下而聚于足心：指足之三阴经脉集于足下，聚于足心。《黄帝内经太素》《诸病源候论》及《千金方》"集于"上并无"阴脉者"三字。

[7] 阳气胜：《黄帝内经太素》《针灸甲乙经》《诸病源候论》《千金方》"阳"下并无"气"字。

[8] 寒厥之为寒也：《针灸甲乙经》《千金方》中并无"之为寒也"四字。

[9] 必从五指而上于膝者：《针灸甲乙经》《千金方》中"从"并作"起"。《黄帝内经太素》《诸病源候论》中"而上于膝者"并作"始上于膝下"。

［10］阴气起于五指之里：指足三阴经始于足趾之内侧端。里，内也。

［11］集于膝下：《千金方》"膝"下无"下"字。

［12］其寒也，不从外，皆从内：此寒厥之寒，非外感之寒，而是阳虚阴胜所致的内寒。姚止庵注："阳虚则胜，阴胜则寒矣。然寒本于阳虚，故云内。"

［13］失：当据下文"热厥何如而然也"句改作"如"。另，张志聪认为"失"为丧失，不足，注曰："寒厥因失其所藏之阳，故曰失。"可参。

［14］前阴者，宗筋之所聚，太阴阳明之所合：足太阴脾经和足阳明胃经俱行于腹，于前阴附近，故言所合。前阴周围有九脉会聚，包括足之三阴、阳明、少阳及冲、任、督、跷脉等，此仅言脾胃二经，是脾胃为气血生化之源、五脏六腑之海、主润宗筋之故。宗筋，《针灸甲乙经》"宗"作"众"。合，聚也。

［15］秋冬夺于所用：指违逆秋冬收藏之道，纵欲或强力劳作，耗伤肾精。张介宾注："质壮者有所恃，当秋冬阴胜之时，必多情欲之用，以夺肾中之精气。盖夺于所用，当是指强力过劳，房事过度等。"

［16］下气上争不能复：指下焦肾之虚阳上扰。马莳注："是在下之肾气，乃因强力，遂与上焦之气相争，不能复如其旧。"张志聪注："此寒厥人者，因恃其质壮，过于劳作，则下气上争，不复藏于下矣。"

［17］精气溢下：指肾气亏虚，精关不固而精遗于下。张志聪注："阳气上出，则阴脏之精气亦溢于下矣。"

［18］邪气因从之而上：邪气，此指阴寒之气。阳虚阴盛，阴寒之气乘虚上逆。张介宾注："精溢则气去，气去则阳虚，阳虚则阴胜为邪，故寒气因而上逆矣。"

［19］气因于中：①阴寒之气盛于内。因，《黄帝内经太素》作"居"。②脾胃为气血生化之源。张志聪注："此言气因于中焦之所生。"

［20］阳气衰：中焦脾胃阳气不足。张介宾注："阳气者，即阳明胃气也。四肢皆禀气于胃。"

［21］不能渗营其经络：不能温养手足经脉。杨上善注："夫阳气者，卫气也。卫气行于脉外，渗营经络，以营于身。以寒邪居上，卫气日损，阴气独用，故手足冷。名曰寒厥也。"

［22］络脉满而经脉虚：酒入于胃，先随卫气行于皮肤而充于络脉，则络脉充盈而经脉空虚。张志聪注："夫卫气者，谷之悍气也，酒亦水谷悍热之液，故从卫气先行于皮肤，从皮肤而充于络脉，是不从脾气而行于经脉，故络脉满而经脉虚也。"

［23］阴气虚则阳气入：酒热伤阴则阴气虚；阴气虚则阳气偏亢，是谓"阳气入"。

［24］气聚于脾中不得散：气，指酒食之气。酒食湿热之气内蕴于中，影响脾胃的受纳腐熟和运化水谷精微，导致水谷精气不能布散。

［25］肾气有衰：指肾阴渐虚。《针灸甲乙经》作"肾气日衰"。张介宾注："数醉若饱入房者，既伤其脾，复伤其肾，皆阴虚也，故手足为热。"

**【要点解析】**

**1. 《内经》中厥的含义**

在《内经》中，"厥"有多种含义。①指病证，如本篇之寒厥、热厥。《素问·生气通天论》："阳气者，烦劳则张，精绝，辟积于夏，使人煎厥。""阳气者，大怒则形气绝，而血菀于上，使人薄厥。"《素问·调经论》："血之与气并走于上，则为大厥。"②指手足逆冷的症状。《素问·五脏生成》："血……凝于足者为厥。"王冰注曰："厥，谓足逆冷也。"③指气机逆乱的病机，又作厥逆。《素问·方盛衰论》："是以气多少，逆皆为厥。"④指突然昏倒，不省人事。《素问·大奇论》："暴厥者，不知与人言。"⑤具有"尽"之意。《灵枢·阴阳系日月》："两阴交尽，故曰厥阴。"

此外，《内经》论述了气厥、尸厥、躁厥、四厥、少气厥、阴厥、阳厥、风厥、骭厥、踝厥、手太阴臂厥、手少阴臂厥、骨厥、痛厥等十余种厥证。

**2. 寒厥与热厥**

（1）寒厥　是病人自恃体壮，不知惜身，在秋冬阳气衰减之时"夺于所用"，恣情纵欲，损伤肾阳。阳气衰于下，即足三阳经之气虚衰，阳不制阴而阴盛，阴主寒，"阳气日损，阴气独在"，脏腑经络失其温养，故以"足五趾至膝上寒，甚则遗精、滑精"等为主要症状。

（2）热厥　是病人酒醉饱食后入房所致。醉酒饱食损伤脾胃，入房太甚则伤及于肾。脾肾两伤，阴精日损，"阴气衰于下，"即足三阴经之气虚衰，阴气虚衰，阴不制阳而阳亢，虚热内扰，故以"足下热、手足热、尿赤"为主要症状。

无论是寒厥还是热厥，均非感受外邪而生，必因内伤而得，故云"不从外，皆从内"。

**3.《素问》与《伤寒论》热厥之比较**

《素问》所论热厥与《伤寒论》之热厥不同，前者所论之热厥证，主要是由于长期酗酒纵欲，肾气亏虚，阴虚阳亢，故有手足热、尿赤症状，治当滋阴降火或滋阴清热；后者是邪热太甚，热邪壅塞于里，阳气不能外达，以手足逆冷为主要特征，证属实热，为外感热病中阶段性的特有证候，治当清热泻火或通里泻热。两者比较如表6-5。

表6-5　《素问》与《伤寒论》之热厥比较

|  | 《素问》之热厥 | 《伤寒论》之热厥 |
| --- | --- | --- |
| 病机 | 阴气虚衰，阴虚阳亢 | 里热炽盛，阳郁不达 |
| 主症 | 手足发热 | 手足逆冷 |
| 病性 | 虚热证 | 实热证 |
| 治法 | 滋阴清热或滋阴降火 | 清热泻火或通泄里热 |
| 代表方 | 知柏地黄丸类 | 白虎汤、承气汤类 |

（二）

**【原文阅习】**

帝曰：厥，或令人腹满，或令人暴不知人，或至半日远至一日乃知人者，何也？岐伯曰：阴气盛于上则下虚，下虚则腹胀满[1]，阳气盛于上，则下气重上而邪气逆[2]，逆则阳气乱，阳气乱则不知人也[3]。

**【校勘注释】**

［1］下虚则腹胀满：阳气虚于下，阴寒盛于上。高世栻注："阴寒之气盛于上，则上下皆阴，而阳气虚于下，下虚则腹胀满，以明腹满而为寒厥之意。"

［2］下气重上而邪气逆：重，并也，聚也。张介宾注："重，并也。"邪气，指失常上逆之气。张介宾注："邪气，气失常也。"谓在下的肾阴虚衰，阴不制阳，失于制约的肾中阳气上扰，气机为之逆乱。

［3］阳气乱则不知人也：张介宾注："阳气盛于上，则下气并而上行，并则逆，逆则阳气乱则神明失守，故暴不知人也。"

**【要点解析】**

本段主要论述了寒厥、热厥的兼症及病机。厥证不仅是手足寒或手足热，也有腹胀满或突然昏倒不省人事的不同症状。

"阴气盛于上则下虚，下虚则腹胀满"，说明腹满是下虚所致，下焦肾阳虚，不能上温脾土而致脾阳不足，使其运化功能失常而为腹满。因此，腹满为阳虚阴盛的寒厥证之兼症。马莳云："夫曰阴气盛于上则腹满者，乃上文之寒厥。"高世栻曰："阴寒之气盛于上，则上下皆阴，而阳气虚于下，下虚则腹胀满。以明腹满而为寒厥之意。"

"阳气盛于上则下气重上而邪气逆，逆则阳气乱，阳气乱则不知人也"，说明暴不知人是阴虚阳亢，虚阳上扰神明所致，为热厥证之兼症，临床上常见的昏厥，一般经过治疗，大多能苏醒，但严重者也可一厥不复而死亡。暴不知人之后，有半日或一日方醒者，这是因为上逆之气血能够下降，如不下降就会导致死亡。正如《素问·调经论》所说："血之与气，并走于上，则为大厥，厥则暴死，气复反则生，不反则死。"

<h2 style="text-align:center">（三）</h2>

**【原文阅习】**

帝曰：善。愿闻六经脉之厥状病能[1]也。岐伯曰：巨阳之厥，则肿首头重[2]，足不能行，发为眴仆[3]。阳明之厥，则癫疾[4]，欲走呼，腹满，不得卧，面赤而热，妄见而妄言。少阳之厥，则暴聋，颊肿而热，胁痛，胻不可以运[5]。太阴之厥，则腹满䐜胀，后不利，不欲食，食则呕，不得卧。少阴之厥，则口干，溺赤，腹满心痛[6]。厥阴之厥，则少腹肿痛，腹胀，泾溲不利，好卧屈膝，阴缩肿，胻内热[7]。盛则泻之，虚则补之，不盛不虚，以经取之[8]。

**【校勘注释】**

[1] 病能：二字疑衍，似为"厥状"之旁注，传写误入正文。

[2] 肿首头重：即头足皆重，与下"足不能行，发为眴仆"义贯。《黄帝内经太素》"肿"作"踵"。"首"为头之互文，既已言"首"，则"头"不应重出。据杨上善注，"头"应作"皆"。故首踵皆重，即头足皆重。

[3] 眴仆：即头晕目眩而忽然昏倒。眴，音义同眩，张介宾："眴，目眩乱也。仆，卒倒也。"

[4] 癫疾：指癫狂病。张琦注："经热入腑，阳邪炽盛，故发癫狂。"

[5] 胻不可以运：小腿活动不利。胻，又称"骬骨"，即解剖学上的胫骨，此指小腿。马莳注："足少阳胆经之厥，猝暴而聋者，以其脉起目锐眦，上抵头角，下耳后，其支者，从耳后，入耳中，出走耳前也。颊肿者，以其脉之下大迎，加颊车，下颈也。胁痛者，以其脉之从缺盆下循胸过季胁，下合髀厌中也。胻不可以运者，以其脉之循髀阳，出膝外廉，入于外辅骨之前，直下抵绝骨之端，下出外踝之前也。"

[6] 腹满心痛：少阴脉循喉，夹舌本，经热，故口干。肾司二便，热移膀，故溺赤。关门不利，故腹满。肾脉注胸中，热随经上至心，故心痛。

[7] 胻内热：肝脉抵少腹，热郁故肿痛。木郁贼土，故腹胀。热不得泄，故小便不利。筋气不舒，故好卧屈膝。脉环阴器，故或缩或肿。肝脉自内踝上腘内廉，故胻内热。

[8] 以经取之：即刺病的本经主穴。此言经气逆乱之厥证的刺治方法。马莳注："不盛不虚，则在胆取胆，而不取之肝；在肝取肝，而不取之胆，所谓自取其经也。即名曰经治。"

**【要点解析】**

**1. 六经厥的症状**

六经厥由本经阴阳失调、经气逆乱，使其经脉循行部位或所属脏腑、器官等发生病变而出现相应症状。如太阳厥证，下虚上实，故有头重头肿，或眩晕昏仆，下肢萎软不能行走；阳明热盛而气厥，则发为癫狂；少阳厥证，可见耳聋、颊肿、胁痛；太阴厥证，可见腹胀、大便不利、食欲减退；少阴厥证，可见口干、尿赤、腹满、心痛；厥阴厥证，可见少腹肿痛、腹胀、小便不利、阴肿阴缩等症。

**2. 厥病的治疗原则**

本篇提出了"盛则泻之，虚则补之，不盛不虚，以经取之"的针刺治疗原则，临床应通过辨证，对厥病的虚实性质进行区分，分别给予补虚泻实的治疗。临床在厥病的治疗中，针刺往往能够取得很好的疗效。

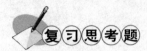 复习思考题

1. 《素问·厥论》中，寒厥、热厥的病因病机是什么？

2. 《素问·厥论》所论热厥与《伤寒论》中的热厥有何区别？

3. 《素问·厥论》中，寒厥和热厥的辨证要点是什么？

（汤朝晖）

# 奇病论篇第四十七（节选）

扫码"学一学"

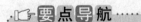 要点导航

1. 脾瘅的病因病机、临床常见症状及治疗。

2. 胆瘅的发病机理及治疗。

3. 巅疾的发病机理。

**【篇名释义】**

本篇论述了脾瘅、胆瘅、癫疾（胎病）、肾风等十种奇病的病因、病机、症状、治法及预后。所论述之病都异于一般疾病，故名。

（一）

**【原文阅习】**

帝曰：有病口甘者，病名为何？何以得之？岐伯曰：此五气之溢也[1]，名曰脾瘅[2]。夫五味入口，藏于胃，脾为之行其精气，津液在脾，故令人口甘也。此肥美之所发也[3]，此人必数食甘美而多肥也，肥者令人内热[4]，甘者令人中满[5]，故其气上溢，转为消渴[6]。治之以兰，除陈气也[7]。

**【校勘注释】**

[1] 五气之溢也：脾土之气上溢。五气，指土气，因土在五行中居第五位，又脾属土，故土气又代表脾气。

[2] 脾瘅：病证名。王冰："瘅，热也。脾热则四肢同禀，故五气上溢也。生因脾热，故曰脾瘅。"

[3] 此肥美之所发也：此病是过食肥甘厚味所引起。肥美，泛指肥腻甘甜厚味饮食。

[4] 肥者令人内热：过食肥甘厚味食物，易生内热。

[5] 甘者令人中满：过食甘甜质腻的食物，易壅脾导致胃脘胀满。

[6] 消渴：口渴多饮。《释名·释疾病》："消瘛，瘛，渴也。肾气不周于胸胃中，津润消渴，故欲得水也。"

[7] 治之以兰，除陈气也：治疗脾瘅，可用佩兰以醒脾化湿，消除郁积湿热之邪气。

**【要点解析】**

本节论述脾瘅的病因、病机、临床常见症状及治疗。临床上，脾瘅先以"口甘"为多见，继而出现"消渴"，即渴欲饮水的症状。脾瘅的发生由于经常习惯进食肥甘厚腻食物，以成湿热结滞，致使脾气壅滞，胃脘胀满而中宫困顿。脾为胃行其津液，脾气壅滞而热，土气上溢于口而口甘，胃脘胀满不降，五味入口，郁而不化，津液不及而消渴。湿热困阻脾胃，是脾瘅最主要的发病机理。所以经文"治之以兰"，以佩兰类芳香药物醒脾化湿，消除郁积湿热邪气。

<h3 style="text-align:center">（二）</h3>

**【原文阅习】**

帝曰：有病口苦，取阳陵泉[1]。口苦者，病名为何？何以得之？岐伯曰：病名曰胆瘅[2]。夫肝者，中之将也，取决于胆，咽为之使[3]。此人者，数谋虑不决，故胆虚气上溢[4]而口为之苦。治之以胆募俞[5]，治在《阴阳十二官相使》[6]中。

**【校勘注释】**

[1] 口苦，取阳陵泉：《新校正》："全元起本及《黄帝内经太素》无'口苦，取阳陵泉'六字，详前后文，疑此有误"。宜从之。

[2] 胆瘅：即胆热证。

[3] 咽为之使：张介宾："足少阳之脉，上挟咽；足厥阴之脉，循喉咙之后，上入颃颡。是肝胆之脉皆会于咽，故咽为之使"。

[4] 胆虚气上溢：按《针灸甲乙经》"胆"下无"虚"字。郭霭春："'溢'误，应作'嗌'，偏旁形误。"

[5] 胆募俞：胆的募穴为日月，位于胸部乳头下三肋处；胆的俞穴在背部足太阳经，位于第十椎下旁开一寸五分处。

[6]《阴阳十二官相使》：古医经名，今已亡佚。

**【要点解析】**

本节论述胆瘅的临床常见症状、发病机理以及治疗。胆瘅，即瘅热病证，口苦为其常见临床症状。肝者，将军之官，谋虑出焉；胆者，中正之官，决断出焉。肝胆不和，其人多次谋虑而不能决断，以致胆虚，其气上溢为病。治疗以针刺胆经募穴、俞穴为主。

<h3 style="text-align:center">（三）</h3>

**【原文阅习】**

帝曰：人生而有病巅疾[1]者，病名曰何？安所得之？岐伯曰：病名为胎病，此得之在母腹中时，其母有所大惊，气上而不下，精气并居[2]，故令子发为巅疾也。

**【校勘注释】**

[1] 巅疾：指癫痫。巅，同"癫"。

[2] 气上而不下，精气并居：张介宾："惊则气乱而逆，故气上而不下。气乱则精亦从之；故精气并及于胎，令子为癫痫也。"

**【要点解析】**

此节经文论述癫痫的病因病机。癫痫名为胎病，是因为此病的发生是胎儿在母腹中时，其母曾经受到严重惊吓，致使胎气逆于上而不下，精气亦因气逆影响胎儿。

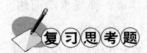

复习思考题

1. 请从理、法、方、药角度，分析脾瘅的发病机理。

2. 胆瘅的发病机理是什么？常有哪些临床表现？

3. 癫疾的发病原因和机理是什么？

（朱向东）

扫码"学一学"

# 水热穴论篇第六十一（节选）

> 1. 水肿病与肺肾，尤其与肾关系密切，提出了"其本在肾，其末在肺"的重要论点。
>
> 2. 肾所主的二阴是胃中水谷化物排泄的门户，所以将肾、胃（脾胃）在水肿形成中的作用关系概括为"肾者，胃之关"。
>
> 3. 风水的病因病机。

**【篇名释义】**

水热穴，指治水输穴和治热输穴。本篇着重论述了水病的病因、病机、证候及施治的俞穴；热病的机理及施治的俞穴。马莳注："内论治水治热之穴，故名篇。"其中所论治水病五十七穴、热病五十九穴为本篇重要内容，所以用"水热穴"命篇。

**【原文阅习】**

黄帝问曰：少阴，何以主肾？肾何以主水？岐伯对曰：肾者至阴[1]也；至阴者盛水[2]也。肺者太阴也；少阴者冬脉也[3]。故其本在肾，其末在肺，皆积水也[4]。

帝曰：肾，何以能聚水而生病？岐伯曰：肾者胃之关也[5]。关门不利[6]，故聚水而从其类也[7]。上下溢于皮肤，故为胕肿[8]。胕肿者，聚水而生病也。

帝曰：诸水皆生于肾乎？岐伯曰：肾者牝脏[9]也。地气上者属于肾[10]，而生水液也，故曰至阴。勇而劳甚[11]则肾汗出，肾汗出逢于风，内不得入于脏腑，外不得越于皮肤，客于玄府，行于皮里，传为胕肿，本之于肾，名曰风水<sup>[12]</sup>。所谓玄府者，汗空也。

**【校勘注释】**

[1] 至阴：肾位于下焦，主水、藏精，为人身阴精之源，应冬之气，为阴中之阴，故曰肾为至阴。至，最、极；至阴，即阴之极，马莳曰："肾居下焦，为阴中之阴，乃至阴也。"

[2] 盛水：盛，作承受解。《汉书·东方朔传》："壶者所以盛也。"此指肾主水的功能。张介宾曰："肾北方之气……水王于冬，而肾主之，故曰盛水也。"

[3] 少阴者冬脉也：指少阴肾脉应冬令。杨上善曰："少阴之脉盛，属于冬分也。"

[4] 其本在肾，其末在肺，皆积水也：水肿病发生机制本于肾虚，上犯于肺及全身。马莳曰："本者，病之根也；末者，病之标也。肾气上逆，则水气客于肺中，此所以皆为积水也。"

[5] 肾者胃之关也：关，《说文解字》："以木横持门户也。"引申为启闭之关键。肾开窍于二阴，胃受纳之水谷需肾的作用经二便排泄。马莳曰："肾主下焦，膀胱为腑，开窍于二阴，故肾气化则二阴通，肾气不化则二阴闭，闭则胃上满，故曰肾者，胃之关也。"

[6] 关门不利：按《黄帝内经太素》"门"作"闭"，可从。

[7] 聚水而从其类也：张志聪云："盖肾者主水，水不沾流，则水亦类聚矣。"

[8] 胕肿：即浮肿。张介宾曰："肌肤浮肿曰胕肿。"

[9] 牝脏：即阴脏。牝（pìn，聘），雌性哺乳动物的总称，与牡相对，牝为阴，牡为阳。高世栻曰："牝为阴畜，故肾者牝脏也。"

[10] 地气上者属于肾：指人之水液代谢犹地气上为云，需肾之蒸腾气化，才能敷布周身。杨上善曰："地气，阴气也，阴气盛水，上属于肾。"

[11] 勇而劳甚：谓自恃身强力壮过度房劳或劳累。姚绍虞曰："勇，有力也。劳甚谓恃其有力而入房，或远行动作也，单指力劳偏矣。"

[12] 风水：病名。水肿因感受风邪而得之，故名。因病之本在肾，亦名肾风。

**【要点解析】**

**1. "其本在肾，其末在肺"的含义**

"其本在肾，其末在肺"概括了肺肾在水肿形成中的作用关系。本段指出，肾之经脉为足少阴经，通应冬令，位居下焦，为阴中之阴，故称"至阴"。其对全身津液的气化敷布有主宰作用，故言"至阴者，盛水也"。肺之经脉为手太阴经，位居上焦，《素问·经脉别论》称其"通调水道，下输膀胱"，后世称之为水之上源。肾脉上贯肝膈入肺中，所以肾主水液和肺主通调水道的功能相互配合，共同维持人体水液代谢的平衡。若肺肾二脏有衰，水气滞留不行，可积水成患。需要指出的是，肺、肾主持水液代谢的机能以肾为主，以肺为辅。所以，"诸水皆生于肾"，肺、肾主持水液代谢的机能失常而形成水肿，其关键病机必然是肾主水功能失常，肺通调水道功能失常为次要病机，故曰"其本在肾，其末在肺"。

**2. "肾者胃之关"的含义**

"肾者，胃之关"是对肾、胃（脾胃）在水肿形成中作用关系的概括。据《素问·经脉别论》中"饮入于胃，游溢精气，上输于脾，脾气散精，上归于肺"可以看出，人体的水液虽源于胃受纳水谷，经脾的运化而输布于全身，但代谢后残液的排泄主要依赖于肾。肾主水，开窍于二阴，司二便，是控制水液代谢和残液排泄的闸门和关隘。张介宾在《类经·疾病类》云："肾主下焦，开窍于二阴，水谷入胃，清者由前阴而出，浊者由后阴而出。肾气化则二阴通，肾气不化则二阴闭，肾气壮则二阴调，肾气虚则二阴不禁，故曰肾者胃之关也。"

### 3. 水肿病的治则治法及临床应用

针对水肿的病机，本段原文突出了以肺肾两脏为主，其中又以肾为其本，强调"其本在肾，其末在肺"，成为后世论治水肿的理论依据。再结合《素问·经脉别论》中脾肺在津液代谢中的作用，说明水肿主要与肾、脾、肺三脏有关。《内经》重视肺、脾、肾三脏而以肾为关键的水肿病发病观，从病理方面揭示了肺、脾、肾相互配合，共同参与水液代谢的机理，既体现了在水液代谢方面的整体协调，也反映了水肿病的复杂病机，对后世有关水肿病的理论研究和临床实践产生了深远影响。如张介宾深入阐发《内经》经旨，再结合自己的临床经验，将肺、脾、肾三脏在水液代谢过程中的作用概括为"其标在肺""其制在脾""其本在肾"，在《景岳全书·水肿论治》中云："凡水肿等证，乃脾、肺、肾三脏相干之病，盖水为至阴，故其本在肾；水化于气，故其标在肺；水惟畏土，故其制在脾。今肺虚则气不化精而化水，脾虚则土不制水而反克，肾虚则水无所主而妄行，水不归经则逆而上泛，故传入于脾而肌肉浮肿，传入于肺则气息喘急，虽分而言之，而三脏各有所主；然合而言之，则总由阴胜之害，而病本皆归于肾。"使水肿病的病机理论更臻系统、完善。本段中"肾者，胃之关也。关门不利，故聚水而从其类也"，即张介宾"其制在脾"之先声。"肾者，胃之关"不仅是防治水液代谢障碍的理论依据，亦可指导消化系统疾病的治疗。不仅肾虚气化不行、水液停聚引起的水肿证可从胃（脾胃）论治，而且肾虚二便不通所继发的胃失和降诸证也可以采用补肾的方法治疗；肾病后期除可见小便不利外，大多伴见恶心呕吐、水谷不入等胃失和降之证；临床采取灌肠导泻等通腑治法治疗肾衰竭，亦可算是"肾者，胃之关"的具体应用之一。

### 4. 风水病的临床特征

风水，又名肾风。在《内经》中除本篇外，尚在《素问·风论》《素问·奇病论》及《灵枢·论疾诊尺》等中有所涉列。从以上各篇对风水、肾风症状的描述来看，大致有如下两个特点：一般肿势较甚；大多有外感表证，如发热、身痛、恶风、多汗等。本文指出了风水发生的机理，因强恃勇力而劳累太过，造成肾汗泄出，此时再感受风邪，使汗孔闭塞，以致水液既不能内行于脏腑，又不能外泄于皮肤，与风邪搏结而留于腠理肌肤之间，逐渐演变而形成浮肿。由于此病源于肾而因于风，所以定名为"风水"或"肾风"。肺主表卫，外邪入侵首先犯肺，所以总结其病机为"其本在肾，其末在肺，皆积水也"。又由于其病因为"肾汗出逢于风"，启发了后世在治疗本病时使用发汗利水、疏风固表之法。

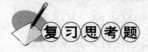 复习思考题

1. 解释"肾者胃之关"的含义。
2. 简述《素问·水热穴论》中风水的病因病机。
3. "其本在肾，其末在肺"于临床有何指导意义？

（王蓓蓓）

扫码"学一学"

# 调经论篇第六十二（节选）

## 要点导航

1. 经络的作用及"守经隧"的意义。

2. 五脏虚实病机及其微病的证治。

3. 阴阳盛衰内外寒热病机："阳虚则外寒""阳盛则外热"系外感疾病恶寒、发热的病机；"阴虚则内热"乃劳倦伤脾，脾气不运，胃中谷气郁而化热；"阴盛则内寒"属阴寒上逆，胸阳受损，血脉凝涩之病机。

**【篇名释义】**

本篇认为，经脉之道，内连脏腑，外络肢节，以行气血；凡脏腑气血、形体肢节生病，必波及经脉，"血气不和，百病乃变化而生"，有寒热虚实之变，治病必调经脉。马莳曰："内言病有虚实，宜善调其经脉，如末节之谓，故名篇。"

## （一）

**【原文阅习】**

黄帝问曰：余闻《刺法》[1]言：有余泻之，不足补之。何谓有余？何谓不足？岐伯对曰：有余有五，不足亦有五，帝欲何问？帝曰：愿尽闻之。岐伯曰：神[2]有余有不足，气[2]有余有不足，血[2]有余有不足，形[2]有余有不足，志[2]有余有不足。凡此十者，其气不等也。

帝曰：人有精气津液，四肢九窍，五脏十六部[3]，三百六十五节[4]，乃生百病。百病之生，皆有虚实。今夫子乃言有余有五，不足亦有五，何以生之乎？岐伯曰：皆生于五脏也。夫心藏神，肺藏气，肝藏血，脾藏肉，肾藏志，而此成形[5]。志意通，内连骨髓，而成身形五脏[6]。五脏之道，皆出于经隧，以行血气。血气不和，百病乃变化而生，是故守经隧[7]焉。

**【校勘注释】**

[1]《刺法》：古代论述针刺方法的文献。

[2] 神、气、血、形、志：在此为五脏的代称。王冰注："神属心，气属肺，血属肝，形属脾，志属肾。以各有所宗，故不等也。"

[3] 十六部：张志聪注："十六部者，十六部之经脉也，手足经脉十二，蹻脉二，督脉一，任脉一，共十六部。"

[4] 节：此指腧穴而言。

[5] 而此成形：此言有五脏才构成了形体。此，指五脏，又张琦《素问释义》认为"四字衍"。《针灸甲乙经》无此四字，张说可参。

[6] 志意通，内连骨髓，而成身形五脏：此言神对形体内脏的作用。志意，代指五神；骨髓，代指五体。

[7] 守经隧：即调经络。王冰注："然经脉者，所以决死生，处百病，调虚实，故守经隧焉。"

**【要点解析】**

**1. 经络的作用及守经隧的意义**

经脉内连脏腑，外络肢节，是人体气血运行与信息传导的通道，故经脉在人体生命活动中发挥着极为重要的作用。《内经》中关于经络作用的论述很多，主要概括为三个作用。

（1）运行气血，防御外邪　人体脏腑形体进行正常的生理活动，离不开气血的荣养，而气血必须通过经络的输注，才能布达全身，正如《灵枢·本脏》所说："经络者，所以行气血而营阴阳，濡筋骨，利关节者也。"《素问·气穴论》认为孙脉能"溢奇邪""通荣卫"，说明经络既是运行气血的通道，也是邪气入侵的途径。外邪入侵，通过经络布散，可由表入里，由浅入深，累及脏腑，产生各种疾病，如《素问·皮部论》说："邪客于皮肤则腠理开，开则邪入客于络脉，络脉满则注于经脉，经脉满则入舍于脏腑也。"所以经络功能正常，经气和利，气血调畅，脏腑组织得养，正气充沛，则能抗御外邪的侵袭，正如本篇所言："五脏之道，皆出于经隧，以行气血，血气不和，百病乃变化而生。"

（2）内属脏腑，外络肢体官窍　经络循行于脏腑和肢体官窍之间，《灵枢·经脉》记载了十二经脉的循行，指出每一条经脉都络属于相应的脏腑，有规律地联络了脏腑肢节官窍。《灵枢·海论》亦云："夫十二经脉者，内属于脏腑，外络于肢节。"正是通过经络的联络沟通，脏腑组织器官成为统一协调的有机整体。

（3）协调阴阳，调理虚实　疾病的发生，多为"血气不和"所致，而气血必由经络输布全身。经脉中气血偏盛或不足，首先可导致经气偏盛偏衰，并可累及相关脏腑，导致脏腑功能失常，产生虚实证候，如《灵枢·经脉》曰："足阳明之脉……气盛则身以前热，其有余于胃，则消谷善饥，溺色黄，气不足则身以前皆寒栗，胃中寒则胀满。"此外，各种原因也可导致人体出现一部分经气偏盛而另一部分经气偏虚的虚实错杂的病理状态，如本篇所言："气血以并，阴阳相倾，气乱于卫，血逆于经，血气离居，一实一虚。"通过调理经脉，补虚泻实，令气血调畅，五脏安定，阴阳才能恢复协调平衡。正是由于经络有运行气血、联络脏腑组织、协调阴阳、调理虚实、防御外邪的重要作用，故《灵枢·经脉》强调："经脉者，所以能决死生，处百病，调虚实，不可不通。"此即"守经隧"的意义所在。

**2. 守经隧的方法及临床意义**

守经隧，就是保持经脉通畅。后世谓之调经，如何调经？本节给出了答案。

（1）调经在于补泻　首言"有余泻之，不足补之"，指出了调经大法。调经在于补虚泻实，虚实皆由五脏故，岐伯以五脏"其气不等"概括了百病的虚实。

（2）调经不离五脏　此节言疾病之虚实虽然繁多，但"其皆生于五脏也"，因五脏是人体之本，经脉之所络属，经脉又是五脏气血运行之通道，所以说"五脏之道，皆出于经隧"。故调经虽在经脉，但不离于五脏。

（3）调经在于调和气血　调经之所以能治百病，是由于"血气不和，百病乃变化而生"，气血通过经络运行，所以调经必须着眼于调和气血，气血和调，阴阳也就恢复平衡，这就是调经的意义所在。

（二）

**【原文阅习】**

帝曰：神有余不足，何如？岐伯曰：神有余则笑不休，神不足则悲。血气未并[1]，五脏安定，邪客于形，洒浙起于毫毛，未入于经络也，故命曰神之微[2]。帝曰：补泻奈何？岐伯曰：神有余，则泻其小络之血，出血，勿之深斥[3]，无中其大经，神气乃平。神不足者，视其虚络，按而致之[4]，刺而利之[5]，无出其血，无泄其气，以通其经，神气乃平。帝曰：刺微奈何？岐伯曰：按摩勿释[6]，着针勿斥[7]，移气于不足[8]，神气乃得复。

**【校勘注释】**

[1] 血气未并：指气血无偏盛偏衰之象。并，合并，偏聚。张介宾注："并，偏聚也。邪之中人，久而不散，则或并于气，或并于血，病乃甚矣。"

[2] 神之微：指神（心）的病变在肌表毫毛，未入经脉脏腑。神，心及心系统。

[3] 勿之深斥：不要深刺和摇大针孔。深，深刺；斥，开也，开拓扩大之意。

[4] 按而致之：按摩穴位，使气血通达，充实于虚络。按，按摩；致，到达。吴崑注："以按摩致气于其虚络。"

[5] 刺而利之：针刺令经脉气血和畅。《针灸甲乙经》"刺"作"和"。马莳注："刺令其气和利也。"

[6] 按摩勿释：按摩的时间延长些，勿释，不放手。

[7] 著针勿斥：留针而不要摇大针孔。

[8] 移气于不足：邪在皮毛，表卫不足，针刺引导正气于肌表。高世栻注："微泄其邪，移气于不足之处而补之。"

**【要点解析】**

心藏神，主神明，心病则神志失常，喜笑不休或悲。此为心之虚实病证举例。《灵枢·本神》曰："心藏脉，脉舍神，心气虚则悲，实则笑不休。""喜乐者，神惮散而不藏。"《素问·阴阳应象大论》亦云："暴喜伤阳。"皆明确指出伤及神明会出现情志异常的表现。心气虚实病证在临床常见心经火盛，或痰火扰心、神不安舍及阴血不足、心神失养、神气涣散等证候。

本节提出了治疗神病的刺法。①实则泻络出血。在本经范围内，刺盛络出血，以泻其有余，但泻实应防伤正，故告诫"勿之深斥，无中大经"。②虚则按摩致气。视其本经之虚络所在，予以按摩，使络脉充盈后，再刺虚络之处，取意于补而不滞，故曰"以通其经"。本节的"按而致之"与"刺微"中的"按摩勿释"比较，前者指广泛按摩，后者指针刺部位。从"勿释"二字可证。③微病则针刺移气。文中虚络有陷下之证，而"神之微"则无形可察。所以在针刺部位上是有区别的。根据"志有余不足……"一段的取穴原则，刺"神之微"，似应取本节的井穴，或选取解表的腧穴。

## （三）

**【原文阅习】**

帝曰：善。有余不足[1]，奈何？岐伯曰：气有余则喘咳上气，不足则息利少气[2]。血气未并，五脏安定，皮肤微病，命曰白气微泄[3]。帝曰：补泻奈何？岐伯曰：气有余，则泻其经隧，无伤其经，无出其血，无泄其气。不足，则补其经隧，无出其气。帝曰：刺微奈何？岐伯曰：按摩勿释，出针视之，曰我将深之，适人必革[4]，精气自伏，邪气散乱，无所休息，气泄腠理，真气乃相得。

**【校勘注释】**

[1] 有余不足：参《黄帝内经太素》及《素问吴注》，并据上下文，"有余"前佚"气"字，当补。

[2] 息利少气：呼吸通畅，但气短无力。此为肺气虚的表现。

[3] 白气微泄：肺气微虚之意。白气，代称肺气。王冰注："肺合皮毛，其色白，故皮肤微病，命曰白气微泄。"高世栻注："微泄，犹言微虚也。"

[4] 适人必革：持针佯言深刺，待病人精神状态发生改变，意志内守时才入针浅刺。《黄帝内经太素》萧校引《针灸甲乙经》"人"作"入"，似是。王冰注："谓其深而浅刺之也。"

**【要点解析】**

本节主要论述了气的病变及刺法。肺藏气，司呼吸，肺病则呼吸异常，喘咳上气或息利少气。此为肺之虚实病证举例。《灵枢·本神》亦曰："肺藏气……肺气虚则鼻塞不利，少气，实则喘喝胸盈仰息。"肺气虚实病证在临床常见邪壅于上，影响肺之宣降，致肺气上逆，发为喘咳，或肺气虚损，少气无力等病证。

本节提出了气病的刺法，具体介绍如下。①实则泻其经隧。经隧是统称，参考"志有余不足……"一段的补泻部位，应取本经荥穴。②虚则补其经隧。泻其经隧的"无泄其气"与本条的"无出其气"，其手法均以本篇所述调经大法（未选入）为准，应取本经的经穴。③微病则伏精散邪。采用语言恐吓之法，"曰我将深之"，恐则气下，使精气内伏，邪气散乱，再浅刺其表，以引邪气外泄，达到扶正祛邪之目的。

### （四）

**【原文阅习】**

帝曰：善。血有余不足，奈何？岐伯曰：血有余则怒，不足则恐。血气未并，五脏安定，孙络外溢[1]，则经有留血[2]。帝曰：补泻奈何？岐伯曰：血有余，则泻其盛经[3]，出其血。不足，则视其虚经，内针其脉中，久留而视，脉大，疾出其针，无令血泄。帝曰：刺留血奈何？岐伯曰：视其血络，刺出其血，无令恶血得入于经，以成其疾。

**【校勘注释】**

[1] 孙络外溢：指邪气充斥络脉，盈满瘀血。王冰注："络有邪，盛入于经，故云孙络外溢，则经有留血。"

[2] 经有留血：经脉血行留滞不畅。观下文"无令恶血得入于经"，可见此处当为"络有留血"。

[3] 盛经：与下文的"虚经"，皆系指肝经之虚实。结合本节所述针刺部位及"经脉深不可见"的相关论述，盛经、虚经应是盛络、虚络之误。

**【要点解析】**

本节主要论述了血的病变及刺法。肝藏血，主疏泄，肝病则情志失常，易怒或恐。此为肝主疏泄功能失常在情志方面的表现。《灵枢·本神》亦云："肝藏血，血舍魂，肝气虚则恐，实则怒。"肝气抑郁不舒则多怒，怒则激发肝气肝火，两者互为因果。临床肝火上炎、肝阳上亢易见多怒；肝气不足、疏泄不及、气机不畅，或肝虚及肾、子盗母气则多见善恐易惊。

本节提出了血病的刺法，具体如下。①实则泻络出血。前文"神有余"泻小络出血，本节泻盛经（络）出血，刺法是一致的。②虚则久留致气。"内针脉中，久留而视"，待针下"脉大"为准。"脉大"应理解为络脉丰盛，才能与"虚经（络）"相应。此与"神不足者，视其虚络，按而致之"同义。所不同者，在于按摩与内针久留之分。③有瘀则刺络放血。"视其血络刺出其血"，以防止经脉瘀血。与"泻络出血"的区别，在于此处仅指局部而言，不施行泻的手法。

## （五）

**【原文阅习】**

帝曰：善。形有余不足，奈何？岐伯曰：形有余则腹胀，泾溲不利[1]，不足则四肢不用，血气未并，五脏安定，肌肉蠕动，命曰微风[2]。帝曰：补泻奈何？岐伯曰：形有余则泻其阳经[3]，不足则补其阳络[3]。帝曰：刺微奈何？岐伯曰：取分肉间，无中其经，无伤其络，卫气得复，邪气乃索[4]。

**【校勘注释】**

[1] 泾溲不利：二便不利。王冰注："泾，大便；溲，小便也。"

[2] 肌肉蠕动，命曰微风：风邪入侵肌肉，肌肉似有虫爬行的感觉。因其属风邪为患的轻症，故曰微风。

[3] 阳经、阳络：此指足阳明胃经及其络脉。因足阳明胃经与足太阴脾经为表里，故脾病可取阳明治之。

[4] 邪气乃索：邪气消散。索，杨上善注："索，散也。"

**【要点解析】**

本节主要论述了形的病变及刺法。脾藏营，主肌肉，充形体，脾病则运化失常，形体、四肢失养。腹胀、泾溲不利和四肢不用均为脾之虚实病证举例。《灵枢·本神》曰："脾藏营……脾气虚则四肢不用，五脏不安，实则腹胀，泾溲不利。"《素问·太阴阳明论》亦指出："脾病而四肢不用。"临床常见邪气滞脾，运化失司而腹胀不通，或脾虚不运，水谷精气不足，四肢失养而肢体萎弱不用。

本节提出了形病的刺法，具体如下。①实则泻其阳经。形有余泻其表里的足阳明胃经，针刺部位应取经穴。②虚则补其阳络。形不足则补其相表里的足阳明胃经的络脉，穴名丰隆，别行于足太阴脾经。③微病刺其分肉。分肉受卫气温养，肌肉蠕动是失于卫气温养的一种表现。针刺分肉，使"卫气得复，邪气乃索"。

## （六）

**【原文阅习】**

帝曰：善。志有余不足，奈何？岐伯曰：志有余则腹胀、飧泄，不足则厥。血气未并，五脏安定，骨节有动[1]。帝曰：补泻奈何？岐伯曰：志有余则泻然筋[2]血者，不足则补其复溜[3]。帝曰：刺未并奈何？岐伯曰：即取之，无中其经，邪所乃能立虚[4]。

**【校勘注释】**

[1] 骨节有动：指骨节间发生病变。动，变动，异常变化。《针灸甲乙经》"动"作"伤"，可参。

[2] 然筋：即然谷穴，是足少阴肾经的荥穴。

[3] 复溜：腧穴名，在足内踝上二寸处，是足少阴肾经的经穴。

[4] 邪所乃能立虚：经过针刺治疗，病邪很快祛除。邪所，指邪所居之处；虚，指邪气去。高世栻注："立虚者，使邪即去，毋容缓也。"

**【要点解析】**

本节主要论述了志的病变及刺法。肾藏精，舍志，主水。腹胀、飧泄和厥是肾之虚实病证举例。《灵枢·本神》曰："肾藏精，精舍志，肾气虚则厥，实则胀，五脏不安。"亦阐述了肾失气化、阴阳失调所致气机失常的病证。临床常见肾精气不足，导致阴阳失调，甚至逆乱而发生厥病；或肾脏受邪，关门不利，水液停聚而发生飧泄、腹胀等病证。

本节指出志病的刺法，具体如下。①有余则泻荥穴。"志有余则泻然筋血者"，即取足少阴肾经的荥穴然谷放血。②不足则补经穴。"不足则补其复溜"，即取足少阴肾经的经穴复溜用补法。③微病则针刺邪所。在病变的关节部位针刺祛邪，"邪所乃能立虚"。

## （七）

**【原文阅习】**

帝曰：经言：阳虚则外寒，阴虚则内热，阳盛则外热，阴盛则内寒。余已闻之矣，不知其所由然也。岐伯曰：阳受气于上焦[1]，以温皮肤分肉之间。今寒气在外，则上焦不通，上焦不通，则寒气独留于外，故寒栗[2]。

帝曰：阴虚生内热，奈何？岐伯曰：有所劳倦，形气衰少，谷气不盛，上焦不行，下脘不通[3]，胃气热[4]，热气熏胸中，故内热。

帝曰：阳盛生外热，奈何？岐伯曰：上焦不通利，则皮肤致密，腠理闭塞，玄府不通，卫气不得泄越，故外热。

帝曰：阴盛生内寒，奈何？岐伯曰：厥气上逆[5]，寒气积于胸中而不泻，不泻则温气去[6]，寒独留，则血凝泣，凝则脉不通，其脉盛大以涩[7]，故中寒。

**【校勘注释】**

[1] 阳受气于上焦：指卫气由上焦布散。阳，指卫气。

[2] 寒栗：阐述外感寒邪初期，恶寒症状产生的机理。张介宾注："寒气在外，阻遏阳道，故上焦不通，卫气不温于表，而寒气独留，乃为寒栗。"

[3] 上焦不行，下脘不通：劳倦伤脾，脾气不足，不能转输，致清气不能上升，浊气不能下降。高世栻注："上焦不能宣五谷味，故上焦不行，下脘不能化谷之精，故下脘不通。"

[4] 胃气热：胃为水谷气血之海，清浊升降失常，滞于中焦而生热。张志聪注："胃为阳热之府，气留而不行，则热气熏于胸中，而为内热矣。"

[5] 厥气上逆：下焦或中焦的阴寒之气逆行于上。

[6] 温气去：阳气受到损伤而不足。温气，指阳气；去，消散。

[7] 其脉盛大以涩：张志聪注："阴盛则脉大，血凝涩，故脉涩也。"

**【要点解析】**

**1. 阳虚则外寒**

外感表证中恶寒症状产生的机理是什么？本节解释为"阳虚则外寒"。所谓"阳虚"仅指肌表卫阳为寒邪遏阻，不能正常宣达，肌表因此失于温煦而出现恶寒战栗的症状。在此所说的阳虚仅为一时性表阳不足，并非真正的虚寒，而是外感寒邪早期阶段的恶寒。治宜辛温解表，表证解除，恶寒自止。

后世所说的"阳虚则寒"，是全身或者某脏腑阳气虚损，温煦功能减退，机体失于温养所致，此类之寒表现为畏寒肢冷。治疗当温补阳气。两者有虚实表里之别。

**2. 阳盛则外热**

外感寒邪后出现发热的机理是什么？本节解释为"阳盛则外热"。所谓"阳盛"是指外感寒邪后，肌表为寒邪所郁，上焦不通，腠理闭塞，汗孔不通，卫气郁遏于肌表不得泄越而致发热。此类发热只需发汗解表即可。

《素问·阴阳应象大论》及后世所说的"阳盛则热"，是邪气入侵，阳气亢盛所致，包括里热证的发热和表热证的发热。治疗以清热为主，在里者清泻里热，在表者辛凉解表。两者有范围大小之别。

**3. 阴虚则内热**

脾虚而致发热的机理是什么？本节解释为"阴虚则内热"。认为劳倦伤脾，脾气不运，水谷精气滞留胃中，郁而化热。其实质是脾气虚发热，因脾属阴，故为"阴虚发热"。李杲阐发的气虚发热，以益气升阳、甘温除热之法治疗，是这一思想的发展。

后世所说的"阴虚则热"，是指肺胃或者肝肾之阴不足，阴不制阳，虚火内生的虚热证，主要表现为午后潮热、入夜热甚、五心烦热、盗汗、口干、舌红少苔、脉细数等症。治疗当尊丹溪滋阴降火之法。可见，一为气虚，一为阴虚，两者大相径庭。

**4. 阴盛则内寒**

胸阳受损的内寒证发生机理是什么？本节解释为"阴盛则内寒"。是指中焦或下焦的阴寒之气上逆于胸中，阳气受损，寒气独留于胸中，以致血脉凝涩、脉道不通的内寒证，后世所言"胸痹"，每可见此病机。如《金匮要略·胸痹心痛短气病脉证并治》有"（脉）阳微阴弦，即胸痹而痛，所以然者，责其（胸阳）极虚也"之说，可用薤白、半夏、瓜蒌、白酒、桂枝之类温通胸阳，驱散寒邪。这与《素问·阴阳应象大论》及后世所说的脏腑受寒后"阴盛则寒"的内寒证，有范围大小的不同。

从上述可知，《素问·调经论》是从阴阳经经气偏盛偏衰的角度来阐明外寒、外热、内寒、内热的机理，后世则是从整体阴阳平衡的失调探讨和阐释寒热虚实病机。由于论述角度不同，所言病机颇有差异，具体证候不尽相同。学习《内经》，既要认识其对后世学术的启迪和影响，又要了解因后世理论的发展而产生的差异，不要套用后世已经发展了并且内涵有所不同的学说来理解和阐释《内经》的理论。但是对《内经》原有理论的深入研究和透彻理解，可启发辨证论治疾病的思路，比如李杲在"阴虚则内热"的基础上，发明"甘温除大热"的治疗方法，可谓运用《内经》理论的典范。

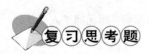 复习思考题

1. 何谓"守经隧"？有何重要意义？如何"守经隧"？
2. 根据本篇内容，试述五脏虚实病机及病证。
3. 如何理解本篇提出的"微病"？

4. 根据原文，如何理解"阳虚则外寒""阴虚则内热""阳盛则外热""阴盛则内寒"？与现代的寒热病机有何区别？

（田炳坤）

# 标本病传论篇第六十五（节选）

扫码"学一学"

**要点导航**

1. 标本缓急运用的总原则是：违反标本之理而治就是逆治，顺从标本之理而治就是从治。

2. 标本缓急运用的具体原则是：本病先治，急者先治，间者并行，甚者独行。

3. 不管治标、治本都要注重保护胃气。

【篇名释义】

本篇首先论述了疾病的标本与治法的逆从，然后讨论了疾病的传变与预后，故名。

（一）

【原文阅习】

黄帝问曰：病有标本[1]，刺有逆从[2]。奈何？岐伯对曰：凡刺之方[3]，必别阴阳[4]，前后相应[5]，逆从得施[6]，标本相移[7]。故曰：有其在标而求之于标，有其在本而求之于本，有其在本而求之于标，有其在标而求之于本。故治有取标而得者，有取本而得者，有逆取而得[8]者，有从取而得[9]者。故知逆与从，正行无问[10]；知标本者，万举万当；不知标本，是谓妄行。

【校勘注释】

[1] 病有标本：疾病有标病、本病的区别。

[2] 刺有逆从：刺法有逆治、从治的不同。

[3] 方：犹道，规律。《易·恒卦》："君子以立不易方。"注云："方，犹道也。"

[4] 必别阴阳：脏腑、经络、时令、气血都有阴与阳的区别。

[5] 前后相应：指诊断治疗全部过程的一致性。

[6] 逆从得施：逆治、从治运用得当。

[7] 标本相移：标病与本病的治疗没有固定的先后次序，应根据具体情况而定。

[8] 逆取而得：施治时在本求标，在标求本。

[9] 从取而得：施治时在本求本，在标求标。

[10] 正行无问：准确把握标本逆从治则治法。王冰注："道不疑惑，识既深明，则无问于人，正行皆当。"

【要点解析】

本节主要论述了标本逆从的基本含义。"标本"是相对的概念，其内涵相当广泛。本节论述的标本代表病证的先后、主次、病情的轻重缓急。"逆从"，专指针刺治标本病证的方法。"知逆与从，正行无问；知标本者，万举万当；不知标本，是谓妄行"，说明医生必须掌握标本逆从的规律；诊治疾病时必须做到分清标本，灵活运用逆从治法。如此才能做到"正行无问""万举万当"。

（二）

**【原文阅习】**

　　先病而后逆者治其本，先逆而后病者治其本，先寒而后生病者治其本，先病而后生寒者治其本，先热而后生病者治其本，先热而后生中满者治其标[1]，先病而后泄者治其本，先泄而后生他病者治其本。必且调之，乃治其他病。先病而后生中满者治其标，先中满而后烦心者治其本。人有客气[2]有同气[2]。小大不利治其标[3]，小大利治其本。病发而有余，本而标之[4]，先治其本，后治其标。病发而不足，标而本之[5]，先治其标，后治其本。谨察间甚[6]，以意调之，间者并行[7]，甚者独行[8]。先小大不利而后生病者，治其本。

**【校勘注释】**

　　[1] 后生中满者治其标：意为中焦胀满痞塞，虽属继发之标病，因其危急，也需先治。

　　[2] 客气、同气：同，林亿《新校正》："按全元起本'同'作'固'。"为是。客气，外邪；固气，正气。《素问识》："盖客气谓邪气，固气谓真气。"

　　[3] 小大不利治其标：意为大小便不通，虽属于继发之标病，因其危急，也需先治。

　　[4] 病发而有余，本而标之：邪气有余为实证，邪气为因为本，证候为果为标，因病势不急，故先治其本，后治其标，即先治实邪之本，后调证候之标。

　　[5] 病发而不足，标而本之：正气不足为虚证，邪气致伤为因为本，正气被伤为果为标，但因正衰则亡病势危急，故虽属于标，亦当先救，故先治其标，后治其本，即先救正危之标，后治邪气之本。

　　[6] 谨察间甚：间，证候多样而病情轻易已；甚，证候少但病情重难已。王冰注："间，谓多也；甚，谓少也。多，谓多形证而轻易；少，谓少形证而重难也。"

　　[7] 间者并行：两经受邪合病。王冰注："并，谓他经脉受邪气而合病也。"

　　[8] 甚者独行：独经受邪发病。王冰注："独，谓一经受病而无异气相参也。"

**【要点解析】**

　　本节提出标本运用的总原则是"治反为逆，治得为从"，具体的原则是本病先治、急者先治、间者并行、甚者独行。关于标本，本篇开篇就提出"标本相移，刺有逆从""治有取标而得者，有取本而得者，有逆取而得者，有从取而得者。故知逆与从，正行无问"。治疗疾病从标本角度而言，可分见本治本、见标治标的从治法和见本治标、见标治本的逆治法。如《灵枢·终始》说："病先起阴者，先治其阴而后治其阳；病先起阳者，先治其阳而后治其阴。"《灵枢·五色》也指出："病生于内者，先治其阴，后治其阳，反者益甚；其病生于阳者，先治其外，后治其内，反者益甚。"此乃病先发先治，后发后治，即从治法之运用。然临床病情常复杂多变，在疾病的发展演化过程中，标与本可在一定阶段、一定条件下相互移易转化，或原有的本病消失，标病转化为本病，又产生新的标病；或标与本所代表的矛盾主次地位发生转变。此时，治疗的重点就要随之调整，即标本相移，由从治变为逆治。总之，逆治与从治的选择，必须根据病情的具体变化和治疗之需要而定。其次，要正确认识"本急治本，标急治标"。一般情况下，本代表疾病之原因、本质或矛盾的主要方面等，故治疗当先治其本。本节所述多数病证即先用此法，如先病后逆治其先病、先逆后病治其逆、先寒后病治其寒、先热后病治其热、先泄、先中满者也皆先治等即是。诚如张介宾《类经·论治类》所云："本者，原也、始也，万事万物之所以然也。世未有无源之流、无根之木，澄其源则流自清，灌其根而枝乃茂，无非求本之道。"但是，当标病甚急，不治标不能控制疾病发展甚至危及生命时，则应采取应急措施先以治标。本节提出当先治其标的危急情况有三。①"先病而后生中满者治其标"。中满为腑气不行，水浆难入，药食难进，是为急候故应先治。正如张介宾所言："诸病皆先治本，而惟中满者先治其标，盖以中满为病，其邪在胃，胃者脏腑之本也，胃满则药食之气不能行，而脏腑皆失其所禀，故先治此者，亦所以治本也。"②"小大不利治其标"。人体代谢的废物多从二便排泄，中医治疗疾病亦多以二便之通道祛邪；若二便不利，则邪无去路，亦为危急之候，故急当疏通以除邪。③"病发而不足，标而本之，先治其标，后治其本"。后世医家对此看法不一。事实上，病发不足，乃正虚不足，当属虚证。从因果关系上看，正虚为邪伤所致，致伤者为因为本，被伤者为果为标，若正虚不甚生命无忧，则自当先治其本，即上文"病发有余，本而标之"之谓；若正气大衰生命危急，故虽然属标，亦先救正。此论不仅与但见"中满""小大不利"必当先救之的本意完全一致，亦与《内经》论治"以人为本"、救命为先的学术观念一脉相承。对标本缓急之论治，明·缪希雍可谓深得其旨，他在《本草经疏·治法提纲》中说："譬夫腹胀，由于湿者，其来必速，当利水除湿，则胀自止，是标急于本也，当先治其标。若因脾虚渐成胀满，夜剧昼静，病属于阴，当补脾阴；夜静昼剧，病属于阳，当益脾气。是病从本生，本急于标也，当先治其本。"需要强调的是，在标本逆从理论中，治病求本依然是最基本的准则，一般而言本病既愈，标病自除，即所谓"疏其源而流自通"。本节所举之病证绝大部分都要从本治疗，亦说明从本而治是治病的常规。即便少数病证必须从标而治，也必须探明疾病之本，也要从本出发治其标。

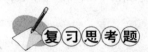 复习思考题

1. 掌握标本逆从之理有何意义？
2. 标本缓急的临床应用有哪些基本原则？
3. 急则治标者常见于哪些病证？

（朱向东）

# 五常政大论篇第七十（节选）

☞要点导航

1. "气反"治疗原则。
2. 疾病治疗时用药和饮食调节"度量"的把握。

【篇名释义】

本篇主要讨论五运主岁的一般规律，即五运主岁各有平气、不及、太过三种不同情况，

扫码"学一学"

以及在各种情况下其对自然界万物和人类的影响，故此名篇。

## （一）

**【原文阅习】**

能毒[1]者以厚药，不胜毒者以薄药，此之谓也。气反者[2]，病在上，取之下[3]；病在下，取之上；病在中，傍取之[4]。治热以寒，温而行之[5]；治寒以热，凉而行之；治温以清，冷而行之；治清以温，热而行之。

**【校勘注释】**

[1] 能（nai 耐）毒：耐受气猛味厚作用峻猛的药物。

[2] 气反者：指病变的原发部位与表现部位相反的情况。张介宾曰："本在此，而标在彼也。"

[3] 病在上，取之下：指疾病的原发部位在下而疾病的症状表现反见于上者，宜治其下。

[4] 病在中，傍取之：马莳曰："盖在于中，而经脉行于左右，则或灸或刺或熨或按，皆当取之于傍也。"

[5] 治热以寒，温而行之：治疗热证用寒凉药，采用温服法。

**【要点解析】**

本节提出"气反"，论述气反的治疗原则。示人以复杂病证变通处置之法，所述虽主要针对刺法而言，但对于药物治疗也有指导意义，如肝肾阴衰于下，虚阳扰动于上的头痛眩晕，治疗当滋补肝肾之阴，兼以潜镇浮阳，是"病在上，取之下"；肺热失宣所致的大便秘结，其治当清泻肺热，是"病在下，取之上"；感冒外湿引起的恶心、呕吐、腹泻，治以解表除湿之法，则是"病在中，傍取之"。但总体来说仍是求病机所在而调之、治病求本的反映。

## （二）

**【原文阅习】**

帝曰：有毒无毒，服有约[1]乎？岐伯曰：病有久新，方有大小，有毒无毒，固宜常制[2]矣。大毒治病，十去其六[3]；常毒治病，十去其七；小毒治病，十去其八；无毒治病，十去其九。谷肉果菜，食养尽之[4]，无使过之，伤其正也。不尽，行复如法[5]。

**【校勘注释】**

[1] 服有约：服用有毒无毒药物时有一定的规则。

[2] 常制：即常规法则。制，法则。

[3] 大毒治病，十去其六：毒性大的药物治病，病去十分之六即可停服。

[4] 谷肉果菜，食养尽之：服药未除尽的病证，可用谷物、肉食、水果、蔬菜等食疗之法调养正气以除之。

[5] 不尽，行复如法：病邪未除尽者，继续用药，具体方法如上。

**【要点解析】**

本节主要论述了用药常规及饮食调养的法度。疾病有新久之分，方剂有大小之别，药性有大毒、小毒、无毒的差异，因此用药要有一定的法度。药物都有偏性，服药对正气有一定的影响，用药太过，不仅损伤正气，亦会导致新的疾病，即药源性或医源性疾病。因此，用药时要根据药性峻缓决定用药程度，不苟求除病至尽，可利用食疗促进机体自然康复，并注重用药与天时的关系，把握好治与养、攻与补的关系。这些原则反映了中医治疗学重视整体调摄，调动机体的主动抗病力，促进机体自愈的思想。

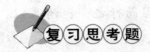 复习思考题

1. 阐述"气反"治疗原则。
2. 如何理解"治寒以热，凉而行之"？
3. 疾病治疗过程中，如何把握用药的量和度？

（任红艳）

# 至真要大论篇第七十四（节选）

 要点导航

1. 病机是疾病发生发展变化的本质，掌握病机对于疾病的诊治至关重要，十九条病机举例，示范了分析病机的具体方法。

2. 微甚逆从的正治法与反治法、阴阳虚衰所致疾病的治疗，体现了治病求本的治疗观。

扫码"学一学"

**【篇名释义】**

本篇主要讨论了五运六气变化所致疾病的机制、证候、治则治法、用药规律和制方原则等，其内容至尚、至真、至为纲要，故名。吴崑云："道无尚谓之至，理无妄谓之真，提其纲谓之要。"

（一）

**【原文阅习】**

帝曰：善。夫百病之生也，皆生于风寒暑湿燥火，以之化之变[1]也。经言：盛者泻之，虚者补之。余锡[2]以方士[3]，而方士用之，尚未能十全。余欲令要道[4]必行，桴鼓相应[5]，犹拔刺雪污[6]，工巧神圣[7]，可得闻乎？岐伯曰：审察病机[8]，无失气宜[9]，此之谓也。

**【校勘注释】**

[1] 之化之变：指风、寒、暑、湿、燥、火六气的化生和变化。王冰注："风寒暑湿燥火，天之六气也。静而顺者为化，动而变者为变，故曰之化之变也。"

[2] 锡：同"赐"，赐予、传授的意思。

[3] 方士：方术之士，此指医生。

[4] 要道：指医学中重要的理论与技术。

［5］桴鼓相应：槌敲鼓声即应，比喻收效迅速。桴，击鼓之槌。

［6］拔刺雪污：拔出皮中之刺，洗去脸上之污，喻指治疗得心应手、非常顺利。雪，洗也。

［7］工巧神圣：形容医生的诊法技术非常高明。《难经·六十一难》云："望而知之谓之神，闻而知之谓之圣，问而知之谓之工，切脉而知之谓之巧。"

［8］病机：指病之机要，即疾病发生发展变化的关键所在。张介宾注："机者，要也，变也。病变所由出也。"

［9］无失气宜：审察病机不要违背六气主时的规律。张介宾注："病随气动，必察其机，治之得其要，是无失气宜也。"

## （二）

【原文阅习】

帝曰：愿闻病机何如？岐伯曰：诸风掉眩[1]，皆属于肝。诸寒收引[2]，皆属于肾。诸气膹郁[3]，皆属于肺。诸湿肿满[4]，皆属于脾。诸热瞀瘛[5]，皆属于火[6]。诸痛痒疮，皆属于心[7]。诸厥固泄[8]，皆属于下。诸痿喘呕，皆属于上。诸禁鼓栗[9]，如丧神守[10]，皆属于火。诸痉项强[11]，皆属于湿。诸逆冲上[12]，皆属于火。诸胀腹大[13]，皆属于热。诸躁狂越[14]，皆属于火。诸暴强直，皆属于风。诸病有声，鼓之如鼓[15]，皆属于热。诸病胕肿[16]，疼酸惊骇，皆属于火。诸转反戾[17]，水液[18]浑浊，皆属于热。诸病水液，澄澈清冷[19]，皆属于寒。诸呕吐酸，暴注下迫[20]，皆属于热。

故《大要》曰：谨守病机，各司其属[21]；有者求之，无者求之[22]；盛者责之，虚者责之[23]。必先五胜[24]，疏其血气，令其调达，而致和平，此之谓也。

【校勘注释】

［1］掉眩：指肢体抽搐震颤、头目眩晕的病证。掉，摇也、动摇；眩，眩晕。

［2］收引：指筋脉收缩牵引拘急的病证。收，收缩；引，拘急。

［3］膹郁：指胸部胀闷喘息之证。张介宾注："膹，喘急也。郁，否闷也。"

［4］肿满：指肌肤肿胀，胸腹胀满。

［5］瞀瘛：指神志昏糊、手足抽搐。张介宾注："瞀，昏闷也。瘛，抽掣也。"

［6］皆属于火：《素问直解》："诸热瞀瘛，皆属于心。心，旧本讹火，今改。"可从。

［7］皆属于心：《素问直解》："诸痛痒疮，皆属于火。火，旧本讹心，今改。"可从。

［8］诸厥固泄：厥，指寒厥与热厥等证。固，指大小便不通。泄，指大小便不禁。

［9］诸禁鼓栗：禁，通"噤"，口噤不开。鼓栗，鼓颔战栗。

［10］如丧神守：形容鼓颔战栗而不能自控。吴崑注："神能御形，谓之神守，禁鼓栗则神不能御形，如丧其神守矣。"

［11］诸痉项强：痉，病名，症见牙关紧急、项背强急、角弓反张等。项强，颈项强硬，转动不灵活。

［12］诸逆冲上：指气机急促上逆所致的病证，如呕吐、呃逆、吐血等。

［13］诸胀腹大：指腹部胀满膨隆。

［14］诸躁狂越：躁，躁动不安。狂，神志狂乱。越，言行举止异常。

[15] 鼓之如鼓：叩击腹部如鼓之有声。

[16] 胕肿：指皮肉痈肿溃烂。胕，通"腐"。

[17] 诸转反戾：指筋脉拘急所表现出的各种症状。转，指身体拘急扭转。反，指角弓反张。戾，指身体屈曲不直。张介宾注："转反戾，转筋拘挛也。"

[18] 水液：指人体排出的各种液体，如尿、汗、痰、涕、涎及白带等。

[19] 澄澈清冷：形容水液清稀透明而寒冷。

[20] 暴注下迫：暴注，突然剧烈地泄泻。下迫，里急后重。

[21] 各司其属：掌握各种病证的病机归属。司，掌握。

[22] 有者求之，无者求之：有外邪者，当求其外感何邪；无外邪者，当求其内伤何因。

[23] 盛者责之，虚者责之：指分析病证虚实的机理。责，追究，分析。

[24] 必先五胜：必须首先掌握天之五气与人之五脏间的五行更胜规律。

【要点解析】

**1. 分析病机的重要性**

病机是病之机要，即疾病发生发展变化的关键。病机既能够揭示疾病发生、发展、传变的病理本质，也能够揭示疾病预后和变化的趋势，它是辨证论治的基石，也是确立治则治法的依据。因此，掌握病机对于诊治疾病至关重要，正如王冰所说："得其机要，则动小而功大，用浅而功深也。"

**2. 分析病机的方法**

本节以十九条病机为例，通过五脏病机、六淫病机，示范性地指出了分析病位、病性的四个方法及步骤。①谨守病机，各司其属。谨慎地分析病机，抓住病机变化的关键所在，根据其病位、病性进行病机归属与分类。如根据肝的功能与特性，确定肢体动摇震颤、头晕目眩的病证，其病机大多归属于肝；根据火的致病特征，确定气机突然上逆所致的急性呕吐、呃逆、吐血、喘促等，其病机大多与火有关。②有者求之，无者求之。有外邪者，当求其外感何邪；无外邪者，当辨明内伤何因。求因必以审证为前提，临床应根据疾病的症状表现，探求致病原因，如从躁动不宁、狂言骂詈、殴人毁物、逾垣上屋等证候表现分析，实与火的致病特征有关，故得出火邪为患之病因。③盛者责之，虚者责之。区别病证的虚实，是辨病机的重要原则之一。对实证要辨明何邪盛及其邪实之机；对虚证要辨明何气虚及其正虚之理。如病机同属于肝的掉眩之证，若是因肝热热极生风而见头痛、头晕、肢体抽搐属实，若是因肝血亏虚不养头目、不养筋脉而见眩晕、筋脉震颤则属虚。④审察病机，无失气宜。审察病机时，要与自然气候变化相结合。病机变化与自然气候变化关系密切，其变化与转归常受气候寒温影响。因此，文中指出分析病机时要"无失气宜""必先五胜"。

**3. 病机十九条的精神实质**

本节列举的十九条病机，其基本精神可概括为两点：一是为临床辨证审察病机提供了执简驭繁的法则和范例；二是体现了"证同机异""证异机同"的思想，是"同病异治""异病同治"的病理基础。临床的证候表现千变万化，其病变机理亦复杂多样，为了从纷繁的病理现象中理出头绪，本节从常见证候入手，以五脏部位与六淫致病特征为纲，对错综复杂的病证进行分析归类，体现了审因论治、治病求本的辨证思想。然而，以病机为纲分析归类症状，也要具体情况具体分析，不可泥守一端。相同或相似的症状，可有不同的病机，如"掉眩""收引""暴强直""痉项强""转反戾""瞀瘛"均为筋脉拘挛、强直、抽搐之症，其病位却有属肝与属肾之别，病性更有属风、属湿、属热、属火之异。反之，不同的症状，其病因病机则可能相同，如"瞀瘛""禁鼓栗""躁狂越""胕肿，疼酸惊骇""逆冲上"等证，均为火邪所致。这些范例既为临床辨证论治奠定了理论，也提供了方法。但病机十九条只是示人以分析病机的方法，而不是病机的全部，故临床应用必须知常达变，方不致误。

病机十九条对中医学病机理论的研究与发展产生了重要影响。刘完素在此基础上，不仅运用五运六气理论进一步阐发了六气病机，还提出"诸涩枯涸，干劲皴揭，皆属于燥"，补充了《内经》六气无燥邪病机的情况。喻昌则依此提出"秋燥论"，创制了清燥救肺汤。这些发挥皆使六气病机更臻于完善。

**4. 历代医家对"有者求之，无者求之"的认识**

关于"有者求之，无者求之"，诸家对此认识不一。①认为有无针对外邪，即有外邪者，当求其外感何邪；无外邪者，当求其内伤何因。②认为有无针对病机十九条，即对疾病所表现的症状、体征，病机十九条已有论述者，可根据其所示探求其病位、病性之归属；若病机十九条尚未论述，亦可根据同中求异、异中求同、各司其属的精神予以分析。③认为此二句意为辨别症状与病机的对应关系，并推求有此症此机或无此症此机的道理，以最终确定病机的归属。④从分析病机的角度，将此二句理解为根据一般病机推论，不应该出现某症状、体征而出现者，当探求其何以出现的机理；应该出现某症状、体征而未出现者，亦应寻求其不出现的机理。其皆有理，可以合参。

（三）

**【原文阅习】**

寒者热之，热者寒之[1]，微者逆之，甚者从之[2]，坚者削之[3]，客者除之[4]，劳者温之[5]，结者散之[6]，留者攻之[7]，燥者濡之[8]，急者缓之[9]，散者收之[10]，损者温之[11]，逸者行之[12]，惊者平之[13]，上之，下之[14]，摩之，浴之[15]，薄之，劫之[16]，开之，发之[17]，适事为故[18]。

帝曰：何谓逆从？岐伯曰：逆者正治，从者反治。从少从多，观其事也。帝曰：反治何谓？岐伯曰：热因寒用，寒因热用[19]，塞因塞用[20]，通因通用[21]。必伏其所主，而先其所因[22]。其始则同，其终则异[23]，可使破积，可使溃坚，可使气和，可使必已。帝曰：善。气调而得者，何如？岐伯曰：逆之从之，逆而从之，从而逆之，疏气令调，则其道也。

**【校勘注释】**

［1］寒者热之，热者寒之：寒病用温热法治疗，热病用寒凉法治疗。

［2］微者逆之，甚者从之：病势较轻、病情单纯而无假象者，如寒病见寒象、热病见热象等，用与病象相反性质的药物治疗，如寒病用热药、热病用寒药之类。病势较重、病情复杂又出现假象者，如真寒假热、真热假寒等，用药顺从其假象而治疗，如内真寒外假热者，用热药顺从其假象治疗。

［3］坚者削之：体内有坚积之病，如癥瘕积聚等，当用活血化瘀、软坚散结等削伐之法。

［4］客者除之：外邪侵犯人体所致的疾病，当用驱除病邪之法。如邪客于表的解表发汗法，邪客于里

的通里攻下法等。

[5]劳者温之：虚劳之病，当用温补法。

[6]结者散之：气滞、血瘀、痰阻或邪气内结等，当用消散法。

[7]留者攻之：邪留不去，如留饮、蓄血、停食、便闭等，当用攻逐泻下法。

[8]燥者濡之：伤津耗液的干燥病证，当用滋润生津之法。

[9]急者缓之：筋脉拘急、挛缩的病证，当用缓急解痉之法。

[10]散者收之：精气耗散不能约束的病证，当用收敛之法。

[11]损者温之：虚损类疾病，当用温养补益之法。

[12]逸者行之：过度安逸致使气滞血瘀的病证，当用行气活血之法。

[13]惊者平之：惊悸不宁一类的病证，当用镇静安神之法。

[14]上之、下之：病邪在上者，用涌吐法使之上越；病邪在下者，用攻下法使之下夺。

[15]摩之、浴之：指按摩、药物浸洗和水浴法。

[16]薄之、劫之：指侵蚀法与用峻猛之药劫夺病邪法。

[17]开之、发之：指开泄、发散法。

[18]适事为故：不论选用哪种治法，一定要以适应病情为原则。王冰注："量病证候，适事用之。"

[19]热因寒用，寒因热用：郭霭春校注："按以'塞因塞用，通因通用'律之，'寒用、热用'上下误倒，应作'热因热用，寒因寒用'。"即以热性药物治疗真寒假热之证，以寒性药物治疗真热假寒之证。如用通脉四逆汤治疗脉微欲绝、其人面色赤之假热证，用白虎汤治脉滑而厥之里热证。此论反治法。

[20]塞因塞用：用补益药治疗正虚所致的胀满闭塞不通之证。如用补中益气汤治疗脾虚便秘之证。

[21]通因通用：用通利攻下药治疗邪实于内的下利之证。如用承气汤治疗"热结旁流"之证。

[22]必伏其所主，而先其所因：治病一定要制服其所导致的本质，又要先求其所发生的原因。张介宾注："必伏其所主，制病之本也；先其所因者，求病之由也。"伏，制服、降伏；主，指疾病的本质。

[23]其始则同，其终则异：反治法的用药初始，药性与假象相同，如以热药治假热，以寒药治假寒；治疗过程中，假象逐渐消失，真象显露，最终仍是药性与病性相反的治法。

【要点解析】

**1. 正治法的含义与应用**

经文指出："逆者正治。"正治法，又称逆治法，是指与疾病征象相逆的治疗方法，即所用药物的药性与病性相反。适用于病邪较轻、病象与本质一致、病情单纯并无假象的疾病，所谓"微者逆之"。本节经文所举"寒者热之……惊者平之"等均属于正治法。运用时应把握"适事为故"、中病即止的原则。

**2. 反治法的含义与应用**

经文指出："从者反治。"反治法，又称从治法，是指与疾病假象相同的治疗方法，即所用药物的药性与疾病的假象相一致。适用于病情较重、病情复杂、病象与本质不一致，即出现假象的疾病，所谓"甚者从之"。文中的热因热用、寒因寒用、塞因塞用、通因通用等均属于反治法。虽然反治法所用药物的药性与疾病假象相一致，但仍然是针对疾病本质的治法。运用时应把握疾病本质及药量多少，即"必伏其所主，而先其所因""从多从少，观其事也"。

## （四）

**【原文阅习】**

帝曰：论言：治寒以热，治热以寒。而方士不能废绳墨[1]而更其道也。有病热者，寒之而热；有病寒者，热之而寒。二者皆在，新病复起，奈何治？岐伯曰：诸寒之而热者取之阴[2]，热之而寒者取之阳[3]，所谓求其属[4]也。

**【校勘注释】**

[1] 绳墨：准则。

[2] 寒之而热者取之阴：用寒凉药物治热证而热象不缓解者，实为阴虚发热，当以滋阴之法以制阳热。王冰注："壮水之主，以制阳光。"

[3] 热之而寒者取之阳：用温热药物治寒证而寒象不缓解者，实为阳虚生寒，当用补阳之法以抑阴寒。王冰注："益火之源，以消阴翳。"

[4] 求其属：探求疾病本质之所属，即病是属于阴虚还是属于阳虚。

**【要点解析】**

本节主要论述了阴阳虚衰所致疾病的治疗方法。阴虚阳亢者，当滋阴以制阳；阳虚阴寒者，当扶阳以抑阴。对于寒、热病证的治疗，一般遵循"治寒以热，治热以寒"的原则，但这只是针对实寒证、实热证而言，即《素问·阴阳应象大论》所说"阴胜则寒""阳胜则热"。但是，对于阳气不足、阴气偏盛的虚寒证，阴气亏损、阳气偏亢的虚热证，应当采取补阳以抑阴、滋阴以制阳的方法治疗，也是治疗虚寒证和虚热证的基本法则。因为虚寒之寒，实为阳气虚衰，温煦气化不及以致阴寒内胜所致；虚热之热，则为阴液不足，阳失制约而偏亢所致。虽表现为"寒"或"热"，实因对方之虚，故散寒、清热无效，唯从根本上治疗，阳旺温煦则寒自化、阴足制阳则热自效，此即《素问·阴阳应象大论》所谓"阳病治阴，阴病治阳"之缘由所在。由此，亦可悟一个道理，即临床见到寒、热证候，切不能急于以热攻寒、以寒攻热，必须辨清寒热证候的阴阳所属、虚实机理，掌握病证本质，即"求其属"，而后才能或用寒用热，或取阴取阳，这既是审机求属的基本环节，也是制定治法的关键所在。

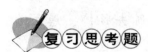复习思考题

1. 试述病机十九条的基本精神。

2. 结合病机十九条，试述分析病机的方法。

3. 何谓正治、反治？临床如何应用？

4. 如何理解"寒之而热者取之阴，热之而寒者取之阳"？其临床意义如何？

（李翠娟）

扫码"学一学"

# 疏五过论篇第七十七

📖 **要点导航**

1. 医生诊治疾病易犯的五种过失：不了解病人社会地位的跌落，生活环境的变迁，苦乐情绪的变化，饮食居住的优劣以及医生不知比类奇恒和不善诊法，以致诊治失误。

2. 医生诊治疾病应具备的四种德行：通晓自然界阴阳寒暑消长更替的变化规律，熟练掌握医药理论知识，懂得人情事理，善于运用各种诊法，惟有如此才能全面了解病变的过程，深入探求疾病本源，从而正确诊断疾病。

3. 治疗时重视扶助正气，遵守治疗的常规大法，就可避免治疗上的差错。

**【篇名释义】**

本篇分条陈述了医生诊治疾病时易犯的五种过失，故此名篇。马莳云："疏，陈也。内有五过，故名篇。"

## （一）

**【原文阅习】**

黄帝曰：呜呼远哉！闵闵乎[1]若视深渊，若迎浮云。视深渊尚可测，迎浮云莫知其际。圣人之术，为万民式[2]，论裁志意[3]，必有法则，循经守数[4]，按循医事，为万民副[5]，故事有五过四德[6]，汝知之乎？雷公避席再拜曰：臣年幼小，蒙愚以惑，不闻五过与四德，比类形名，虚引其经，心无所对[7]。

帝曰：凡未诊病者，必问尝贵后贱，虽不中邪，病从内生，名曰脱营[8]。尝富后贫，名曰失精[9]。五气留连，病有所并[10]。医工诊之，不在脏腑，不变躯形，诊之而疑，不知病名。身体日减，气虚无精，病深无气，洒洒然时惊[11]，病深者，以其外耗于卫，内夺于荣。良工所失，不知病情，此亦治之一过也。

凡欲诊病者，必问饮食居处，暴乐暴苦，始乐后苦，皆伤精气[12]。精气竭绝，形体毁沮[13]。暴怒伤阴，暴喜伤阳[14]。厥气上行，满脉去形[15]。愚医治之，不知补泻，不知病情，精华日脱，邪气乃并[16]，此治之二过也。

善为脉者，必以比类奇恒，从容知之[17]，为工而不知道，此诊之不足贵，此治之三过也。

诊有三常[18]，必问贵贱，封君败伤[19]，及欲侯王[20]。故贵脱势，虽不中邪，精神内伤，身必败亡。始富后贫，虽不伤邪，皮焦筋屈，痿躄为挛[21]。医不能严，不能动神[22]，外为柔弱，乱至失常，病不能移，则医事不行，此治之四过也。

凡诊者，必知终始，有知余绪[23]，切脉问名，当合男女。离绝菀结[24]，忧恐喜怒，五脏空虚，血气离守，工不能知，何术之语。尝富大伤，斩筋绝脉[25]，身体复行[26]，令泽不息[27]。故伤败结，留薄归阳，脓积寒炅[28]。粗工治之，亟刺阴阳，身体解散，四肢转筋，死日有期[29]，医不能明，不问所发，惟言死日，亦为粗工，此治之五过也。凡此五者，皆受术不通[30]，人事不明也。

**【校勘注释】**

[1] 闵闵乎：指医道奥妙深远。张介宾："闵闵，玄远无穷之谓。"

[2] 为万民式：是万众仿效的楷模。式，楷模，榜样。

[3] 论裁志意：论证估量志意之得失。裁，裁度，估量。张志聪："当先度其志意之得失。"

[4] 循经守数：依循常规，遵守法度。数，礼数，仪节。"经"和"数"都作为规矩、法则解。

[5] 为万民副：于鬯校："副，当为'福'副、福同声通借。下文'诊必副矣'，亦读'福'，两字正相呼应。"

[6] 五过四德：指医疗上易犯的五种过失与作为医生应具备的四种德行。过，过失、错误；德，品德，德行。

[7] 比类形名，虚引其经，心无所对：张介宾："比类形名，公自言虽能比类形证名目，然亦虚引其经义，而心则未明其深远，故无以对也。"

[8] 脱营：古病名。情志抑郁导致的以营血亏损为主的一类虚损性疾病。吴崑曰："贵者尊荣，贱者屈辱。虽不中邪，忧惶内生，则心志不乐，血无以生，脉气虚减，名曰脱营。"

[9] 失精：古病名。情志抑郁、营养不足导致的以精气虚少为主的一类虚损性疾病。张介宾曰："尝富后贫者，忧煎日切，奉养日廉，故其五脏之精，日加消败，是为失精。"

[10] 五气留连，病有所并：情志郁结导致五脏之气留滞不行，气血相并而为病。五气，五脏之气。

[11] 病深无气，洒洒然时惊：因病深日久，精气被耗，阳气日虚而洒然畏寒，神不足则心怯善惊。张介宾曰："及其病深，则真气消索，故曰无气。无气则阳虚，故洒然畏寒也。阳虚则神不足，故心怯而惊也。"洒洒然，寒栗貌。

[12] 暴乐暴苦，始乐后苦，皆伤精气：吴崑曰："乐则喜，喜则气缓，苦则悲，悲则气消，故皆伤于精气，而令形体毁坏。"

[13] 形体毁沮：形体损伤而败坏。沮，败坏之意。

[14] 暴怒伤阴，暴喜伤阳：喜怒过度伤及肝心阴阳。

[15] 满脉去形：即脉大形衰之意。张介宾："气逆于上故满脉。精脱于中故去形。"

[16] 邪气乃并：指邪气侵入，聚于正气不足之处。并，聚。

[17] 比类奇恒，从容知之：比较异常，从容揣度，了解疾病。比类，比较分类；奇恒，异常；从容，从容揣度。又，马蒔曰："古经有《比类》《奇恒》《从容》诸篇，皆至道之要。"认为三者在此处均指古经篇名，可参。

[18] 三常：指贵贱、贫富、苦乐。

[19] 封君败伤：指曾受封高官厚禄，后被削爵失势。封君，古代封土授爵贵族；败伤，削爵失势。

[20] 及欲侯王：倾慕尊贵。王冰曰："谓情慕尊贵，而妄为不已也。"欲，《新校正》云"按《黄帝内经太素》'欲'作'公'。"可参。

[21] 皮焦筋屈，痿躄为挛：皮肉干枯，筋脉拘挛，四肢萎废不用。吴崑曰："失其肥甘，五液干涸，故令焦屈挛躄。"

[22] 医不能严，不能动神：医生不能严格要求病人，改变其思想，遵从医嘱。张介宾曰："戒不严，则无以禁其欲；言不切，则无以动其神，又其词色外为柔弱，而委随从顺，任其好恶，则未有不乱而致失

其常者，如是则病不能移，其于医也何有。"

[23] 有知余绪：又知疾病本末。张介宾曰："谓察其本知其末也。"有，通"又"；余绪，末端。

[24] 离绝菀结：伤情离别。吴崑曰："离，谓间其亲爱也；绝，谓断其所怀也；菀，谓思虑郁积也；结，谓怫郁不解也。"

[25] 斩筋绝脉：形容身体受伤害非常严重，好似筋经被斩断，血脉将欲竭绝。

[26] 身体复行：仍勉强劳作。

[27] 令泽不息：使津液不能滋生。张介宾曰："泽，精液也。息，生长也。"

[28] 故伤败结，留薄归阳，脓积寒炅：张介宾曰："故，旧也。言旧之所伤，有所败结，血气留薄不散，则郁而成热，归于阳分，故脓血蓄积，令人寒炅交作也。"

[29] 亟刺阴阳，身体解散，四肢转筋，死日有期：不知寒热为脓积血蓄而成，只是频频刺泻阴阳经脉，更是耗气伤阴，以致身体解堕，筋脉拘挛，危候已现，死期临近。亟，多次。

[30] 受术不通：指医术不精。

【要点解析】

**1. "五过"的含义及临床指导意义**

本节指出医生由于"受术不通，人事不明"，在临床诊治时易犯五种医疗过错。①不问贵贱贫富，不知发病原由。医生不善于问诊，不细心了解病人社会生活环境的变迁，忽视了贵贱贫富等社会地位的落差所造成的精神创伤。精神抑郁不畅则使五脏气结，气血不行。由于这类疾病，初期尚未影响脏腑形体，症状不甚明显；加之医生没有掌握病人的社会生活经历，不能做到早诊断、早治疗，致使病情延误，待其症状显著，其病已深，难以救活。②不问饮食喜怒，不知虚实补泻。饮食不当则精气乏源；喜怒失宜，则气机逆乱，甚至精伤形耗。医生不详察病因则不知虚实，甚或犯虚虚实实之戒。③不知比类奇恒，不读经，不善脉。医生应当努力学习前人经验，掌握并运用古经理论与方法诊察疾病，不善运用医经理论的医生容易发生医疗过失。④不知诊有三常，不能严以动神。经文指出医生必须把了解贵贱、贫富、苦乐三方面的情况作为问诊的常规，同时要严格而耐心细致地开导病人，使其心悦，使其"神"动，病人才能严格遵从医嘱，配合治疗。否则无法实施治疗，病难痊愈。⑤不知疾病终始，不问所发原因。医生不问发病经过，不注意男女有别，以及生活境遇所致的过极情绪给脏腑气血带来的损害，早率施针，误治贻危，却不知误。

本节告诫我们，作为一名合格的医生，临床诊治疾病必须要了解天地阴阳变化，脏腑经脉表里，针石药物所主，还要通晓人情，"以明经道"，全面诊察，"比类奇恒，从容治之"。

在四诊中，《内经》极其重视问诊，指出："诊病不问其始，忧患饮食之失节，起居之过度，或伤于毒，不先言此，卒持寸口，何病能中？"问诊是诊治疾病过程中获取病情资料最直接、重要的手段之一，仅凭仓促脉诊，就妄下断言，诊病难免失之偏颇，进而导致误诊之过。

**2. 社会性因素所致的疾病**

本节指出脱营、失精和痿躄均是社会性因素所致的疾病。脱营与失精，都是由于社会地位由显贵而败落，或生活条件由富有变为贫穷，情志抑郁，内心忧虑，耗损营血而大伤，或精气暗耗而亏损。这两种病虽无六淫外邪入侵，但权势的跌落、家境的衰败、条件的巨大反差，造成了情志不遂，五脏气机失和，病气内聚，逐渐而发；更因初期均无形体及内脏功能的明显变化，即"不在脏腑，不变躯形"，却气血暗耗逐渐出现形体消瘦。如不及时准确治疗，病情延误，发展至"气虚无精，病深无气，洒洒然时惊"病之晚期，则死期将至。此外，经济败落，精神焦虑，致使阴精暗耗，机体失养，还可导致皮肉憔悴、筋脉拘挛、四肢痿废不用的痿病，这在《素问·痿论》中亦有论述。

**3. 询察社会生活经历在诊断疾病过程中的意义**

本节经文指出询察社会生活经历在诊断疾病过程中具有重要意义，它直接关系到多种疾病的发生与准确的诊断、正确的治疗，不可忽视。社会、政治、经济、生活中的变故，会给人的健康带来严重的影响和损害。这种损害有躯体的，更有精神的。人的精神情志活动是以精血为物质基础，正如《灵枢·平人绝谷》所云："血脉和利，精神乃居，故神者，水谷之精气也。"精神情志活动过激可以耗伤精血，渐致形体衰败，而且由于社会因素致病初期多隐微不显，当症状显著时，其病已深，难以救活。本节经文注重社会性致病因素，强调精神情志与发病关系密切的理论，在今天仍有重要的实际意义。当前，随着社会的发展，人们的生活节奏越来越快，竞争压力越来越激烈，社会性致病因素也变得越来越突出，人们的心理障碍、精神情志疾病发生率越来越高。因此，深入地研究与掌握精神情志疾病的理论，尤其重视从社会心理因素上寻找发病和治疗的答案，不断提高诊疗水平，满足临床需要，实是意义重大。

（二）

**【原文阅习】**

故曰：圣人之治病也，必知天地阴阳，四时经纪[1]，五脏六腑，雌雄表里，刺灸砭石，毒药所主，从容人事[2]，以明经道[3]，贵贱贫富，各异品理[4]，问年少长，勇怯之理，审于分部，知病本始，八正九候[5]，诊必副矣。治病之道，气内为宝[6]，循求其理，求之不得，过在表里[7]。守数据治，无失俞理，能行此术，终身不殆。不知俞理，五脏菀热[8]，痈发六腑。诊病不审，是谓失常，谨守此治，与经相明。《上经》《下经》《揆度》《阴阳》《奇恒》五中，决以明堂[9]，审于终始[10]，可以横行。

**【校勘注释】**

[1] 四时经纪：指四时寒暑规律。经纪，条理，秩序。

[2] 从容人事：细致地观察人情事理。

[3] 以明经道：明了诊治疾病的基本规律。经道，常道，规则。吴崑曰："经道，常道也。"

[4] 各异品理：指因贵贱贫富、社会地位、经济条件的不同而有不同品行习惯、心理特点、体质特征及患病特点。

[5] 八正九候：八正，指二分（春分、秋分）、二至（夏至、冬至）、四立（立春、立夏、立秋、立冬）8个节气。九候，指切脉的三部九候。

[6] 气内为宝：张介宾："气内者，气之在内也，即元气也。凡治病者，当求元气之强弱，元气既明，大意见矣。"

[7] 求之不得，过在表里：张介宾："求元气之病而无所得，然后察其过之在表在里以治之，思无误矣。"

[8] 菀热：郁热。菀，郁也。

［9］明堂：面部气色。

［10］审于终始：审察疾病初起与终了的全过程。

【要点解析】

医生诊治疾病怎样才能做到"可以横行"，并"终身不殆"？本节指出医生必须具备四种德行，遵守正确的治疗法则。所谓四德，含义如下。①明天运、通四时。医生必须了解自然界阴阳消长、寒暑更替的规律。由于人法天地四时之气而成，天地阴阳的运动、四时气候的变化，人亦应之，为医者，对此不可不知。②明脏腑、通针药。脏腑表里、刺灸砭石、药物治疗宜忌，既是藏象学说的基本内容，也是诊治疾病的基础，因此，医生必须全面掌握。③明人事、通情理。贫富贵贱、喜怒勇怯、男女老少、人情事理等，对于疾病的发生与诊治，至关重要，故医生诊治疾病时必须全面询问、了然于胸。④明内外、通四诊。脏藏于内，象见于外，病生于内，症现于外，故诊病要详察形色，审脉逆顺，惟诸诊合参、全面审察，才能全面、准确地了解病情。至于治则，本节提出"治病之逆，气内为宝""守数据治，无失俞理"。前者意在正气之盛衰，决定生命之存亡，故治病救人，贵在扶正，体现了"以人为本"、救命为先的学术观念；后者意在欲活人救命，必须认真学习、全面掌握医经理论，并遵循生理、病理、治疗的规律而治，才会以诊无过、以治不失。

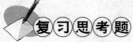

复习思考题

1. 何谓"五过"？

2. 如何认识"脱营""失精"和痿躄的病因病机及其临床指导意义？

3. 何谓四德？

（任红艳）

扫码"练一练"

# 第七章 《灵枢》部分

## 本输第二（节选）

扫码"学一学"

> **要点导航**
>
> 1. 脏与腑是协调统一的相合关系，其经络上相互络属，生理上相互配合，病理上相互影响，治疗上互根互用。
>
> 2. 肾与肺有经络相连，在水液代谢、呼吸配合、五行生克等方面，两脏均有密切关系。
>
> 3. 在脏腑相合关系中，三焦没有直接相配的五脏，故被称为"孤之腑"；但从经络联属关系来看，三焦联属于膀胱，两者皆统属于肾。

### 【篇名释义】

输，即腧穴。本篇对各经脉的五输穴及颈项主要腧穴的名称、部位做出推本求源的论述，故名。

### 【原文阅习】

肺合大肠，大肠者，传道之腑；心合小肠，小肠者，受盛之腑；肝合胆，胆者，中精之腑[1]；脾合胃，胃者，五谷之腑；肾合膀胱，膀胱者，津液之腑也。少阳[2]属肾，肾上连肺[3]，故将两脏[4]。三焦者，中渎之腑[5]也，水道出焉，属膀胱，是孤之腑[6]也。是六腑之所与合者。

### 【校勘注释】

[1] 中精之腑：胆居中而内藏精汁，其汁清而不浊，与其他各腑传化浊物之功能不同，故名。杨上善注："胆不同肠胃受传糟粕，唯藏精液于中也。"

[2] 少阳：《黄帝内经太素》《针灸甲乙经》均作"少阴"是。

[3] 肾上连肺："肾"字或为衍文。《针灸甲乙经》《黄帝内经太素》均作"少阴属肾，上连肺，故将两脏"。

[4] 将两脏：肾统率膀胱、三焦两腑。将，统率之意。两脏，诸注不一，作"膀胱、三焦"解较为可取。张介宾注："然三焦为中渎之腑，膀胱为津液之腑，肾以水脏而领水腑，理之当然，故肾得兼将两脏。"

[5] 中渎之腑：三焦是全身气化和水液运行的通道，其功能如同沟渠疏通水行一般，故名。渎，水沟，小渠。

[6] 孤之腑：三焦没有相合之五脏，是一个孤立的器官。孤，孤立，独特。张介宾注："然十二脏之中，惟三焦独大，诸脏无与匹者，故名曰是孤之腑也。"

**【要点解析】**

**1. 脏腑相合的配属关系**

本篇论述了五脏与六腑相配属的情况。五脏相合，有内相合和外相合之分。外相合主要是五脏与五体的配属关系，如肝在体合筋、心在体合脉、脾在体合肌、肺在体合皮、肾在体合骨。内相合就是脏与腑的配属关系，在《内经》中脏腑配属有多种不同观点，如五脏配五腑、五脏配六腑、六腑配六腑等。本篇提出肺与大肠相合、心与小肠相合、肝与胆相合、脾与胃相合、肾与膀胱相合，三焦没有直接相合的五脏而被称为"孤之腑"。《灵枢·本脏》则云："肺合大肠，大肠者，皮其应。心合小肠，小肠者，脉其应。肝合胆，胆者，筋其应。脾合胃，胃者，肉其应。肾合三焦膀胱，三焦膀胱者，腠理毫毛其应。"由于三焦、膀胱在经络上有络属关系，在功能上又都参与水液代谢，《灵枢·本脏》将"三焦膀胱"与肾相配属也有一定道理。可见，《内经》中或持五脏配五腑，将三焦单独列出；或持五脏配六腑，让三焦、膀胱共同配属于肾。其实，以上两种观点并无本质区别，都是为了强调脏与腑之间的密切关系。脏与腑阴阳相配，经络上相互联属，生理上相互配合，病理上相互影响和传变，治疗上互根互用。脏腑相合是中医藏象理论的一个重要内容。

**2. "少阳属肾，肾上连肺，故将两脏"的含义**

对于此句经文，诸家注解不一。《针灸甲乙经》以"少阳"作"少阴"，原文为"少阴属肾，上连肺，故将两脏"，认为足少阴肾经联系了肺肾两脏。《黄帝内经太素》云："足少阴脉贯肝入肺中，故曰上连也。肾受肺气，肾便有二，将为两脏。《难经》曰'五脏亦有六者，谓肾有两脏也'"，认为肾有两脏。马莳、张介宾则从经脉联属关系说明肾与膀胱三焦相合。马莳云："手少阳三焦者，属于右肾，而肾之上连于肺。本经《经脉》篇谓：肾脉从肾上贯肝膈，入肺中，正肾之上连于肺也。故左肾合膀胱，右肾合三焦，而将此两脏，必皆以肾为主耳。"张介宾云："少阳，三焦也。三焦之正脉指天，散于胸中，而肾脉亦上连于肺；三焦之下腧属于膀胱，而膀胱为肾之合，故三焦亦属乎肾也。"张志聪云："少阳，三焦也。《素问·水热穴论》曰：'肾者至阴也，至阴者盛水也，肺者太阴也，少阴者冬脉也。故其本在肾，其末在肺，皆积水也。'是一肾配少阳而主火，一肾上连肺而主水，故肾将两脏也。"

以上观点虽不同，但皆有所据。综合来看，诸家注解提示了肾、肺、膀胱、三焦通过经脉相互联系，共同参与水液运行代谢，其关系甚为密切。足少阴肾经沟通了肺肾两脏，功能上两者亦相互协调配合：肾主水，肺为水之上源；肺主气司呼吸，肾纳气为呼吸之根；肾主藏精，肺气肃降能促进五脏六腑之精气归藏于肾。从五脏对六腑的统帅作用来看，肾为水脏，肾之气化对膀胱主津液、三焦运行气和水均有重要影响。因此，"故将两脏"可以理解为肾对膀胱三焦的统帅作用，这与《灵枢·本脏》中"肾合三焦膀胱"的观点也相吻合。

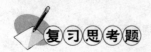

复习思考题

1. 五脏六腑之间是如何配属的？

2. 肾与肺通过哪些途径建立相互联系？

3. 如何理解三焦的脏腑配属关系？

（柳亚平）

# 本神第八

扫码"学一学"

### 要点导航

1. 自然界提供了生命形成所必备的条件；精是生命活动的原始物质；父母两精结合、新的生命产生，神即俱毕。

2. 就人而论，神是人体生命活动的总称，也包括精神、意识、情感、思维活动。

3. 神、魂、魄、意、志等精神意识活动，由心主统，分属五脏，以五脏的精气为物质基础；心神活动的过程分六个阶段完成。

4. 情志过用会损伤五脏，引发五脏虚实病变与形神症状。

5. 诊察疾病必须观察病人之"神"，以此推测五脏精气的盛衰；治疗疾病"先必本于神"。

【篇名释义】

本篇论述了神的概念、分类及其与五脏的关系和病变，强调了诊治疾病必须以神为根本，篇名取自"凡刺之法，先必本于神"首句。

（一）

【原文阅习】

黄帝问于岐伯曰：凡刺之法，先必本于神[1]。血、脉、营、气、精、神，此五脏之所藏也，至其淫泆离脏[2]则精失，魂魄飞扬，志意恍乱，智虑去身者，何因而然乎？天之罪与？人之过乎？何谓德、气、生、精、神、魂、魄、心、意、志、思、智、虑？请问其故。岐伯答曰：天之在我者德也，地之在我者气也[3]，德流气薄而生[4]者也，故生之来谓之精，两精相搏谓之神[5]，随神往来者谓之魂[6]，并精而出入者谓之魄[7]，所以任物者谓之心[8]，心有所忆谓之意，意之所存谓之志，因志而存变谓之思，因思而远慕[9]谓之虑，因虑而处物谓之智。故智者之养生也，必顺四时而适寒暑，和喜怒而安居处，节阴阳而调刚柔，如是则僻邪不至，长生久视[10]。

【校勘注释】

[1] 先必本于神：针刺能否发挥作用，决定于病人神气的盛衰。"先必"，《针灸甲乙经》作"必先"。本，本源、根本，引申为决定。神，神气，指生命活力及其状态。

[2] 至其淫泆离脏：若五脏之精气离散失守而不藏。《广韵》："至，到也。"其，指代五脏所藏之血脉营气精神。淫，溢也，逐渐浸渍。《说文解字》云"淫，侵淫随理也"，徐锴注"随其脉理而浸渍也"。泆，通"溢"。淫泆，同义复词，皆形容太过而外泄，过度耗散。离脏，即脱离五脏。

[3] 天之在我者德也，地之在我者气也：此为互文，意指天地阴阳具备了孕育初始生命的条件与法

则。张介宾注："人禀天地之气以生。天地者，阴阳之道也。自太极而生两仪，则清阳为天，浊阴为地；自两仪而生万物，则乾知大始，坤作成物。故易曰：天地之大德曰生。"

[4] 德流气薄而生：初始生命的产生，赖天地阴阳二气的升降交合。张介宾注："德流气薄而生者，言理赋形全，而生成之道斯备矣。"

[5] 两精相搏谓之神：当指男女两性生殖之精结合而产生生命现象。杨上善注："两精相搏，共成一形，一形之中，灵者谓之神者也，即乃身之微也。"精，即演化为新生的原始生命物质。

[6] 魂：神的一种表现形式，在神支配下活动，为阳神。魂若离开神的支配则出现梦游、幻觉、精神恍惚，张介宾注："魂之为言，如梦寐恍惚、变幻游行之境皆是也。"

[7] 魄：也是神的一部分，为阴神。形体固有的感觉、本能的行为动作皆属于魄之范畴，张介宾注："魄之为用，能动能作，痛痒由之而觉也。"

[8] 所以任物者谓之心：接收和处理外界信息是心的功能。任，接纳、处理。杨上善注："物，万物也。心，神之用也。"

[9] 远慕：由近及远的推理，即深谋远虑。

[10] 长生久视：健康长寿。《吕氏春秋·本生》高诱注："视，活也。"

## 【要点解析】

### 1. 神的基本内涵及起源

"神"在《内经》中的含义主要有三：一指自然界的变化及其规律，如"物生谓之化，物极谓之变，阴阳不测谓之神"（《素问·天元纪大论》）；二指人体生命活力及其状态；三指人的精神、意识、情感、思维活动。本篇所论"神"为后两者。天地自然提供了生命发生与发展所必需的物质条件与孕育法则。当天地阴阳精气交合而产生人类生命之初始，神即与生俱来；其后之生命是父母生殖之精气相结合而孕育，神亦随生而俱。显然，精气既是构成生命形体的初始物质，也是神产生的物质基础。此论不仅体现了《内经》"形与神俱"的学术观念，也对生命与神的产生做了科学的唯物主义解释，还体现了人与自然的关系。

### 2. 精神魂魄的含义

作为精神意识的"神"，由心所总司。随神往来的"魂"，是精神活动的一部分，与现代心理学所说的"潜意识"有颇多相似之处，当魂离开神的支配单独活动就会出现恍惚、梦幻甚至梦游等病态。魄是人本能的感觉和动作，附形而在，依精而生。精神魂魄四者并存并用，密切关联，正如张介宾《类经》所注："盖神之为德，如光明爽朗、聪慧灵通之类皆是也。魂之为言，如梦寐恍惚，变幻游行之境皆是也。神藏于心，故心静则神清；魂随乎神，故神昏则魂荡。""盖精之为物，重浊有质，形体因之而成也。魄之为用，能动能作，痛痒由之而觉也。精生于气，故气聚则精盈；魄并于精，故形强则魄壮。"

### 3. "凡刺之法，必先本于神"之含义

刺法"本于神"皆由神在治疗中的重要性所决定。首先，病人的神气盛衰是脏腑精气盈亏的外在表现，直接影响治疗效果和预后判断，"形弊血尽而功不立者"就在于"神不使也"（《素问·汤液醪醴论》）。其与本篇后文"五者以伤，针不可以治之也"同义呼应。所以诊治必须"察观病人之态"，以知精神魂魄之存亡，得失之意，"得神者昌，失神者亡"（《素问·移精变气论》）。其次，就形神关系而言，神的存在以形体为基础，形体的活动又离不开神的主宰，一旦"精神不进，志意不治，故病不可愈"（《素问·汤液醪醴

论》)。因此临床中不可以忽视神的主宰作用，有时通过调节病人的神气就可以达到防治疾病的功效，这也是《内经》论养生必重养神的道理所在。至于"凡刺之法"，其不仅指针刺疗法，也包括各种治疗方法。

**4. 心神活动的过程**

本节概括了心神从"任物"到"处物"的整个活动过程，可以分为六个阶段。①心接收外界信息，感知到事物的存在。②感知的信息引发了意念萌动，形成表象。③意念积累明晰，成为志向或目标。④按照既定目标，分析比较，思考判断。⑤深谋远虑，预测未来的变化趋势。⑥综合分析后采取行动。从整个过程来看，意、志、思、虑等各种精神活动都由心所主统。必须指出，此处之志、思、虑、智，是人思维过程中不同阶段的代表；神、魂、魄、意、志，则是人精神意识活动中的不同类别，其中意与志虽然同名，但含义所指不尽相同。

养神是养生的重要内容，本节提出顺应自然四时寒暑变化、调摄情志、生活起居有规律等养生法则。

## （二）

**【原文阅习】**

是故怵惕[1]思虑者则伤神，神伤则恐惧流淫而不止[2]。因悲哀动中者[3]，竭绝而失生[4]。喜乐者，神惮散而不藏。愁忧者，气闭塞而不行。盛怒者，迷惑而不治。恐惧者，神荡惮而不收。

心怵惕思虑则伤神，神伤则恐惧自失，破䐃脱肉[5]，毛悴色夭[6]，死于冬。脾愁忧而不解则伤意，意伤则悗乱[7]，四肢不举，毛悴色夭，死于春。肝悲哀动中则伤魂，魂伤则狂忘不精[8]，不精则不正，当人阴缩而挛筋，两胁骨不举，毛悴色夭，死于秋。肺喜乐无极则伤魄，魄伤则狂，狂者意不存人，皮革焦，毛悴色夭，死于夏。肾盛怒而不止则伤志，志伤则喜忘其前言，腰脊不可以俯仰屈伸，毛悴色夭，死于季夏。恐惧而不解则伤精，精伤则骨酸痿厥，精时自下。是故五脏主藏精者也，不可伤，伤则失守而阴虚，阴虚则无气，无气则死矣。是故用针者，察观病人之态，以知精神、魂魄之存亡、得失之意，五者以伤[9]，针不可以治之也。

**【校勘注释】**

[1] 怵惕：恐惧惊慌。《说文解字》："怵，恐也。惕，惊也。"

[2] 流淫而不止：精液下流而不止。流淫，指滑精、带下之类病证。《黄帝内经太素》中作"流溢而不用"。

[3] 动中者：伤及内脏。动，动摇，引申为损伤。中，指内脏。

[4] 竭绝而失生：指内脏精气衰竭而丧失生命。

[5] 破䐃脱肉：形容极度消瘦，或肌肉萎缩。䐃，肌肉突起之处。王冰注："䐃，谓肘膝后肉如块者。"

[6] 毛悴色夭：皮毛憔悴，色泽枯暗。

[7] 悗乱：心烦意乱。悗，同"闷"。

[8] 狂忘不精：神志狂乱，言行妄为，愚钝不明，不能理事。忘，《黄帝内经太素》《针灸甲乙经》均作"妄"，为是。不精，精明丧失、愚钝不明。

[9] 五者以伤：神、魂、魄、意、志皆已受伤。以，通"已"，已经。另，《黄帝内经太素》作"五脏已伤"，亦可。

**【要点解析】**

**1. 情志过用所伤及其病证**

本节指出情志过用不仅五神受伤，五脏亦受其伤。情志是精神活动的一部分，是人体对外界刺激的能动反映，在正常情况下不会致病。若情志活动过于持久或剧烈，反复的精神创伤超越了人体所能调节的范围，就会产生病证。"人有五脏化五气，以生喜怒悲忧恐"（《素问·阴阳应象大论》），故本节指出，情志过用，必使五脏受伤；神魂魄意志五神分藏于五脏，情志过用也会损伤五神。五神五脏因此而病，久之又累及形体，以致形神俱病，这与西医医学心理学中的"心身疾病"很相似。这也是《内经》在发病、诊治、养生中，非常重视调摄情志的意义所在。

情志过用伤及五脏，可以导致精气神的整体损伤。"毛悴色夭"是五脏神气与精气衰竭的危重表现，故而告诫医家"五者已伤，针不可治"。五脏神气受伤，在季节更替时，病势会加重，甚至死亡。临床治疗疾病时，医者必须注意观察病人神之得失，进而判断疾病预后。这就呼应了经文开头提出的"凡刺之法，先必本于神"。

**2. 情志致病的特点**

本节指出情志致病的基本特点有伤心、伤脏、伤气、伤神。首先，最易伤心。因为"所以任物者谓之心"，再由心累及其他脏腑，如《灵枢·口问》所云："故悲哀愁忧则心动，心动则五脏六腑皆摇。"其次，直接伤脏。因为"人有五脏化五气，以生喜怒悲忧恐"。故心因怵惕思虑而伤，脾因愁忧不解而伤，肝因悲哀动中而伤，肺因喜乐无极而伤，肾因盛怒不止而伤。其虽与《素问·阴阳应象大论》所说怒伤肝、喜伤心、思伤脾、悲伤肺、恐伤肾的对应关系有所不同，但直接伤脏却是一致的。第三，易伤气机。如本节中的"愁忧者，气闭塞而不行"以及《素问·举痛论》中的"怒则气上""喜则气缓""悲则气消""恐则气下""惊则气乱""思则气结"等即是。第四，伤神发病。如"盛怒者，迷惑而不治。恐惧者，神荡惮而不收"以及"伤神""伤意""伤魂""伤魄""伤志"等。

（三）

**【原文阅习】**

肝藏血，血舍魂[1]，肝气虚则恐，实则怒。脾藏营，营舍意。脾气虚则四肢不用，五脏不安，实则腹胀，经溲不利[2]。心藏脉，脉舍神，心气虚则悲，实则笑不休。肺藏气，气舍魄，肺气虚则鼻塞不利，少气；实则喘喝、胸盈仰息。肾藏精，精舍志，肾气虚则厥[3]，实则胀，五脏不安。必审五脏之病形，以知其气之虚实，谨而调之也。

**【校勘注释】**

[1] 血舍魂：此为倒装句，即魂舍于血。舍，居处，此亦含有滋养之意。以下之"舍"，皆仿此。

[2] 经溲不利：诸注不一。有谓大小便不利，有谓月经不调。然月经不调、二便异常，脾气壅实皆可

导致，故可并存。

[3] 厥：突然晕倒，四肢逆冷。

**【要点解析】**

**1. 五神与五脏的关系**

本节指出五神分藏于五脏，即心藏神、肝藏魂、肺藏魄、脾藏意、肾藏志，故五脏有"五神脏"之称。脉、血、气、营、精为五脏所藏之精气，神志活动则由五脏精气化生与滋养。说明神志活动与五脏精气密不可分，协同为用，共同归属于以五脏为中心的藏象理论。

**2. 五脏虚实病证特点**

本节指出五脏虚实病变，既可表现为躯体症状，也可表现为神志症状。本节所论，心、肝多侧重于神志病证，肺、脾、肾多侧重于躯体病证。综观本篇所论的五脏虚实病证，与《素问·调经论》五有余、五不足之证，从理论到文字表达均有颇多相似。其中不同之处，如本节"肺气虚则鼻塞不利少气"，《调经论》作"（气）不足则息利少气"。验之临床，西医学中过敏性鼻炎、慢性鼻窦炎、萎缩性鼻炎病人多有肺气虚的特点，而鼻塞症状则或有或无，或轻或重，因此鼻塞不是肺气虚的专属特征；另外，外感实证、风热鼻渊反易出现鼻塞症状，不一定要肺气虚才出现。由此，对于经文的理解应当灵活变通。

**3. 脾肾两脏的重要性**

就五脏总体而言，本段更突出了脾、肾两脏在五脏系统中的重要地位。肾为先天之本，脾为后天之本，脾、肾病变容易影响其他脏腑，以致"五脏不安"，这为后世补土学派、温补学派重视调理脾、肾的学说提供了理论依据。明·李中梓"先后天根本论"的理论渊源即在此，其在《医宗必读》中提出"先天之本在肾""后天之本在脾"。

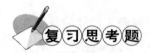

**复习思考题**

1. 精、神、魂、魄、意、志的含义是什么、其与五脏的关系如何？

2. 心神活动要经历哪些阶段？

3. 怎样理解"凡刺之法，先必本于神"？

4. 五脏虚实病证的特点和病机是什么？

（柳亚平）

# 经脉第十（节选）

扫码"学一学"

**要点导航**

1. 经脉的重要性及其在人体构成、生理病理、诊断治疗中的价值。

2. 十二经脉的名称，循行部位，起点、交接点，走向规律，流注次序及与脏腑的络属关系。

3. 十二经脉的"是动病"和"所生病"两大病候。

4. 经脉与络脉在循行分布、长短、病变诊察方法、运营物质等方面的区别。

**【篇名释义】**

本篇专论经脉的循行及其功能、病变、诊断、治疗和预后等，故名。

（一）

**【原文阅习】**

雷公问于黄帝曰：《禁脉》[1]之言，凡刺之理，经脉为始[2]，营其所行[3]，知其度量[4]，内次五脏，外别六腑[5]，愿尽闻其道。黄帝曰：人始生，先成精，精成而脑髓生，骨为干[6]，脉为营，筋为刚[7]，肉为墙，皮肤坚而毛发长，谷入于胃，脉道以通，血气乃行。雷公曰：愿卒[8]闻经脉之始生。黄帝曰：经脉者，所以能决死生，处百病，调虚实，不可不通。

**【校勘注释】**

[1]《禁脉》：指《灵枢·禁服》。张介宾注："'脉'当作'服'，即本经禁服篇名也。"

[2] 始：开端、基础。

[3] 营其所行：探求经脉的循行路线。张介宾注："营其所行，言经络之营行也。"

[4] 制其度量：应确定经脉的长短。制，裁断、确定。度量，指经脉的长度。

[5] 内次五脏，外别六腑：指依次分辨出各条经脉与五脏六腑内外相通的联系。

[6] 骨为干：骨骼构成了人体的支架。干，筑墙时置于墙外的木架。

[7] 筋为刚：刚，通"纲"。肢体运动，以筋为网络维系。

[8] 卒：全部、穷尽。

**【要点解析】**

本节经文从三个方面阐述了经脉的重要作用。①从针刺治疗角度强调了经脉的重要性。开篇引用"禁服"篇所论，指出针刺治疗时医生必须抓住经脉这个根本，掌握它的循行路线、度量的方法以及气血的多少，依次分辨出各条经脉与五脏六腑内外相通的联系。②从人体的形成过程论述了经脉的重要性。本节从唯物主义观点出发，简明扼要地指出人体的形成乃是"气聚成形"的过程。认为有赖于先天之精和后天胃气的推动，经脉道路畅通，气血才能循行，人体才能生长发育。这意味着只有经脉道路畅通，先天与后天才能结合，气血运行才能畅旺，形体组织才能在其营养与联络下，形成正常的人体，维护宝贵的生命。这是在脏腑经络理论指导下形成的独特的中医人体形成发育学。③从诊疗方面指出了经脉的重要作用。由于经络能"决死生、处百病、调虚实"，作为医生就必须精通它。比开篇更进一层提出了问题，为后文全面阐述经脉的循行、功能奠定了基础。

（二）

**【原文阅习】**

肺手太阴之脉，起于中焦[1]，下络大肠，还循胃口[2]，上膈属肺，从肺系[3]横出腋下，下循臑[4]内，行少阴、心主之前，下肘中，循臂内上骨下廉[5]，入寸口，上鱼[6]，循鱼际，出大指之端。其支者，从腕后直出次指内廉，出其端。是动则病[7]肺胀满，膨膨而喘咳，缺盆中痛，甚则交两手而瞀[8]，此为臂厥[9]。是主肺所生病[10]者，咳，上气喘渴[11]，烦心胸满，臑臂内前廉痛厥<sup>[12]</sup>，掌中热。气盛有余，则肩背痛，风寒<sup>[13]</sup>汗出中风，小便数而欠<sup>[14]</sup>。气虚则肩背痛寒，少气不足以息，溺色变。为此诸病，盛则泻之，虚则补之，热则疾之，寒则留之，陷下则灸之，不盛不虚以经取之<sup>[15]</sup>。盛者寸口大三倍于人迎，虚者则寸口反小于人迎也。

**【校勘注释】**

[1] 中焦：此指中脘。马莳注："中焦者，中脘也，在脐上四寸。"

[2] 胃口：指胃上下口。

[3] 肺系：指与肺相连通的气管、喉等组织。

[4] 臑：谓上臂。

[5] 廉：边缘的意思。

[6] 鱼：谓拇指本节后掌侧肌肉隆起处。

[7] 是动则病：指本经脉变动所发生的病证。是，此；动，变动，病变。

[8] 瞀：视物模糊不清。

[9] 臂厥：臂部经气厥逆所导致的病证。

[10] 是主肺所生病：指经脉所属肺脏发生的病证。

[11] 渴：《针灸甲乙经》卷二、《脉经》卷六并作"喝"。当从。

[12] 厥：《脉经》卷六、《千金》卷十七无。当从。

[13] 寒：《脉经》卷六、《千金》卷十七无。当从。

[14] 小便数而欠：即小便频数而量少。

[15] 以经取之：本经有病，选用本经之穴以治。杨上善注："即补泻自经，故曰以经取之。"

**【要点解析】**

**1. 肺手太阴经脉的循行与病证**

肺手太阴经脉起于中焦，下络大肠，还循胃口，通过膈肌，属肺，从肺系横行至胸部外上方，出腋下，沿上肢内侧前缘下行，过肘窝，入寸口，上鱼际，直出拇指桡侧端；其支者，从手腕的后方分出，沿掌背侧走向示指桡侧端，与大肠手阳明经交接。其病证与本经所过部位和所属之肺有关，前者如缺盆中痛、两手交叉而瞀、臑臂内前廉痛、掌中热等，后者如肺胀满、喘咳、上气、胸满等。以后各经脉的病证皆如此，这些病证具有很强的特异性和规律性，故而成为后世"经络辨证"的基础。

**2. 关于"是动"病、"所生"病的认识**

本篇所论十二经脉病候总体上分为"是动病"与"是主（某）所生病"两类。对此，历代医家观点不一，见仁见智，莫衷一是。但综观《内经》原文，所论十二经脉"是动"病、"所生"病的病证表现，主要指沿经脉循行部位出现的病证，及其由此而影响该经所属脏腑出现的病证。因此，"是动"病当指本经经气变动所产生的病证。所生病为经脉所络属脏腑发生的病证。各脏腑的生理功能不同，各经脉的循行部位有别，其病变所致的病证必然存在自身的特异性，据此判断病在何脏何腑、何条经脉，进行准确的辨证定位，从而指导治疗。

**3. 经脉病证的治疗**

对于十二经脉的病证，本篇提出了"盛则泻之，虚则补之，热则疾之，寒则留之，陷下则灸之，不盛不虚，以经取之"的治疗原则，内容涉及了针灸治疗的补泻、留针、艾灸以及循经取穴等，其核心思想是根据经脉病候的盛、虚、寒、热、陷下及不盛不虚等情况辨证论治，这一治疗原则不仅指导历代针灸治疗，也可普遍用于临床各科与药物治疗。

## （三）

**【原文阅习】**

大肠手阳明之脉，起于大指次指[1]之端，循指上廉，出合谷两骨之间[2]，上入两筋之中[3]，循臂上廉，入肘外廉，上臑外前廉，上肩，出髃骨[4]之前廉，上出于柱骨之会上[5]；下入缺盆，络肺，下膈，属大肠；其支者，从缺盆上颈贯颊，入下齿中，还出挟口，交人中，左之右，右之左，上挟鼻孔。是动则病齿痛颈肿。是主津液所生病者[6]，目黄口干，鼽衄[7]，喉痹，肩前臑痛，大指、次指痛不用。气有余则当脉所过者热肿，虚则寒栗不复。为此诸病，盛则泻之，虚则补之，热则疾之，寒则留之，陷下则灸之，不盛不虚以经取之。盛者人迎大三倍于寸口，虚者人迎反小于寸口也。

**【校勘注释】**

[1] 大指次指：指示指。

[2] 两骨之间：在指第一掌骨与第二掌骨之间，即合谷穴处。

[3] 两筋之中：腕部桡侧两筋间的凹陷中。张介宾注："腕中上侧两筋陷中，阳溪穴也。"

[4] 髃骨：指肩胛骨与锁骨连接处，即肩髃穴处。

[5] 柱骨之会上：指肩胛骨上方颈骨隆起处的大椎穴。因诸阳经会于大椎，故称会上。

[6] 是主津液所生病者：《黄帝内经太素》卷八、《脉经》卷六"津液"作"津"，下文手太阳之脉为"是主液所生病"，当从。张介宾注："大肠与肺为表里，肺主气而津液由于气化，故凡大肠之或泄或秘，皆津液所生之病，而主在大肠也。"

[7] 鼽衄：鼻出血。

**【要点解析】**

本节论述了大肠手阳明经脉的循行与病证。大肠手阳明经脉起于示指端，沿手臂外侧前缘上行，上肩，至肩关节前缘，向后到第七颈椎棘突下，再向前下行入缺盆，进入胸腔络肺，向下通过膈肌下行至大肠，属大肠；其分支从缺盆，走颈过颊，入下齿中，再返出由口两侧向上，在人中处左右交叉，至对侧鼻翼旁，与胃足阳明经交接。其病证与本经所过部位和所属之大肠有关，前者如齿痛、颈肿、鼽衄、喉痹、肩前臑痛、大指次指痛不用等，后者如津液所生病、口干等。

## （四）

**【原文阅习】**

胃足阳明之脉，起于鼻，交頞中[1]，旁纳[2]太阳之脉，下循鼻外，入上齿中，还出挟口环唇，下交承浆，却[3]循颐[4]后下廉，出大迎，循颊车，上耳前，过客主人[5]，循发际，至额颅[6]；其支者，从大迎前下人迎，循喉咙，入缺盆，下膈，属胃络脾；其直者，从缺盆下乳内廉，下挟脐，入气街[7]中；其支者，起于胃口，下循腹里，下至气街中而合，以下髀关[8]，抵伏兔[9]，下膝膑中，下循胫外廉，下足跗[10]，入中指内间；其支者，下廉[11]三寸而别，下入中趾外间；其支者，别跗上，入大指间，出其端。是动则病洒洒振寒，善伸数欠，颜黑，病至则恶人与火，闻木声则惕然[12]而惊，心欲动，独闭户塞牖而处，甚则欲上高而歌，弃衣而走，贲响[13]腹胀，是为骭厥[14]。是主血所生病[15]者，狂疟温淫[16]，汗出，鼽衄，口喎，唇胗[17]，颈肿喉痹，大腹水肿，膝膑肿痛，循膺、乳、气街、股、伏兔、骭外廉、足跗上皆痛，中指不用。气盛则身以前皆热，其有余于胃，则消谷善饥，溺色黄。气不足则身以前皆寒栗，胃中寒则胀满。为此诸病，盛则泻之，虚则补之，热则疾之，寒则留之，陷下则灸之，不盛不虚，以经取之。盛者人迎大三倍于寸口，虚者人迎反小于寸口也。

**【校勘注释】**

[1] 頞中：指鼻梁上端的凹陷处。頞，即鼻梁。

[2] 纳：《针灸甲乙经》卷二、《脉经》卷六等作"约"，有缠束的意思。

[3] 却：指经脉进而又退却。

[4] 颐：指口角后，腮的下方。张介宾注："腮下为颔，颔中为颐。"

[5] 客主人：上关穴的别名，位于面部颧弓上缘微上方，距耳郭前缘一寸凹陷处，属足少阳胆经。

[6] 额颅：前额骨部，发下眉上处。张介宾注："发前际也。"

[7] 气街：气冲穴的别名，位于腹正中线脐下五寸，旁开二寸处，属足阳明胃经。

[8] 髀关：本经穴名，位在髂前上棘与髌骨外缘的连线上，平臀沟处。

[9] 伏兔：本经穴名，位在髂前上棘与髌骨外缘的连线上，髌骨上六寸处。

[10] 足跗：足背。张介宾注："足面为跗。"

[11] 廉：《黄帝内经太素》卷八、《针灸甲乙经》卷二均作"膝"。宜从。

[12] 惕然：恐惧之貌。

[13] 贲响：腹中鸣响，响声很大。张介宾注："贲响，肠胃雷鸣也。"

[14] 骭厥：指循行于足胫部的胃经气血逆乱所致的病证。骭，胫骨。

[15] 是主血所生病：胃为水谷之海，营血之源，倘若生病，则营血乏源而亏，故本腑之病与血有关。张介宾注："中焦受谷，变化而赤为血，故阳明为多气多血之经，而主血所生病者。"

[16] 温淫：指温热之邪淫泆。

[17] 唇胗：口唇部疱疹。胗，同"疹"。

**【要点解析】**

本节论述了胃足阳明经脉的循行与病证。胃足阳明经脉起于鼻翼旁，夹鼻上行，左右交会于鼻根部，旁行入目内眦，与足太阳经相交，向下沿鼻柱外侧，入上齿中，出而夹口两旁，环绕口唇，在颏唇沟处左右相交，退回沿下颌骨后下缘到大迎穴处，沿下颌角上行过耳前，经过下关穴，沿发际，到额前；其分支从颌下缘分出，下行到人迎穴，沿喉向下后行至大椎，折向前行入缺盆，深入体腔，下行穿过膈肌，属胃络脾；直行者从缺盆出体表，沿乳中线下行，夹脐两旁，下行至腹股沟处的气街；另一分支从胃口沿腹腔内下行至气街，与直行之脉会合，而后沿大腿之前侧下行，至膝膑，向下沿胫骨前缘行至足背，入足第二趾外侧端；再一分支从膝下三寸处，下行入中趾外侧端；还有一分支从足背分出，前行入蹠趾内侧端，与脾足太阴经交接。其病证与本经所过部位与所属之胃有关，前者如洒洒振寒、颜黑、鼽衄、口喝唇胗、颈肿、膝膑肿痛、循膺、乳、气街、股、伏兔、骭外廉、足跗上皆痛、中指不用等，后者如消谷善饥、贲响腹胀、血所生病等。

<h2 style="text-align:center">（五）</h2>

**【原文阅习】**

脾足太阴之脉，起于大指之端，循指内侧白肉际[1]，过核骨[2]后，上内踝前廉，上踹[3]内，循胫骨后，交出厥阴之前，上膝股[4]内前廉，入腹属脾络胃，上膈，挟咽，连舌本[5]，散舌下；其支者，复从胃，别上膈，注心中。

是动则病舌本强，食则呕，胃脘痛，腹胀善噫，得后与气[6]则快然如衰，身体皆重。是主脾所生病者，舌本痛，体不能动摇，食不下，烦心，心下急痛，溏瘕泄[7]，水闭，黄疸，不能卧，强立股膝内肿厥，足大指不用。为此诸病，盛则泻之，虚则补之，热则疾之，寒则留之，陷下则灸之，不盛不虚以经取之。盛者寸口大三倍于人迎，虚者寸口反小于人迎也。

**【校勘注释】**

[1] 白肉际：又称赤白肉际。指手足掌背两面的交界处。

[2] 核骨：为蹠趾本节后内侧凸起的圆骨，形如果核，故名。

[3] 踹：《针灸甲乙经》卷二、《黄帝内经太素》卷八均作"腨（chuǎi）"。宜改。腨，即腓肠肌部，俗名小腿肚。

[4] 股：即大腿。

[5] 舌本：即舌根。

[6] 后与气：即大便和矢气。

[7] 溏、瘕、泄：溏，大便稀溏；瘕，瘕聚；泄，指水泻。

**【要点解析】**

本节论述了脾足太阴经脉的循行与病证。脾足太阴经脉起于蹠趾内侧端，沿内侧赤白肉际，上行过内踝的前缘，沿小腿内侧正中线上行，至内踝尖上八寸处，交出肝足厥阴经之前，上行沿大腿内侧前缘，进入腹中，属脾，络胃，向上穿过膈肌，沿食管两旁，连舌本，散舌下；另有分支从胃别出，上行通过膈肌，注入心中，与心手少阴经交接。其病证与本经所过部位和所属之脾有关，前者如舌本强、舌本痛、强立股膝内肿厥、足大指不用等，后者如腹胀、溏、泄、水闭等。

<h2 style="text-align:center">（六）</h2>

**【原文阅习】**

心手少阴之脉，起于心中，出属心系[1]，下膈络小肠；其支者，从心系上挟咽，系目系[2]；其直者，复从心系却上肺，下出腋下，下循臑内后廉，行太阴、心主[3]之后，下肘内，循臂内后廉，抵掌后锐骨[4]之端，入掌内后廉，循小指之内出其端。是动则病嗌干[5]心痛，渴而欲饮，是为臂厥。是主心所生病者，目黄胁痛，臑臂内后廉痛厥，掌中热痛。为此诸病，盛则泻之，虚则补之，热则疾之，寒则留之，陷下则灸之，不盛不虚以经取之。盛者寸口大再倍于人迎，虚者寸口反小于人迎也。

**【校勘注释】**

[1] 心系：指心与他脏联系的脉络。

[2] 目系：又名眼系、目本。指眼球内连于脑的脉络。

[3] 太阴心主：即手太阴肺经和手厥阴心包经。

[4] 锐骨：指掌后小指侧的高骨。

[5] 嗌干：即咽干。

**【要点解析】**

本节论述了心手少阴经脉的循行与病证。心手少阴经脉起于心中，走出后属心系，向下穿膈入腹，络小肠；其分支从心系上行到咽喉两侧，再向上与目系相联；直行的经脉，从心系上行到肺，再由腋下出表，沿手臂内侧，走手太阴经、手厥阴经之后，过肘中，经掌后锐骨端，进入掌中，出小指桡侧端，与小肠手太阳经交接。其病证与本经所过部位和所属之心有关，前者如嗌干、臂厥、臑臂内后廉痛厥、掌中热痛等，后者如心痛等。

## （七）

**【原文阅习】**

小肠手太阳之脉，起于小指之端，循手外侧上腕，出踝[1]中，直上循臂骨下廉，出肘内侧两骨之间[2]，上循臑外后廉，出肩解[3]，绕肩胛，交肩上，入缺盆，络心，循咽，下膈，抵胃属小肠；其支者，从缺盆循颈上颊，至目锐眦，却入耳中；其支者，别颊上𬱟[4]抵鼻，至目内眦，斜络于颧。是动则病嗌痛颔[5]肿，不可以顾，肩似拔，臑似折。是主液所生病[6]者，耳聋目黄颊肿，颈颔肩臑肘臂外后廉痛。为此诸病，盛则泻之，虚则补之，热则疾之，寒则留之，陷下则灸之不盛不虚，以经取之。盛者人迎大再倍于寸口，虚者人迎反小于寸口也。

**【校勘注释】**

[1] 踝：手腕后方小指侧的高骨，即尺骨茎突。

[2] 两骨之间：张介宾注："出肘内侧两骨间陷中，小海穴也。"

[3] 肩解：即肩与臂两骨相接处。

[4] 𬱟：眼眶的下方及颧骨内连及上牙床的部位。

[5] 颔：俗称下巴。

[6] 是主液所生病：小肠主泌别清浊，水谷之精气上输于脾，糟粕下走大肠，水液归于膀胱，故小肠的所生病与水液相关。张介宾注："小肠主泌别清浊，病则水谷不分，而流衍无制，是主液所生病也。"

**【要点解析】**

本节论述了小肠手太阳经脉的循行与病证。小肠手太阳经脉起于小指端，沿手臂外侧后缘，过肘部，到肩关节后面，绕行肩胛部，交肩上后入大椎穴，再前行入缺盆，深入体腔，络心，沿食管下行，穿过膈肌，到达胃部，下行，属小肠；另有分支从缺盆，上沿颈、颊到目外眦，再转入耳中；再有分支从颊，到颧、鼻、目内眦，与膀胱足太阳经交接。其病证与本经所过部位和所属之小肠有关，前者如耳聋目黄颊肿、颈颔肩臑肘臂外后廉痛等，后者如液所生病等。

<h2 style="text-align:center">（八）</h2>

**【原文阅习】**

膀胱足太阳之脉，起于目内眦，上额交巅[1]；其支者，从巅至耳上角；其直者，从巅入络脑，还出别下项，循肩髆[2]内，挟脊抵腰中，入循膂[3]，络肾属膀胱；其支者，从腰中下挟脊，贯臀入腘中；其支者，从髆内左右别下贯胛[4]，挟脊内，过髀枢[5]，循髀外从后廉下合腘中，以下贯踹内，出外踝之后，循京骨[6]，至小指外侧。

是动则病冲头痛，目似脱，项如拔，脊痛，腰似折，髀不可以曲，腘如结[7]，踹如裂，是为踝厥[8]。是主筋所生病[9]者，痔，疟，狂癫疾、头囟项痛，目黄、泪出，鼽衄，项、背、腰、尻、腘、踹、脚皆痛，小指不用。为此诸病，盛则泻之，虚则补之，热则疾之，寒则留之，陷下则灸之，不盛不虚以经取之。盛者人迎大再倍于寸口，虚者人迎反小于寸口也。

**【校勘注释】**

[1] 巅：《黄帝内经太素》卷八、《脉经》卷六此后有"上"字。指头顶正中点，当百会穴处。

[2] 肩髆：指肩胛骨。

[3] 膂：张介宾注："挟脊两旁之肉曰膂。"

[4] 胛：《黄帝内经太素》卷八、《千金》卷二十作"胂"。杨上善注："夹脊肉也。"宜从。

[5] 髀枢：股骨上端关节部位，相当于环跳穴处。

[6] 京骨：足小指外侧本节后突出的半圆骨。又为本经穴名。

[7] 腘如结：指腘部筋脉有捆绑感，不能随意运动。

[8] 踝厥：指经气从外踝部上逆所致的病证。

[9] 是主筋所生病：足太阳经循行最长，网络经筋众多，经气不足则失于养筋，故膀胱的所生病与筋相关。张介宾注："周身筋脉，惟足太阳为多为巨……故凡为挛为弛为反张戴眼之类，皆足太阳之水亏，而主筋所病者。"另，张志聪注："太阳之气，生于膀胱水中，而为诸阳主气。阳气者，柔则养筋，故是主筋所生之病。"亦通，可合参。

**【要点解析】**

本节论述了膀胱足太阳经脉的循行与病证。膀胱足太阳经脉起于目内眦，上额交于巅顶的百会穴；其分支从头顶下至耳郭上部；其直行者从头顶入颅络脑，再返回下出分两行下到项后，交会于大椎穴，再分左右沿肩胛内侧，夹脊柱两旁下行，到达腰部，从脊柱两旁肌肉进入体内，络肾，属膀胱；另有分支从腰部向下夹脊过臀部，进入腘窝中；还有分支从肩胛骨左右穿过分出，夹脊下行，经臀部、大腿后外侧，与腰部下行的分支会于腘窝中，再向下行，过腓肠肌，出外踝后面，沿京骨，至足小趾外侧，与肾足少阴经交接。其病证与本经所过部位和所属之膀胱有关，前者如冲头痛、目似脱、项如拔、脊痛、腰似折、髀不可以曲、腘如结、踹如裂等，后者如筋所生病等。

## （九）

**【原文阅习】**

肾足少阴之脉，起于小指之下，邪[1]走足心，出于然谷[2]之下，循内踝之后，别入跟中，以上踹内，出腘内廉，上股内后廉，贯脊，属肾，络膀胱；其直者，从肾上贯肝膈，入肺中，循喉咙，挟舌本；其支者，从肺出络心，注胸中。是动则病饥不欲食，面如漆柴[3]，咳唾则有血，喝喝[4]而喘，坐而欲起，目𥉂𥉂[5]如无所见，心如悬若饥状，气不足则善恐，心惕惕如人将捕之，是为骨厥[6]。是主肾所生病者，口热舌干，咽肿上气，嗌干及痛，烦心心痛，黄疸，肠澼，脊股内后廉痛，痿厥嗜卧，足下热而痛。为此诸病，盛则泻之，虚则补之，热则疾之，寒则留之，陷下则灸之，不盛不虚以经取之。灸则强食生肉，缓带披发，大杖重履而步。盛者寸口大再倍于人迎，虚者寸口反小于人迎也。

**【校勘注释】**

[1] 邪：通"斜"。

[2] 然谷：《黄帝内经太素》卷八、《脉经》卷六作"然骨"。宜从。杨上善注："然骨，在内踝下近前起骨是也。"即然谷穴部位。

[3] 漆柴：形容面黑而干枯。

[4] 喝喝：喘息声。

[5] 𥉂𥉂：视物不清貌。

[6] 骨厥：肾主骨，指足少阴肾经经气上逆所导致的病证。

**【要点解析】**

本节论述了肾足少阴经脉的循行与病证。肾足少阴经脉起于小趾之下，斜向足心，出然谷之下，再沿内踝后方进入足跟，向上沿小腿内侧后缘，至腘窝内侧，上股内侧后缘入脊内，穿过脊柱至腰部，属肾，络膀胱；直行的经脉从肾向上，通过肝和横膈，入肺中，再沿喉，上夹舌根两边；其支脉从肺发出，与心联络，并注于胸中，与心包手厥阴经交接。其病证与本经所过部位和所属之肾有关，前者如舌干、咽肿、脊股内后廉痛、足下热而痛等，后者如面如漆柴、善恐、痿厥等。

## （十）

**【原文阅习】**

心主手厥阴心包络之脉，起于胸中，出属心包络，下膈，历络三焦[1]；其支者，循胸出胁，下腋三寸，上抵腋下，循臑内，行太阴少阴之间，入肘中，下[2]臂行两筋之间，入掌中，循中指出其端；其支者，别掌中，循小指次指[3]出其端。是动则病手心热，臂肘挛急，腋肿，甚则胸胁支满，心中憺憺大动[4]，面赤目黄，喜笑不休。是主脉所生病[5]者，烦心心痛，掌中热。为此诸病，盛则泻之，虚则补之，热则疾之，寒则留之，陷下则灸之，不盛不虚以经取之。盛者寸口大一倍于人迎，虚者寸口反小于人迎也。

**【校勘注释】**

［1］历络三膲：依次联络上、中、下三焦。膲，通"焦"。

［2］下：《针灸甲乙经》卷二、《素问·脏气法时论》王冰注引文此后有"循"字。宜补。

［3］小指次指：即无名指。

［4］心中憺憺大动：谓心跳剧烈，心悸不宁。

［5］是主脉所生病：心主身之血脉，而心包络为之外卫，故心包络的所生病与脉有关。张志聪注："心主血，而包络代君行令，故主脉，是主脉之包络所生病者。"

**【要点解析】**

本节论述了心包手厥阴经脉的循行与病证。心包手厥阴经脉起于胸中，出属心包络，向下穿过膈肌，从胸至腹依次联络上、中、下三焦；其支脉沿胸中出于胁部，在腋下三寸处再上行到腋窝，再向下沿上肢内侧下行，行走在手太阴与手少阴之间，然后进入掌中，到达中指桡侧端；另一支脉从掌中分出，到达无名指尺侧端，与三焦手少阳经交接。其病证与本经所过部位和所属之心包有关，前者如手心热、臂肘挛急、腋肿、胸胁支满等，后者如心中憺憺大动、喜笑不休、烦心、心痛等，这些病证实为心主神明功能失常的表现，此所以不言心而言心包络者，盖心包络为心主之宫城，具有代心受邪的功能使然。

<h2 style="text-align:center">（十一）</h2>

**【原文阅习】**

三焦手少阳之脉，起于小指次指之端，上出两指之间，循手表腕[1]，出臂外两骨之间，上贯肘，循臑外上肩，而交出足少阳之后，入缺盆，布膻中，散落[2]心包，下膈，循属三焦；其支者，从膻中上出缺盆，上项，系[3]耳后，直上出耳上角，以屈下颊至𬱖；其支者，从耳后入耳中，出走耳前，过客主人前，交颊，至目锐眦。是动则病耳聋浑浑焞焞[4]，嗌肿喉痹。是主气所生病[5]者，汗出，目锐眦痛，颊痛，耳后、肩、臑、肘、臂外皆痛，小指次指不用。为此诸病，盛则泻之，虚则补之，热则疾之，寒则留之，陷下则灸之，不盛不虚以经取之。盛者人迎大一倍于寸口，虚者人迎反小于寸口也。

**【校勘注释】**

［1］手表腕：指手背腕关节处。手表，指手背。

［2］落：《针灸甲乙经》卷二、《黄帝内经太素》卷八均作"络"。当从。

［3］系：《脉经》卷六、《针灸甲乙经》卷二作"挟"。宜从。

［4］浑浑焞焞：形容听觉模糊不清。杨上善："浑浑焞焞，耳聋声也。"

［5］是主气所生病：三焦为水行之道，而水之通行，必赖于气；水道不利，多因气化失常，故三焦的所生病与气有关。张介宾注："三焦为水渎之府，水病必由于气也。"

**【要点解析】**

本节论述了三焦手少阳经脉的循行与病证。三焦手少阳经脉起于无名指尺侧端，向上从小指与无名指之间至手腕背面，上行前臂外侧尺、桡骨之间，过肘尖，沿上臂外侧向上至肩部，与足少阳胆经相交，再从其后面进入缺盆，分布胸中，与心包相联络，然后向下通过横膈，分属上、中、下三焦；从膻中分出，上行出缺盆，上走后项，夹耳后直上，出于耳上角，在此环绕行走，先下行至面颊，又绕到目眶下；其另一支脉从耳后入耳中，再出到耳前，在足少阳经客主人穴的前方，与前一支脉交于面颊部，再上达目外眦，与胆足少阳经交接。其病证主要与本经所过部位和所属之三焦有关，前者如耳聋、嗌肿、喉痹、目锐眦痛、颊痛、耳后肩臑肘臂外皆痛等，后者如汗出、气所生病等。

（十二）

**【原文阅习】**

胆足少阳之脉，起于目锐眦，上抵头角[1]，下耳后，循颈，行手少阳之前，至肩上，却交出手少阳之后，入缺盆；其支者，从耳后入耳中，出走耳前，至目锐眦后；其支者，别锐眦，下大迎，合于手少阳，抵于頔，下加颊车，下颈，合缺盆，以下胸中，贯膈，络肝属胆，循胁里，出气街，绕毛际[2]，横入髀厌[3]中；其直者，从缺盆下腋，循胸过季胁[4]，下合髀厌中，以下循髀阳[5]，出膝外廉，下外辅骨[6]之前，直下抵绝骨[7]之端，下出外踝之前，循足跗上，入小指次指之间；其支者，别跗上，入大指之间，循大指歧骨[8]内，出其端，还贯爪甲，出三毛[9]。是动则病口苦，善太息，心胁痛不能转侧，甚则面微有尘，体无膏泽，足外反热，是为阳厥[10]。是主骨所生病[11]者，头痛颔痛，目锐眦痛，缺盆中肿痛，腋下肿，马刀侠瘿[12]，汗出振寒，疟，胸、胁、肋、髀、膝外至胫、绝骨外踝前及诸节皆痛，小指次指不用。为此诸病，盛则泻之，虚则补之，热则疾之，寒则留之，陷下则灸之，不盛不虚以经取之。盛者人迎大一倍于寸口，虚者人迎反小于寸口也。

**【校勘注释】**

[1] 头角：即额角。

[2] 毛际：指耻骨部的阴毛处。

[3] 髀厌：即髀枢。

[4] 季胁：胁下第十一肋骨处。

[5] 髀阳：大腿的外侧。

[6] 外辅骨：即腓骨。

[7] 绝骨：穴名。在外踝直上三寸许，腓骨的凹陷处。

[8] 大指歧骨：指踇趾、次趾间的骨缝。

[9] 三毛：亦称丛毛、聚毛。指踇趾爪甲后丛毛处。

[10] 阳厥：指足少阳经气厥逆引起的病证。

[11] 是主骨所生病：胆汁味苦，苦走骨，故胆的所生病与骨相关。张介宾注："胆味苦，苦走骨，故胆主骨所生病。又骨为干，其质刚，胆为中正之官，其气亦刚，胆病则失其刚，故病及于骨。凡惊伤胆者骨必软，即其明证。"

[12] 马刀侠瘿：即瘰疬。生于腋下，其形长，质坚硬，形似马刀，故名马刀。发于颈旁，形如贯珠者，称为侠瘿。

**【要点解析】**

本节论述了胆足少阳经脉的循行与病证。胆足少阳经脉起于目外眦，上至额角，再向后行到耳后，沿颈部行于手少阳经的前面，直到肩上，再交叉至手少阳经的后面，向下进入缺盆；其支脉从耳后入耳中，再出走耳前，至目外眦的后方；另一支脉从目外眦分出，下走到大迎穴，与手少阳经会合后，到达目眶下，再下行经颊车，由颈部向下会合前一支脉入于缺盆，进入胸中，下贯横膈，络肝，属胆，再由胆沿胁内下行，浅出气街，绕毛际，横向至髋关节处；其直行的经脉从缺盆下行腋部，沿着侧胸部，经季胁，向下与前一支脉会合于髋关节，再沿大腿外侧下行，经足背部，进入第四趾外侧端；另一支脉从足背分出进入踇趾端，又返回穿过趾甲，出趾甲后的丛毛处，与肝足厥阴经交接。其病证与本经所过部位和所属之胆有关，前者如头痛、颔痛、目锐眦痛、缺盆中肿痛、胸胁肋髀膝外至胫绝骨外踝前及诸节皆痛等，后者如口苦、善太息、心胁痛不能转侧、骨所生病等。

## （十三）

**【原文阅习】**

肝足厥阴之脉，起于大指丛毛之际，上循足跗上廉，去内踝一寸，上踝八寸，交出太阴之后，上腘内廉，循股阴[1]入毛中，环阴器，抵小腹，挟胃，属肝络胆，上贯膈，布胁肋，循喉咙之后，上入颃颡[2]，连目系，上出额，与督脉会于巅；其支者，从目系下颊里，环唇内；其支者，复从肝别贯膈，上注肺。

是动则病腰痛不可以俯仰，丈夫㿉疝[3]，妇人少腹肿，甚则嗌干，面尘脱色。是主[4]肝所生病者，胸满，呕逆，飧泄，狐疝[5]，遗溺，闭癃[6]。为此诸病，盛则泻之，虚则补之，热则疾之，寒则留之，陷下则灸之，不盛不虚以经取之。盛者寸口大一倍于人迎，虚者寸口反小于人迎也。

**【校勘注释】**

[1] 股阴：大腿内侧。

[2] 颃颡：咽后壁上的后鼻道。

[3] 㿉（tuí）疝：疝气之一，指睾丸肿痛下坠的病证。

[4] 主：原无。据《针灸甲乙经》卷二、《黄帝内经太素》卷八补。

[5] 狐疝：俗称小肠气。症见腹股沟肿块时大时小，时上时下，如狐之出没无常。

[6] 闭癃：即癃闭。

**【要点解析】**

本节论述了肝足厥阴经脉的循行与病证。肝足厥阴经脉起于踇趾爪甲后的丛毛处，向上沿足背至内踝前一寸处，再向上到内踝上八寸处，与足太阴经交会后，再出其后面，然后上行到膝内侧，沿大腿内侧入于阴毛，环绕阴器，上抵少腹，夹胃两旁，入腹，属肝，络胆，然后向上穿过横膈，布散于胁肋，沿喉后面，上行进入鼻咽部，连接于目系，再向上出于前额，与督脉会于巅顶；其支脉，从目系下行到颊里，环绕唇内；另一支脉，从肝分出通过横膈，向上灌注到肺，与肺手太阴经交接。其病证与本经所过部位和所属之肝有关，前者如㿉疝、狐疝、少腹肿、嗌干等，后者如胸满、呕逆、飧泄、遗溺闭癃等。

## （十四）

**【原文阅习】**

经脉十二者，伏行分肉[1]之间，深而不见；其常见者，足太阴过于内踝之上[2]，无所隐故也。诸脉之浮而常见者，皆络脉[3]也。六经络[4]手阳明少阳之大络，起于五指间，上合肘中。饮酒者，卫气先行皮肤，先充络脉，络脉先盛，故卫气已平[5]，营气乃满，而经脉大盛。脉之卒然[6]动[7]者，皆邪气居之，留于本末[8]；不动则热，不坚则陷且空，不与众同，是以知其何脉之动也。

雷公曰：何以知经脉之与络脉异也？黄帝曰：经脉者常不可见也，其虚实也以气口知之，脉之见者皆络脉也。

雷公曰：细子[9]无以明其然也。黄帝曰：诸络脉皆不能经大节[10]之间，必行绝道[11]而出入，复合于皮中，其会皆见于外。故诸刺络脉者，必刺其结上[12]，甚血者虽无结，急取之以泻其邪而出其血，留之发为痹也。

**【校勘注释】**

[1] 分肉：此指深部近骨处的肌肉。

[2] 足太阴过于外踝之上：外踝，《黄帝内经太素》作"内踝"，为是。阴脉行内，阳脉行外，足太阴为阴脉，故过于内踝之上。

[3] 络脉：由经脉分出而呈网状的大小分支。络脉可分为别络、浮络和孙络。

[4] 六经络：此指手三阴、手三阳六经的络脉。

[5] 平：充足、充盛。

[6] 卒然：卒，同"猝"。突然。

[7] 动：此指经脉发生异常的变动。

[8] 本末：本经之络脉。杨上善注："即是此经本末也。"

[9] 细子：自谦之称，犹如"小子"。

[10] 大节：大骨节。

[11] 绝道：指经脉不至之处。张介宾注："绝道，间道也。凡经脉所行，必由溪谷大节之间。络脉所行，乃不经大节，而于经脉不到之处，出入联络以为流通之用。"

[12] 结上：络脉有血聚结之处。张介宾注："此以血之所聚，其结粗突倍常，是为结上。"

**【要点解析】**

**1. 经脉与络脉的区别**

本节指出经脉与络脉的区别：一是循行分布及长短不同；二是病变的诊察方法不同；三是运营物质不同。一般而言，经脉较长，属于主干，纵行上下，深伏难见；络脉较短，属于支络，纵横交错，浅显易察。由于经脉隐而不见，其虚实病变以诊气口脉为主；络脉浮而常见，其虚实病变可直接通过望络之部位、形、色变化而诊察。经脉行营，营气从中焦化生后，从肺经循十二经脉运行；络脉行卫，卫气先行于四肢分肉之间而先入络脉。

**2. 络脉的刺治法**

有关络脉的刺治方法，本节指出取血络坚结、瘀滞之处，以刺络放血的方法治疗。从古至今，刺络放血，作为中医针灸学常用的治法之一，在临床上得到极为广泛的应用。

## （十五）

**【原文阅习】**

凡诊络脉，脉色青则寒且痛，赤则有热。胃中寒，手鱼之络多青矣；胃中有热，鱼际络赤；其暴[1]黑者，留久痹也；其有赤有黑有青者，寒热气[2]也；其青短者，少气也。凡刺寒热者皆多血络[3]，必间日而一取之，血尽而止，乃调其虚实；其小而短者少气，甚者泻之则闷[4]闷甚则仆，不得言，闷则急坐之也。

**【校勘注释】**

[1] 暴：此处是显露之意。

[2] 气：《黄帝内经太素》无此字，律以下文"寒热"，为是。

[3] 多血络：此指浅刺血络，治寒热病的方法之一。

[4] 闷：烦闷，此指晕针现象。

**【要点解析】**

本段所论之诊察络脉，主要指察看手掌大鱼际部位之络脉，其既可辨病变寒热，亦可辨病变虚实。概言之，络脉色青为寒凝，络脉色赤为有热，络脉时赤时黑时青为寒热错杂，手鱼部络脉色青乃胃中有寒，手鱼部络脉色赤是胃中有热，手鱼部络脉显露青黑色是久痹之征，络脉"青短"或"小而短"都是"少气"。对于其机理，张介宾解释："此诊络脉之色可以察病，而手鱼之络尤为显浅易见也。寒则气血凝涩，凝涩则青黑，故青则寒且痛。热则气血淖泽，淖泽则黄赤，故赤则有热。手鱼者，大指本节间之丰肉也，鱼虽手太阴之部，而胃气至于手太阴，故可以候胃气。五色之病，惟黑为甚，其暴黑者，以痹之留久而致也。其赤黑青色不常者，寒热气之往来也。其青而短者，青为阴胜，短为阳不足，故为少气也。"

有关刺络脉的方法，本节也指出运用刺络放血方法治疗寒热病，同时指出针刺气虚之人，因针泻后其气更虚，可能会出现虚脱或晕针现象，临床应予以重视。

## （十六）

**【原文阅习】**

手太阴之别，名曰列缺，起于腕上分间[1]，并太阴之经直入掌中，散入于鱼际。其病实则手锐[2]掌热，虚则欠㰦[3]，小便遗数，取之去腕一寸半[4]，别走阳明也。

手少阴之别，名曰通里，去腕一寸半，别而上行，循经入于心中，系舌本，属目系。其实则支膈[5]，虚则不能言。取之腕后一寸，别走太阳也。

手心主之别，名曰内关，去腕二寸，出于两筋之间，循经以上系于心包，络心系。实则烦心，虚则为头强，取之两筋间也。

手太阳之别，名曰支正，上腕五寸，内注少阴；其别者，上走肘，络肩髃。实则节弛肘废，虚则生肬[6]，小者如指痂疥[7]，取之所别也。

手阳明之别，名曰偏历，去腕三寸，别入太阴；其别者，上循臂，乘肩髃，上曲颊偏齿[8]；其别者，入耳合于宗脉[9]。实则龋聋，虚则齿寒、痹隔[10]，取之所别也。

手少阳之别，名曰外关，去腕二寸，外绕臂，注胸中，合心主。病实则肘挛，虚则不收，取之所别也。

足太阳之别，名曰飞阳，去踝七寸，别走少阴。实则鼻窒[11]、头背痛，虚则鼽衄，取之所别也。

足少阳之别，名曰光明，去踝五寸，别走厥阴，下络足跗。实则厥，虚则痿躄[12]，坐不能起，取之所别也。

足阳明之别，名曰丰隆，去踝八寸，别走太阴；其别者，循胫骨外廉，上络头项，合诸经之气，下络喉嗌。其病气逆则喉痹瘁瘖[13]。实则狂巅，虚则足不收，胫枯，取之所别也。

足太阴之别，名曰公孙，去本节之后一寸，别走阳明；其别者，入络肠胃，厥气上逆则霍乱。实则腹中切痛，虚则鼓胀，取之所别也。

足少阴之别，名曰大钟，当踝后绕跟，别走太阳；其别者，并经上走于心包，下外贯腰脊。其病气逆则烦闷。实则闭癃，虚则腰痛，取之所别者也。

足厥阴之别，名曰蠡沟，去内踝五寸，别走少阳；其别者，径胫上睾，结于茎。其病气逆则睾肿卒疝。实则挺长，虚则暴痒，取之所别也。

任脉之别，名曰尾翳，下鸠尾，散于腹。实则腹皮痛，虚则痒搔，取之所别也。

督脉之别，名曰长强，挟膂上项，散头上，下当肩胛左右，别走太阳，入贯膂。实则脊强，虚则头重，高摇之，挟脊之有过者，取之所别也。

脾之大络，名曰大包，出渊腋下三寸，布胸胁。实则身尽痛，虚则百节尽皆纵。此脉若罗络之血者，皆取之脾之大络脉也。

凡此十五络者，实则必见，虚则必下，视之不见，求之上下，人经不同，络脉异所别也。

**【校勘注释】**

[1] 分间：此指近骨的深处肌肉之间。

[2] 手锐：指手掌后小指侧的高骨，亦即尺骨茎突。

[3] 欠㰦：伸腰打呵欠。

[4] 半寸：《脉经》《黄帝内经太素》等均作"一寸半"，可从。

[5] 支膈：谓膈间有支撑不舒之感。

[6] 胧：同"疣"。赘瘤。

[7] 小者如指痂疥：意为生出的赘疣如指间所生的痂疥一样又小又多。

[8] 曲颊偏齿：曲颊，颊骨钩连处，因曲如环而得名。偏齿，偏络于齿龈。

[9] 宗脉：众多的经脉，此指与耳相关的手太阳小肠经、手少阳三焦经、足少阳胆经、足阳明胃经。

[10] 痹隔：膈间阻塞不通。

［11］鼽窒：鼻塞不通。

［12］痿躄：下肢痿软无力，不能行走的病证。

［13］喉痹瘁瘖：咽喉肿闭，突然失音。

**【要点解析】**

本节详细阐述了十五别络的循行分布、主治病证等。与十二正经相比，十五别络有其自身的特点，即循行方向都与经脉循行一致，但不如经脉那样长而深。其分布区域，除任、督、脾之络脉在胸、背、腹部外，其余十二条络脉均在手足腕踝关节至肘关节间。络脉的共同作用是加强表里两经的联系，使经脉成为整体循环。所主病证多侧重于四肢体表，不象十二正经那样主病复杂。其别出的腧穴都具有主治本络所主疾病的功能。络穴在临床应用方面确有执简驭繁的作用，且效果显著，故应予以重视。

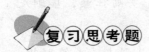复习思考题

1. 如何认识经脉的重要性？

2. 为什么说足阳明经"主血所生病"？

3. 为什么说手阳明经"主津所生病"？

4. 经脉与络脉如何区别？

（李翠娟）

# 脉度第十七（节选）

要点导航

1. 五脏和七窍的关系。

2. 跷脉的循行。

**【篇名释义】**

脉度，指经脉的长度，本篇主要论述了二十八脉的长度和测量方法，以及二十八脉对应的生理、病理情况及治疗方法，故篇名为"脉度"。

（一）

**【原文阅习】**

五脏常内阅[1]于上七窍也。故肺气通于鼻，肺和[2]则鼻能知臭香矣；心气通于舌，心和则舌能知五味矣；肝气通于目，肝和则目能辨五色矣；脾气通于口，脾和则口能知五谷矣；肾气通于耳，肾和则耳能闻五音矣。五脏不和则七窍不通，六腑不合则留为痈[3]。

**【校勘注释】**

［1］阅：观察，看。《说文解字》："阅，一曰察也。"张介宾注："五脏位次于内，而气达于外，故阅

扫码"学一学"

于上之七窍。"

[2] 和：通和、和利。

[3] 痈：痈疡，因气血经络不通凝滞而成。

**【要点解析】**

本段经文主要论述了五脏和七窍的联系。五脏藏于内，其精气所属的经脉上通于七窍。七窍即两目、两耳、鼻、口、舌。心、肝、脾、肺、肾功能正常，则相对应的七窍可正常发挥作用，若五脏失调，则七窍不通，不能正常发挥功能。《内经》将各种感觉器官作用的产生与五脏功能活动相联系，是五脏开窍理论最早的论述。

## （二）

**【原文阅习】**

黄帝曰：跷脉[1]，安起安止？何气荣水？岐伯答曰：跷脉者，少阴之别，起于然骨之后，上内踝之上，直上循阴股入阴，上循胸里入缺盆，上出人迎之前，入頄[2]，属目内眦，合于太阳、阳跷而上行，气并相还，则为濡目，气不荣则目不合。

黄帝曰：气独行五脏，不荣六腑，何也？岐伯答曰：气之不得无行也，如水之流，如日月之行不休，故阴脉[3]荣其脏，阳脉[4]荣其腑，如环之无端，莫知其纪，终而复始。其流溢之气，内溉脏腑，外濡腠理。

黄帝曰：跷脉有阴阳，何脉当其数[5]？岐伯答曰：男子数其阳，女子数其阴，当数者为经，其不当数者为络也[6]。

**【校勘注释】**

[1] 跷脉：奇经八脉之一，包括阳跷脉、阴跷脉。

[2] 頄：颧骨，面颊处。

[3] 阴脉：阴跷脉。

[4] 阳脉：阳跷脉。

[5] 当其数：指跷脉有阴阳，以哪一条为准。

[6] 当数者为经，其不当数者为络：张介宾注："跷脉阴阳之数，男女各有所属。男属阳，当数其阳。女属阴，当数其阴。故男子以阳跷为经，阴跷为络；女子以阴跷为经，阳跷为络也。"

**【要点解析】**

本段经文详细论述了跷脉的起止、循行路线以及主要功能。跷脉是足太阴之别，起于照海穴，跷脉循行过目内眦，有润养双眼的功能，如果跷脉功能失常，不能濡养双目，可导致双眼不合之不寐。关于跷脉司目之开合的论述还见于《灵枢·寒热病》："阴跷、阳跷，阴阳相交，阳入阴，阴出阳，交于目锐眦，阳气盛则瞋目，阴气盛则瞑目。"跷脉司目开合之观点为临床治疗不寐提供了一定的思路，尤其是临床对不寐的针灸治疗。

（张远哲）

扫码"学一学"

# 营卫生会第十八

## ☞要点导航

1. 营卫均来源于水谷，生成于脾胃，精纯的营气行于脉中，慓悍的卫气行于脉外。

2. 营卫运行虽各有其规律，但又"五十而复大会"。

3. "血之与气，异名同类"与"夺血者无汗，夺汗者无血"的机制。

**【篇名释义】**

本篇主要论述了营气和卫气生成、运行、会合及其生理功能、相互关系、失常所致的某些病证，故名。

### (一)

**【原文阅习】**

黄帝问于岐伯曰：人焉受气？阴阳焉会[1]？何气为营，何气为卫？营安从生，卫于焉会？老壮不同气[2]，阴阳异位[3]，愿闻其会。岐伯答曰：人受气于谷，谷入于胃，以传与肺，五脏六腑，皆以受气，其清者为营，浊者为卫[4]；营在脉中，卫在脉外，营周不休，五十而复大会[5]。阴阳相贯[6]，如环无端，卫气行于阴二十五度，行于阳二十五度[7]，分为昼夜，故气至阳而起，至阴而止[8]。故曰：日中而阳陇[9]为重阳，夜半而阴陇[9]为重阴。故太阴主内，太阳主外[10]，各行二十五度，分为昼夜。夜半为阴陇，夜半后而为阴衰，平旦阴尽而阳受气矣。日中为阳陇，日西而阳衰，日入阳尽而阴受气矣。夜半而大会，万民皆卧，命曰合阴[11]。平旦阴尽而阳受气，如是无已，与天地同纪[12]。

**【校勘注释】**

[1] 阴阳焉会：此指营卫如何交会。

[2] 老壮不同气：老年人与壮年人营卫盛衰不同。

[3] 阴阳异位：此指营行脉中，卫行脉外，分部有别。纵观全文，亦可作夜晚与白昼解，即营卫之气白昼与夜晚所行位置各异。

[4] 清者为营，浊者为卫：此指营卫之气的性能，谷之清气为营，谷之浊气为卫。张介宾注："清者，水谷之精气也；浊者，水谷之悍气也……清者属阴，其性精专，故化生血脉而周行于经隧之中，是为营气；浊者属阳，其性剽疾滑利，故不循经络而直达肌表，充实于皮毛分肉之间，是为卫气。"

[5] 营周不休，五十而复大会：营卫二气在全身运行不休，各自昼夜运行五十周次后，于夜半子时会合。营，流通、运行；周，遍布、周身。

[6] 阴阳相贯：营卫之气循十二经脉的阴阳表里依次运行，相互贯通。

[7] 卫气行于阴二十五度，行于阳二十五度：卫气夜行于阴分二十五周次，昼行于阳分二十五周次，昼夜运行于身共五十周次。度，周次。

[8] 气至阳而起，至阴而止：卫气行至体表阳分人则寤，行至体内阴分人则寐。起、止，此指寤、寐。张志聪注："气至阳，则卧起而目张，至阴则休止而目瞑。"

[9] 阳陇、阴陇：分别指阳气、阴气极盛之时。陇，通"隆"，强盛。

[10] 太阴主内，太阳主外：手太阴肺经主营气循行，足太阳膀胱经主卫气循行。张介宾注："太阴，手太阴也。太阳，足太阳也。内言营气。外言卫气。营气始于手太阴，而复会太阴，故太阴主内。卫气始于足太阳，而复会于太阳，故太阳主外。"

[11] 合阴：夜半子时阴气最盛，营卫二气俱行于阴而大会于手太阴肺，故曰。

[12] 与天地同纪：营卫之气日夜运行不息，与自然界阴阳消长规律同步。纪，法则、规律。

**【要点解析】**

**1. 营卫之气的生成、特性与分布**

本节指出营卫之气均化生于水谷精微，其中"清者为营，浊者为卫，营在脉中，卫在脉外"。水谷纳入胃中，经过胃的腐熟、脾运化其精微而生成营卫，再由脾将其上输于肺，通过肺主宣降、朝百脉而布散到五脏六腑、四肢百骸，以发挥其滋养、温煦的作用。由于营气柔顺、精专，其性属阴，故运行于脉内；卫气驳杂、慓悍，其性属阳，故运行于脉外。

**2. 营卫之气的运行和会合**

本节指出营卫之气运行规律是：营气沿十二经脉之序，昼夜运行人身五十周次；卫气昼行于人体阳分二十五周，夜行于人体阴分二十五周，昼夜共运行五十周次；营卫二气各行其道，周而复始，于夜半子时两者会合于手太阴肺。

有关营气的运行，根据本篇与《灵枢·营气》《灵枢·五十营》《灵枢·脉度》等所论，其从手太阴肺经开始，沿十二经脉循行次序运行，再复合于手太阴肺经，昼夜运行五十周次。同时，有一"支别"从手太阴肺经始行，经督脉、任脉，再复入于手太阴肺经，现归纳如图7-1。

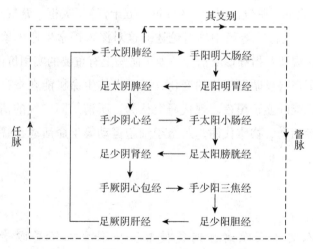

**图7-1 营气的运行规律**

有关卫气的运行，《内经》多篇有论，归纳起来大体有三种情况。

（1）与营气相随偕行 "营在脉中，卫在脉外"，营卫偕行，"阴阳相贯"。如本篇所谓"（卫）常与营俱行于阳二十五度，行于阴亦二十五度"，以及《灵枢·卫气》"阴阳相随，外内相贯"等即是。

（2）昼夜调节各行 即卫气昼行三阳，夜行三阴。本篇及《灵枢·五十营》《灵枢·卫气行》等均有具体的描述。平旦阴尽阳受气时，卫气从阴出阳，由足太阳膀胱经之睛明穴经由面部的手足三阳经穴位，散行手足三阳经至手；沿足三阳经下行至足，再循阴跷脉，上行至目内眦之睛明穴，此为卫气昼行于人体阳分一周之路径，共行二十五周。待到日入阳尽阴受气时，卫气在足心经肾经入肾脏，然后按肾、心、肺、肝、脾、肾，即五行相克之序周流五脏，此为卫气夜行于阴分一周之路径，亦行二十五周。次日平旦卫气从肾经经由阴跷脉出于足太阳膀胱经之睛明穴，又开始新一天的阳分循行。卫气在夜半子时与营气会合于手太阴肺，现归纳如图7-2。

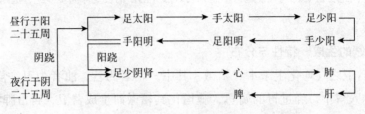

**图7-2　卫气的运行规律**

（3）不循脉的散行　主要分布于人体的皮肤、腠理、胸腹、四肢以及分肉、肓膜等处。《素问·痹论》"卫者……循皮肤之中，分肉之间，熏于肓膜，散于胸腹"，《灵枢·邪客》"卫气者……先行于四末分肉皮肤之间"等，即已说明卫气散行于周身，以温养内外，护卫肌表，抗御外邪，调节汗孔之开合。

营卫二气的昼夜运行节律，是人体多种生命节律之一。《内经》在"天人相应"学术观念指导下，发现人体的脏腑功能、气血虚实、津液输布、汗尿排泄、脉象浮沉等生命活动，皆与自然界的阴阳升降、寒暑更替息息相关，人体生命的活动与现象随着年、月、日、时的阴阳消长，也出现多种节律性变化现象，主要有日节律、半月节律、月节律、双月节律、季节律、半年节律、年节律等。这在《素问·生气通天论》《素问·金匮真言论》《素问·脉要精微论》《素问·脏气法时论》《灵枢·五十营》《灵枢·营气》《灵枢·顺气一日分为四时》《灵枢·卫气行》等篇中均有论述。这对深入探索生命现象不仅有重大的理论意义，更在探求发病规律及指导诊断治疗、养生防病上有重要的实用价值。

人体的营卫阴阳在昼夜循行部位的变化，提示人体生命机能在昼夜节律中，某些机能旺盛于白昼，某些机能旺盛于黑夜。现代研究认为，所谓阴阳二气的消长规律，实际上代表了人体不同的神经活动、物质代谢，乃至于细胞运动等生命活动在昼夜节律变化中活动的峰期不同。

## （二）

**【原文阅习】**

黄帝曰：老人之不夜瞑者，何气使然？少壮之人不昼瞑者，何气使然？岐伯答曰：壮者之气血盛，其肌肉滑，气道[1]通，荣卫之行不失其常，故昼精[2]而夜瞑。老者之气血衰，其肌肉枯，气道涩，五脏之气相搏[3]，其营气衰少而卫气内伐，故昼不精，夜不瞑。

**【校勘注释】**

[1] 气道：指营卫之气运行的道路。

[2] 昼精：即白天精力充沛，精神饱满。

[3] 五脏之气相搏："搏"原本作"搏"，即五脏气机升降失调。

**【要点解析】**

本段经文阐明了营卫二气循行与寐寤的关系。卫气循行规律是昼行于阳，夜行于阴。无论何种原因，只要影响了卫气循行，使其进入阴分或出于阳分的环节出现障碍，就会出现失眠或多寐等睡眠问题。老年人与壮年人营卫气血盛衰不同，故有"昼不精、夜不瞑"及"不昼瞑"之异。由此可见，营卫运行失常是导致睡眠障碍的主要机制之一，调和营卫也因此成为临床治疗不寐、嗜睡的重要原则之一。《灵枢·邪客》提出的半夏汤、《金匮要略》的桂枝龙骨牡蛎汤及《三因极一病证方论》中的温胆汤对虚烦不眠、惊悸不宁等睡眠障碍的调治作用，均以营卫循行为理论基础。

<h2 style="text-align:center">（三）</h2>

**【原文阅习】**

黄帝曰：愿闻营卫之所行，皆何道从来？岐伯答曰：营出于中焦，卫出于上焦[1]。

黄帝曰：愿闻三焦之所出[2]。岐伯答曰：上焦出于胃上口，并咽以上，贯膈而布胸中，走腋，循太阴之分而行，还至阳明，上至舌，下足阳明，常行于阳二十五度，行于阴亦二十五度，一周也，故五十度而复大会于手太阴矣。黄帝曰：人有热，饮食下胃，其气未定[3]，汗则出，或出于面，或出于背，或出于身半，其不循卫气之道而出，何也？岐伯曰：此外伤于风，内开腠理，毛蒸理泄[4]，卫气走之，固不得循其道，此气慓悍滑疾，见开而出，故不得从其道，故命曰漏泄[5]。

黄帝曰：愿闻中焦之所出。岐伯答曰：中焦亦并胃中，出上焦之后。此所受气者，泌糟粕，蒸津液，化其精微，上注于肺脉，乃化而为血，以奉生身，莫贵于此，故独得行于经隧，命曰营气。

黄帝曰：夫血之与气，异名同类，何谓也？岐伯答曰：营卫者精气也，血者神气也。故血之与气，异名同类焉。故夺血者无汗，夺汗者无血。故人生有两[6]死；而无两[7]生。

黄帝曰：愿闻下焦之所出。岐伯答曰：下焦者，别回肠，注于膀胱而渗入焉。故水谷者，常并居于胃中，成糟粕，而俱下于大肠，而成下焦，渗而俱下，济泌别汁，循下焦而渗入膀胱焉。黄帝曰：人饮酒，酒亦入胃，谷未熟而小便独先下何也？岐伯答曰：酒者，熟谷之液也。其气悍以清[8]，故后谷而入，先谷而液出焉。

黄帝曰：善。余闻上焦如雾[9]，中焦如沤[10]，下焦如渎[11]，此之谓也。

**【校勘注释】**

［1］营出于中焦，卫出于下焦：此指营卫二气的循行而言。营气循行始于手太阴肺经，手太阴肺经起于中焦，故云营出于中焦。卫气循行为平旦从肾经经过跷脉出于足太阳膀胱经的睛明穴，故云卫出于下焦。

［2］三焦之所出：根据杨上善注："前问营卫二气所出，出于三焦，未知上焦卫气出在何处，故致斯

问。"三"疑似"上",可参。

[3] 其气未定：水谷之气尚未化成精微之气。

[4] 毛蒸理泄：指皮毛被风热之邪所蒸而致腠理开泄。

[5] 漏泄：指外伤于风，内有热饮食入胃，致腠理开泄，汗出如漏的病证。马莳注："此热饮食之气，慓悍滑疾，见腠理之开，而遂出为汗，不得从卫气之道也，名之曰漏泄耳。"

[6] 有两：此指既夺血，又夺汗；夺血与夺汗两者同见。

[7] 无两：夺血不夺汗，或夺汗不夺血；夺血与夺汗两者只见其一。

[8] 清：《黄帝内经太素》《针灸甲乙经》《千金方》均作"滑"，可参。

[9] 上焦如雾：形容上焦心肺宣发布散水谷精微的功能，如同雾露弥漫灌溉周身。

[10] 中焦如沤：形容中焦脾胃腐熟水谷，吸收精微，进而将营养物质上输转送到全身的功能，如沤渍饮食物，使之变化。

[11] 下焦如渎：形容下焦肾和膀胱排泄水液的功能，如同沟渠。

**【要点解析】**

**1. 三焦之气发出的部位及三焦的功能特点**

本段经文论述了三焦之气发出的部位及三焦的功能特点。上焦之气发出部位为："上焦出于胃上口，并咽以上，贯膈而布胸中……"其功能特点为宣发卫气，布散水谷精微以营养周身，即经文所说"上焦如雾"。中焦之气发出部位为："中焦亦并胃中，出上焦之后。"其功能特点为腐熟消化水谷、吸收输布水谷精微，化生血液，奉养周身，即经文所说"中焦如沤"。下焦之气发出部位为："下焦者，别回肠，注于膀胱，而渗入焉。"其功能特点为将进入小肠的谷食进一步分清泌浊，清者入膀胱，浊者入大肠，如同沟渠，即经文所说"下焦如渎"。

本段还提出了"血之与气，异名同类"的重要观点。血是人体生命活动的物质基础，由水谷精微之气奉心神化赤而成；营卫二气也是由水谷精微之气所化。可见，血与营卫二气均来源于水谷精微，同源而异名。张志聪注："营卫者，水谷之精气也。血者，中焦之精汁奉心神而化赤，神气之所化也。血与营卫皆生于精，故异名同类焉。"血与营卫二气皆生于水谷之精，但因各自作用与性质不同，所以名称也不同，故曰："血之与气，异名同类。"

**2. "夺血者无汗，夺汗者无血"的含义及临床指导意义**

本段提出了"夺血者无汗，夺汗者无血"的重要观点。在生理上，血与汗两者关系密切，汗乃津液所化，血由营气所生，两者均来源于水谷精微；津液又是血液的重要成分，故两者同源。在病理上，血与汗相互影响，若汗出太多，必然伤津，化血无源而血少；失血之人必伤津液，津液亏损，汗出无源而少汗。在治疗上，对失血、血虚病人，不能妄夺其汗；对于脱汗者，也不宜用动血之品或针刺放血等疗法。此论点对临床实践有重要的指导意义，后世医家在此基础上多有发挥与运用，如《伤寒论》"衄家不可汗""亡血家，不可发汗""咽喉干燥者，不可发汗"，以及刘河间产后"不可汗、不可下、不可利小便"之法，皆是以伤血而不可更失津液为原则创立的治则，其思想及方法均导源于本篇，后世据此提出了"血汗同源"的论点。

**3. 对于"营出于中焦，卫出于下焦"的理解**

本段提出了"营出于中焦，卫出于下焦"的理论观点。营出于中焦，是从营气的生成及循环角度而论，营气源于中焦水谷精微，营气循行始于手太阴肺经，因手太阴肺经起于中焦，故曰营出于中焦。卫出于下焦，是从卫气循行角度而论，平旦之时，卫气从肾经出，经跷脉出于足太阳膀胱经的睛明穴，肾位下焦，其经脉属阴，故曰卫出于下焦。后世根据《灵枢·决气》认为当作"卫出于上焦"，并从卫气的作用解释，亦通。从卫气的生成、循行及作用等方面综合分析，卫气与三焦的关系是根于下焦，源于中焦，出于上焦。

营卫表里循行的思想对后世医学发展产生重要影响。温病学将卫气营血理论用于温病辨证。卫分证是温病初起，病在卫表；气分证是邪正交争剧烈，邪气胜，正气不虚；营分证是邪盛而营阴受损，多为温病中后期；血分证是邪气深入，耗营伤血，动血妄行。与此相似，温病学提出三焦辨证，亦是辨别温病传变及病位深浅。但卫气营血辨证和三焦辨证的应用范围及内涵不尽相同，临床运用时必须有机结合，才能全面指导温病的辨证论治。

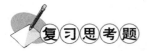

**复习思考题**

1. 营卫的性能、运行与会合的规律是怎样的？有何意义？
2. 如何理解"夺血者无汗，夺汗者无血"？有何临床意义？
3. 三焦之气发出的部位及其功能特点如何？
4. 对"营出中焦，卫出下焦"如何理解？
5. 老人为何"昼不精，也不瞑"？

（蒋　筱）

# 癫狂第二十二（节选）

扫码"学一学"

**要点导航**

1. 本篇所论的癫，相当于现在的痫病。其以"不乐，头重痛，视举目赤""烦心"为发作先兆。发作时"引口啼呼，先反僵"，此种突然仆倒，不省人事，口吐涎沫，双目上视，肢体抽搐，口中或作猪羊叫声等，以神志失常为主症。证有虚实，治有补泻。实者刺而泻之，虚者温而灸之。

2. 狂病是以"自悲，喜忘，善恐"为先兆。发作时以"少卧，不饥，自高贤，自辩智，自尊贵，善骂詈，日夜不休"，以及"衣被不敛，言语善恶，不避亲疏""甚则弃衣而走，登高而歌，或至不食数日，逾垣上屋"等精神亢奋、狂躁喧扰不宁为特征。以先取脾、胃、大肠经穴，调节中焦气机为刺治特点。

3. 风逆和厥逆、气逆证，是气机逆乱所致的病证，均为癫狂病的特殊证候，是对前文的补充。

【篇名释义】

本篇论述了癫病与狂病的病因、症状、证候分类以及治疗方法，故名"癫狂"。

## （一）

**【原文阅习】**

癫疾始生，先不乐[1]，头重痛，视举[2]目赤甚，作极已而烦心[3]，候之于颜[4]，取手太阳、阳明、太阴，血变而止[5]。癫疾始作，而引口啼呼[6]喘悸者，候之手阳明、太阳，左强[7]者攻其右，右强者攻其左，血变而止。癫疾始作，先反僵[8]，因而脊痛，候之足太阳、阳明、太阴、手太阳[9]，血变而止。

治癫疾者，常与之居[10]，察其所当取之处[11]。病至[12]，视之有过者[13]泻之，置其血于瓠壶之中[14]，至其发时，血独动矣[15]。不动，灸穷骨二十壮。穷骨[16]者，骶骨也。

**【校勘注释】**

[1] 不乐：指精神抑郁，无喜悦之色。

[2] 视举：指双目直视，或两眼上翻。

[3] 作极已而烦心：癫疾发作之后出现烦躁不宁。

[4] 候之于颜：观察面部的气色。颜，此处统指面部而言。

[5] 取手太阳、阳明、太阴，血变而止：血变而止，即针刺出血，初出血时血色较暗，待其血色转为正常时即停止放血。张介宾注："当取手太阳支正、小海，手阳明偏历、温溜，手太阴太渊、列缺等穴。"

[6] 引口啼呼：引口，指癫疾发作时，口唇常被牵引而㖞斜。啼呼，指啼哭呼叫，口中伴随发出异常叫声。

[7] 强（音匠）：牵引之意。

[8] 反僵：反，角弓反张。僵，仆倒而身体强硬。

[9] 足太阳、阳明、太阴、手太阳：张介宾注："足太阳之委阳、飞阳、仆参、金门，足阳明三里、解溪，足太阴隐白，公孙等穴皆主之。手太阳经穴同前。"

[10] 常与之居：医生与病人经常相处在一起，以便于观察其发作的情况。

[11] 察其所当取之处：观察应该针刺的部位。

[12] 病至：指癫疾发作之时。

[13] 有过者：过，过失，不正常之调也。有过者，指有病的经脉。

[14] 置其血于瓠壶之中：瓠，即葫芦。将葫芦制作成容器，称瓠壶。将病人的血取出放在其中，观察其变化情况，作为判断疾病变化的检查方法。

[15] 血独动矣：即血当自动。

[16] 穷骨：即尾骨。此处指尾骨端的长强穴。

**【要点解析】**

本段论述了癫病的临床表现、病机及治法。癫病发作之前，先有情绪改变、闷闷不乐，或叹息自悲、头重而痛、两目上翻等先兆；发作之时，则有口角抽动、抽搐歪斜、筋脉拘急、身体反张僵仆、脊背疼痛、发出尖叫声，以及呼吸急促、心悸等症状。

癫病总的病机是气血逆乱，故其证候虽有虚实之分，但其虚者也多夹标实。

临床常根据其发病时症状剧烈程度和有无抽搐、昏厥等表现，分为大发作和小发作。癫痫实证大发作时，当针刺放血，且必待"血变为止"，以出血的颜色作为气血逆顺的标志；癫痫虚证小发作时，当艾灸督脉的长强穴，以振奋阳气、补益正气。

## （二）

**【原文阅习】**

骨癫疾者，颅齿[1]诸腧分肉皆满[2]，而骨居[3]，汗出烦悗[4]，呕多沃沫[5]，气下泄[6]，不治。筋癫疾者，身倦挛急，脉大[7]，刺项大经之大杼。呕多沃沫，气下泄，不治。脉癫疾者，暴仆[8]，四肢之脉皆胀而纵[9]。脉满[10]，尽刺之出血；不满[11]，灸之挟项太阳[12]，灸带脉，于腰相去三寸[13]，诸分肉本输[14]。呕吐沃沫，气下泄，不治。癫疾者，疾发如狂者，死不治[15]。

**【校勘注释】**

[1] 颅：同"颔"，即腮部。

[2] 诸腧分肉皆满：诸腧穴部位的分肉都胀满。

[3] 骨居：骨骼强直的意思。

[4] 汗出烦悗："悗"，同"闷"。骨癫疾，病在足少阴肾，上及手少阴心，故汗出烦悗。

[5] 沃沫：形容呕吐大量涎沫。

[6] 气下泄：当指遗屎、遗尿、失气等症状而言，为脾肾俱败之象。下同。

[7] 身倦挛急大：身体蜷缩，筋脉挛急，脉也急大。

[8] 暴仆：突然仆倒。

[9] 纵：弛纵。

[10] 脉满：张志聪注："脉满者，病在脉，故当尽刺之以出其血。"

[11] 不满：张志聪注："不满者，病气下陷也。夫心主脉而为阳中之太阳，不满者，陷于足太阳也。十二脏腑之经输，皆属于太阳、故当灸太阳于项间，以启陷下之疾。"

[12] 挟项太阳：夹项两旁的太阳经。当指天柱、大杼等穴。

[13] 灸带脉，于腰相去三寸：带脉穴在腰侧，属足少阳经，亦属带脉。张介宾注："又灸足少阳经之带脉穴，此穴相去于腰计三寸许。"

[14] 诸分肉本输：指诸经分肉之间及四肢之输，凡见胀、纵病证，皆可以针灸治疗。

[15] 癫疾者，疾发如狂者，死不治：癫疾发于阴，阴主静，故癫疾发病多静而徐缓。狂发于阳，如果癫病发作时像狂病样狂躁妄动，则是阴极似阳的死证。

**【要点解析】**

**1. 不同类型癫疾的症状**

（1）骨癫疾 肾主骨，病及少阴，邪气壅闭，症见腮齿部肌肉胀满、骨骼僵直、汗出烦闷。

（2）筋癫疾 肝主筋，病及厥阴，邪气壅闭，症见身体蜷缩、筋脉挛急、脉大。

（3）脉癫疾 心主脉，病及少阴，邪气壅闭，症见卒然晕倒、不省人事、四肢经脉胀满或弛纵。

**2. 不同类型癫疾的具体针刺方法**

针刺治疗癫疾多取足太阳膀胱经的穴位。临床对于癫疾的治疗，除针刺外，还配合中药等，实证治以涤痰、涌吐、开窍、重镇、熄风、活血化瘀之法，虚证治以益气、健脾、补肾、养心之法。

**3. 不同类型癫疾的预后**

（1）骨癫疾 "骨癫疾者……呕多沃沫，气下泄，不治"，指出癫疾病情加重，深入至骨，出现经气壅闭而见烦闷、抽搐、形体羸瘦、骨瘦如柴等症状者，如果此时再见呕吐大量涎沫，气下泄，是脾肾衰败，预后凶险之兆，不易救治。

（2）筋癫疾　"筋癫疾者……沤多沃沫，气下泄，不治"。反复抽搐痉挛，有身体倦息，痉挛蹜曲。如果出现呕吐涎沫，二便失禁等气泄状者，为肝、脾、肾三脏衰败，预后凶险，难以救治。

（3）脉癫疾　"脉癫疾者……呕多沃沫，气下泄，不治"。癫疾深入血脉，气血逆乱，血脉胀急，厥气上闭清窍，可见突然昏倒、不省人事之症。若有呕吐涎沫，气下泄出现，预后较差，不易救治。

（4）癫发如狂　病情日久，正虚至极，真阳外越，其状如狂，故预后凶险。

（三）

【原文阅习】

狂始生，先自悲也[1]。喜忘，苦怒，善恐者[2]，得之忧饥，治之取手太阴、阳明，血变而止，及取足太阴、阳明。狂始发，少卧不饥，自高贤也，自辩智也，自尊贵也[3]，善骂詈，日夜不休[4]，治之取手阳明、太阳、太阴、舌下、少阴[5]，视之盛者皆取之不盛释之也。

狂、善惊、善笑、好歌乐、妄行不休者，得之大恐，治之取手阳明、太阳、太阴。

狂，目妄见、耳妄闻、善呼者，少气之所生也[6]，治之取手太阳、太阴、阳明、足太阴、头两颇[7]。狂者多食，善见鬼神，善笑而不发于外者，得之有所大喜[8]，治之取足太阴、太阳、阳明，后取手太阴、太阳、阳明。狂而新发，未应如此者，先取曲泉左右动脉[9]，及盛者见血，有顷已；不已，以法取之[10]，灸骨骶二十壮。

【校勘注释】

[1] 先自悲也：自己首先悲哀不乐。

[2] 喜忘苦怒善恐者：善忘事，好发怒，常惊恐者。

[3] 少卧不饥，自高贤也，自辩智也，自尊贵也：很少睡眠，不觉饥饿，自觉高明，妄自尊大。

[4] 善骂詈，日夜不休：日夜怒骂不休。

[5] 舌下、少阴：舌下，指任脉的廉泉穴；少阴，指心经的神门、少冲穴。

[6] 目妄见、耳妄闻、善呼者，少气之所生也：气衰神怯，故产生妄见、妄闻等幻觉，因其妄见、妄闻，故多惊呼。

[7] 两颇：即两腮。

[8] 狂者多食，善见鬼神，善笑而不发于外者，得之有所大喜：大喜伤心神而致虚狂。

[9] 曲泉左右动脉：此言左右动脉，当指左右曲泉穴而言。

[10] 有顷已，不已，以法取之：一会儿就能好，如果病不好，再按前面的方法治疗。

【要点解析】

本段论述了狂病的病因病机与治疗方法。

狂病的病因病机主要有三方面。①七情所伤，乃发为狂。如"得之忧饥""得之大喜"

"得之大恐"。②阳盛气逆，乃生躁狂。《素问·至真要大论》之"诸躁狂越，皆属于火"，《素问·通评虚实论》有狂"久逆之所生也"，皆谓阳盛气逆，扰动心神，神明失控而狂乱。③阳气虚弱，神魂失养，浮越于外而生狂。狂，"少气之所生也"，《灵枢·通天》有"阳重脱者易狂"，《素问·腹中论》有阳"虚则任"，《类经》云："气衰则神怯，所以妄见妄闻而惊呼也。"

经文指出了狂病的针刺疗法，主要取用脾、胃、大肠三经穴位，依其证候不同而选取多经施治，反映出调中焦气机以治疗疾病的特点。《素问·病能论》提出的坠热开结、平木火之邪的生铁落饮和"夺其食"之法治狂病也被历代医家所重视。目前在临床上，中医常用的治疗狂病之法还有豁痰开窍、攻下泻火、重镇、理气活血等，治法虽多，但均不离五脏，与《内经》"五神脏"理论一脉相承。

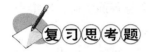

**复习思考题**

1. 何谓癫？临床有哪几种类型？各有什么症状？其预后如何？

2. 何谓狂？病因有哪些？

3. 《内经》治疗癫狂的方法有哪些？各有何意义？

（刘　磊）

# 口问第二十八（节选）

扫码"学一学"

**要点导航**

1. 十二奇邪的基本病因与病机。

2. 奇邪上走空窍所致的十二种疾病的机理、症状及针治法则。

3. 上气、中气、下气不足的主要病候。

**【篇名释义】**

本篇所论奇邪上走孔窍而致的十二种病证，在经书上少有记载，是由先师口传所得，故名"口问"。

**【原文阅习】**

故邪之所在，皆为不足[1]。故上气不足，脑为之不满[2]，耳为之苦鸣，头为之苦倾[3]，目为之眩；中气不足，溲便为之变[4]，肠为之苦鸣；下气不足，则乃为痿厥心悗[5]。补足外踝下留之。

**【校勘注释】**

[1] 不足：此指正气虚。

[2] 脑为之不满：脑髓空虚之意。

[3] 头为之苦倾：头部沉重不支。

[4] 溲便为之变：出现大小便失常的各种病证。

[5] 痿厥心悗：张介宾注："痿，足痿弱也。厥，四肢清冷也。悗，闷也。下气不足，则升降不交，故心气不舒而为悗闷。"

**【要点解析】**

**1. 论"邪之所在，皆为不足"的发病观**

本段经文提出了"邪之所在，皆为不足"的发病观，与《素问·评热病论》指出的"邪之所凑，其气必虚"、《素问遗篇·刺法论》的"正气存内，邪不可干"及《灵枢·百病始生》的"风雨寒热，不得虚，邪不能独伤人"，均说明正气不足是形成疾病的内在根本，病邪是疾病发生的重要条件，强调正气在发病中的作用和地位。这是中医病因病机学的主要观点。

**2. 三部之气不足的症状表现及刺治方法**

原文指出："上气不足，脑为之不满，耳为之苦鸣，头为之苦倾，溲便为之变，肠为之苦鸣。下气不足，则乃为痿厥心悗。"把对头面孔窍病的论述扩大到全身各部疾病，以上中下三部分类，并得出其皆为上气不足而致。

上中下三部之气不足为病，皆可"补足外踝下留之"。张介宾曰："此昆仑穴也，为足太阳所行之经。凡于上中下气虚之病，皆可留针补之。"对此又有所发挥，指出："上气虚者升而举之，下气虚者纳而归之，中气虚者温而补之。"拓宽了三部气虚的治疗思路。

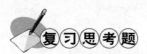 **复习思考题**

1. "上气不足，脑为之不满，耳为之苦鸣，头为之苦倾，目为之眩"对于高血压的中医诊疗有何临床意义？

2. 《内经》"中气不足，溲便为之变"理论可用于哪些病证的诊疗？

3. "下气不足"的常用治法有哪些？

（刘　磊）

# 决气第三十

扫码"学一学"

**要点导航**

1. 精、气、津、液、血、脉的名称、生成、性质、分布、功能及其病理表现。

2. 精、气、津、液、血、脉虽各不同，但均赖后天水谷之精气的养育，故合则为一，分则为六。

**【篇名释义】**

本篇专论人身精气，分而为精、气、津、液、血、脉六气。马莳云："决论一气六名之义，故名篇。"

（一）

**【原文阅习】**

黄帝曰：余闻人有精、气、津、液、血、脉，余意以为一气耳，今乃辨为六名，余不知其所以然。岐伯曰：两神相搏[1]，合而成形，常先身生[2]，是谓精。何谓气？岐伯曰：上焦开发，宣五谷味，熏肤[3]、充身、泽毛、若雾露之溉，是谓气。何谓津？岐伯曰：腠理发泄，汗出溱溱[4]，是谓津。何谓液？岐伯曰：谷入气满，淖泽[5]注于骨，骨属屈伸，泄泽[6]，补益脑髓，皮肤润泽，是谓液。何谓血？岐伯曰：中焦受气取汁[7]，变化而赤，是谓血。何谓脉？岐伯曰：壅遏营气，令无所避[8]，是谓脉。

**【校勘注释】**

[1] 两神相搏：指男女媾和。马莳曰："男女媾精，万物化生，盖当男女相媾之时，两神相合而成人，生男女之形。"两神，指男女两性。

[2] 常先身生：指在身形形成之前。张介宾："凡阴阳合而万形成，无不先从精始，故曰：常先身生是谓精。"

[3] 熏肤：温煦皮肤。熏，同"薰"。

[4] 汗出溱溱：汗出貌，大汗淋漓，连绵不绝。溱，众、盛。

[5] 淖泽：指水谷精微中稠浊如脂膏的物质，具有滋润作用。淖，泥沼。

[6] 泄泽：渗出汁液而起润泽作用。张介宾曰："盖津者，液之清者也；液者，津之浊者也。津为汗而走腠理，故属阳；液注骨而补脑髓，故属阴。"

[7] 受气取汁：受纳水谷之气，化生精微物质。气，指水谷；汁，指水谷精微。

[8] 壅遏营气，令无所避：脉具有约束营气行于其中，不使外溢的作用。壅遏，约束、控制。避，躲让，此作"溢"解。

**【要点解析】**

**1. 气的含义与六气的关系**

本节所指"一气"乃水谷精气，"六气"即精、气、津、液、血、脉。六气虽"各有部主也……然五谷与胃为大海也"，说明六气虽各有所主的脏腑，但均化源于水谷之精气，故"为一气耳"，可见此之"一气"实指水谷之精气而言。六气虽由一气所派生，然其性质、功能与分部部位等不同，故而命名为精、气、津、液、血、脉六种具体的物质。所以说六气合则为一，分而为六。正如张介宾所注："六气之分，总由气化，故曰一气，而下文云六气者，亦以形不同而名则异耳。"

**2. 六气的生理功能**

本节指出六气各自有独特的生理作用。精禀受于父母，是构成生命的原始物质，具有孕育新生命的繁衍作用。气是由上焦宣发布散至全身的精微物质，具有充养形体、温煦肌肤和润泽毛腠的作用。津是水谷精微中比较清稀的部分，具有滋润肌肤、泄出腠理即为汗的作用。液是水谷精微中比较浓稠的部分，能注于骨，具有充养骨髓、补益脑髓、滑润关节、润泽肌肤等作用。血是脾胃吸收的饮食水谷精微在心肺共同气化的作用下所变化而成的赤色液体，具有营养全身的功能。脉是约束营血，使之不得散溢于外的物质。

**3. 六气的病理变化及临床表现**

本节经文指出六气耗脱的证候表现多与六气的功能有关。肾藏精，开窍于耳，肾精充足则听觉灵敏，正如《灵枢·脉度》云："肾气通于耳，肾和则耳能闻五音矣。"如果肾精不足，耳失所养，就会出现耳鸣耳聋等症，临床治疗宜补肾填精，可用枸杞、熟地、山药等药。眼的视觉功能有赖于五脏六腑精气的润养，故《灵枢·大惑论》云："五脏六腑之精气，皆上注于目而为之精。"如果气伤不足，眼失去精气的润养，则会出现视物不清等症，临床治疗气虚之目不明宜补气升阳，可选用人参、黄芪，升麻等药。眼的功能还与肝的气血尤为相关，如《素问·五脏生成》云："肝受血而能视。"《灵枢·脉度》云："肝通气于目，肝和则目能辨五色矣。"故对肝阴血不足而致的视觉异常，宜滋阴养血，可选用枸杞、地黄、楮实子等药。津液皆是人体内有滋润营养作用的正常液体，津清质稀，流行于表，滋润肌肤；液浓质稠，注入于里，充养空窍、润滑关节、补益脑髓。理论上来说，两者在性质、分布及作用上有所区别，但临床上津伤者必见液少，液脱者必有津亏，很难截然区分。津液不足主要表现为机体失于濡养，可见皮肤干燥、口渴、关节屈伸不利、腿胫酸软甚至耳鸣，治宜滋养津液，药用麦冬、玄参、生地等。血主濡养，脉为"血之府"，血伤不足，肌肤无以滋养，则皮肤淡白、枯槁无华；血液脱失，不能充盈脉管，则脉道空虚，治宜补血、生血，药用当归、白芍、熟地等。尚需指出，本节在"六气"脱证中并未提出脉脱之证，对此诸家有不同解说。如《针灸甲乙经》在"其脉空虚"前有"脉脱者"三字，《灵枢识》亦云："本经脱'脉脱者'三字，当补。若不然，则六脱之候不备。"杨上善注："脉中无血，故空虚。以为不足，虚之状也。"血少则脉空虚，这也是完全符合实际情况的。

## （二）

**【原文阅习】**

黄帝曰：六气者，有余不足，气之多少，脑髓之虚实，血脉之清浊，何以知之？岐伯曰：精脱者，耳聋；气脱者，目不明；津脱者，腠理开，汗大泄；液脱者，骨属[1]屈伸不利，色夭，脑髓消，胫酸，耳数鸣；血脱者，色白，夭然不泽，其脉空虚，此其候也。

黄帝曰：六气者，贵贱何如？岐伯曰：六气者，各有部主[2]也，其贵贱、善恶，可为常主[3]，然五谷与胃为大海也。

**【校勘注释】**

[1] 骨属：关节。

[2] 六气者，各有部主：指六气各有所主的脏腑。部，此指脏腑。主，主持、统领。张介宾曰："部主，谓各部所主也，如肾主精，肺主气，脾主津液，肝主血，心主脉也。"

[3] 可为常主：指六气的变化，各由其所主的脏腑决定。

**【要点解析】**

本节论述了六气的生理与病理关系。六气皆由脾胃的水谷精微所化生，故生理相互滋生，病理上相互影响，关系至密。就其生理关系而言，除本篇外，其他如《灵枢·邪客》云："营气者，泌其津液，注之于脉，化以为血。"《素问·阴阳应象大论》云："气归精……精化为气。"《灵枢·痈疽》云："津液和调，变化而赤是谓血。"显而易见，津液是血液的重要组成，津液入脉即变化为血，血液渗出脉外即是津液，而它们又赖气的气化而生，又能化生为气，精则是它们的基础物质。正是它们之间这种既同流又互化的生理关系，决定了它们在病理上相互影响，如大汗津伤可致血液亏虚，大量失血可致津液不足，正如《灵枢·营卫生会》云："夺血者无汗，夺汗者无血。"精亏可见血虚，血虚亦致气虚，气耗可见失血等，故临床治疗六气病证，既要分清主次辨证论治，又要注意相互间的影响，如此，才能辨证准确，施治得当。如大汗不仅伤津，也可耗气，因此对气耗津伤的倦怠气短、口渴者，不仅要补津，也需益气，如生脉饮之人参、麦冬并用；又如用当归补血汤治气随血脱等，皆因由此而来。

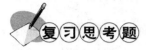

**复习思考题**

1. 请试述精、气、津、液、血、脉的概念与作用。
2. 六气异名同源，其在生理、病理上有何联系？临床有何意义？
3. 如何理解"六气者，各有部主……然五谷与胃为大海也"的含义与临床意义？

（任红艳）

# 海论第三十三

扫码"学一学"

**要点导航**

本篇讲述人体之四海：水谷之海、血海（十二经之海）、气海、髓海，内容可分为两部分，其一论及四海之名及分布部位，其二论及四海有余不足之表现。

**【篇名释义】**

本篇将胃、冲脉、膻中、脑依次喻为水谷之海、血海（十二经之海）、气海、髓海，乃人身之四海，进而论述人身四海有余不足之证候，并言及针刺调治之法。因本篇以人身四海为论述中心，故以"海论"名篇。

（一）

**【原文阅习】**

黄帝问于岐伯曰：余闻刺法于夫子，夫子之所言，不离于营卫血气。夫十二经脉者，内属于腑脏，外络于肢节，夫子乃合之于四海乎？岐伯答曰：人亦有四海[1]、十二经水。经水者，皆注于海，海有东西南北，命曰四海。黄帝曰：以人应之奈何？岐伯曰：人有髓海，有血海，有气海，有水谷之海。凡此四者，以应四海也。

黄帝曰：远乎哉，夫子之合人天地四海也，愿闻应之奈何？岐伯答曰：必先明知阴阳表里荥输[2]所在，四海定矣。黄帝曰：定之奈何？岐伯曰：胃者水谷之海，其输上在气街，下至三里。冲脉者为十二经之海，其输上在于大杼，下出于巨虚之上下廉。膻中[3]者为气之海，其输上在于柱骨之上下[4]，前在于人迎。脑为髓之海，其输上在于其盖[5]，下在风府。

**【校勘注释】**

[1] 四海：海，此处为汇聚之义。指人身水谷、血（十二经脉）、气、髓所汇聚之处。

[2] 荥输：原指五输穴，此处泛指腧穴。

[3] 膻中：指胸中而言。

[4] 柱骨之上下：指项后发际，即哑门至大椎之间的部位。柱骨，指颈椎。

[5] 盖：指位于头顶中央督脉之百会穴。

**【要点解析】**

"胃者，水谷之海"，是说胃在水谷代谢中受纳与腐熟之功如同海纳百川，然而胃之作用发挥，与脾之运化功用密不可分，《素问·刺禁论》说："脾为之使，胃为之市。"类似"胃者，水谷之海"的说法，《内经》之中有多处。《素问·五脏别论》说："胃者，水谷之海，六腑之大源也。"《灵枢·胀论》说："胃者，太仓也。"《灵枢·动输》说："胃为五脏六腑之海。"《素问·痿论》说："阳明者，五脏六腑之海，主润宗筋，宗筋主束骨而利机关。"《素问·平人气象论》说："平人之常气秉于胃，胃者平人之常气也。"《难经·四十五难》亦说："腑会太仓。"太仓，指仓库之大者，即胃；中脘穴为六腑之会穴。这些重要论述无不强调脾胃之重要，历代医家本于《内经》重脾胃思想而多有发挥。

（二）

**【原文阅习】**

黄帝曰：凡此四海者，何利何害？何生何败？岐伯曰：得顺者生，得逆者败；知调者利，不知调者害。黄帝曰：四海之逆顺奈何？岐伯曰：气海有余，则气满胸中，悗息面赤[1]；气海不足，则气少不足以言。血海有余，则常想其身大，怫然不知其所病；血海不足，则常想其身小，狭然不知其所病。水谷之海有余，则腹满；水谷之海不足，则饥不受谷食。髓海有余，则轻劲多力，自过其度[2]；髓海不足，则脑转耳鸣，胫酸眩冒[3]，目无所见，懈怠安卧。黄帝曰：余已闻逆顺，调之奈何？岐伯曰：审守其输，而调其虚实[4]，无犯其害[5]，顺者得复，逆者必败[6]。黄帝曰：善。

**【校勘注释】**

[1] 悗息面赤：郁闷喘息，气逆而面部发红。悗，同"闷"。

[2] 自过其度：因髓海充足，其年寿可较常人长久而健康寿长。

[3] 胫酸眩冒：足胫酸胀，头晕目眩。

[4] 审守其输而调其虚实：严格诊查与四海相关之腧穴，用针灸调治四海之虚实。

[5] 无犯其害：张介宾说："无犯其害，无盛盛，无虚虚。"即诊疗之际，勿犯虚虚实实之戒。

[6] 顺者得复，逆者必败：遵循四海补泻之法，则可恢复健康；反之违背补泻之法，则衰败难治。

**【要点解析】**

本段论述了人体四海理论。四海乃人身水谷之海、血（十二经脉）、气、髓等汇聚之处，四海有余则为邪气壅滞，不足则为精气不足，临床表现多涉及相关脏腑。根据气海之论，名医张锡纯创升陷汤，用治胸中大气下陷，气短不足以息者。根据血海理论，可用治感知觉障碍等疾病。水谷之海理论应用甚广，可以说中医学历来重视脾胃，与此理论关系密切，髓海理论用于养生保健及今之脑病诊疗亦有其价值所在。

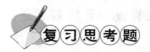

**复习思考题**

1. 思考人体四海之含义与部位分布。

2. 思考"胃者，水谷之海"的临床指导意义。

3. 思考人体四海有余不足的临床表现。

4. 查阅文献，如何认识理解血海有余不足的表现？

5. 结合本篇并查阅文献，思考熟悉奇经理论的临床指导意义。

（辛小红）

扫码"学一学"

# 五癃津液别第三十六

**要点导航**

1. 阐述了五液源于水谷精微，具有濡润孔窍、滑利关节、补益脑髓的作用。

2. 阐述了津液代谢受季节寒暑、衣着薄厚的影响，以及津液代谢障碍之五癃闭形成的病机及症状。

3. 体现了《内经》中人与自然相统一、人身各部相统一的整体医学思想，五液代谢理论对后世认识和治疗水气病有重要的指导作用。

**【篇名释义】**

本篇首论人体津液的功能及区别，以及津液可分别转变为汗、溺、唾、泪、髓；次论水液癃闭产生水胀等疾病的机制，故名"五癃津液别"。

（一）

**【原文阅习】**

黄帝问于岐伯曰：水谷入于口，输于肠胃，其液别为五。天寒衣薄则为溺与气[1]，天热衣厚则为汗；悲哀气并[2]则为泣；中热胃缓[3]则为唾。邪气内逆，则气为之闭塞而不行，不行则为水胀[4]，余知其然也，不知其何由生，愿闻其道。

岐伯曰：水谷皆入于口，其味有五，各注其海[5]，津液各走其道。故三焦出气[6]，以温肌肉，充皮肤，为其津；其流[7]而不行者，为液。天暑衣厚则腠理开，故汗出；寒留于分肉之间，聚沫[8]则为痛。天寒则腠理闭，气涩不行，水下流[9]于膀胱，则为溺与气。

五脏六腑，心为之主，耳为之听，目为之候[10]，肺为之相[11]，肝为之将[12]，脾为之卫[13]，肾为之主外[14]。故五脏六腑之津液，尽上渗于目。心悲气并则心系[15]急，心系急则肺举，肺举则液上溢。夫心系急，肺不能常举，乍上乍下，故咳而泣出矣。

中热则胃中消谷，消谷则虫上下作[16]，肠胃充郭[17]故胃缓，胃缓则气逆，故唾出。

**【校勘注释】**

[1] 溺与气：溺，音义同"尿"；气，指排出体外的水气。

[2] 气并：指气聚一处，此指气并于心。

[3] 中热胃缓：指中焦脾胃有热则唾液分泌过多的病机。

[4] 水胀：病证名，指水液停留而致胀满的病证。

[5] 各注其海：指五味分别注入于四海以营养周身。杨上善注："五味走于五脏四海，肝心二脏主血，故酸苦二味走于血海。脾主水谷之气，故甘味走于水谷海。肺主于气，故辛味走于膻中气海。肾主脑髓，故咸走髓海。"海，为《灵枢·海论》中人身之四海，即冲脉为血海，膻中为气海，胃为水谷之海，脑为髓海。

[6] 三焦出气：指饮食所化生的精气均由三焦输出而布散全身，如宗气出于上焦，营气出于中焦，卫气出于下焦等。

[7] 流：《针灸甲乙经》《黄帝内经太素》均作"留"，即停留之意。留，徐也，缓也。指"液"缓慢地注于骨腔填精补髓，濡润诸窍。

[8] 聚沫：指津液因寒凝聚而为沫。

[9] 流：《针灸甲乙经》《黄帝内经太素》作"溜"。溜，即流也。

[10] 候：候察之意，指眼的视觉功能。候，作"视"解。

[11] 肺为之相：指肺主治节，能调节一身之气，其作用犹若宰相。张介宾注："肺朝百脉而主治节，故为心之相。"

[12] 肝为之将：肝主谋虑决断，其作用犹若智勇的将军。

[13] 脾为之卫：脾主运化水谷精微，主肌肉而护卫全身脏腑组织。

[14] 肾为之主外：其义有三。①肾主听觉，肾藏精，蒸化津液濡润孔窍，开窍于耳，故为主外。张志聪注："肾者主外，肾主藏津液，所以灌精濡孔窍者也。"《灵枢·师传》云："肾者主为外，使之远听。"②肾主骨，为全身支柱，故为主外。张介宾注："肾主骨而成立其形体，故为心之主外也。"③肾为卫气之根，能抗御外邪而主表。

[15] 心系：指以心为核心的联系其他脏腑组织的脉络。

[16] 虫上下作：肠道寄生虫因中焦有热而被扰动，上下窜动于肠胃之间。

[17] 肠胃充郭：胃肠扩张充满。郭，音义同"廓"，扩张之意。张介宾注："充郭者，纵满之谓。"

**【要点解析】**

**1. 津液的生成、输布、功能及分类**

本段经文论述了津液的生成、输布、功能及分类，指出津液不仅与脏腑经络气血关系密切，而且与自然寒暑变化密切相关。

（1）津液的生成及输布　津液是"水谷入于口，输于肠胃"，即水谷经胃的腐熟、小肠的分清泌浊及脾的运化精微等消化吸收过程后，再经三焦的气化作用变化而生成。津液生成后，"各走其道，故三焦出气"。津液随气流行，通过三焦的作用，内而脏腑、骨腔，外而皮毛、孔窍，布达全身而发挥其各自的作用。

（2）津液的功能　津与液虽然同源同类，但特性不同，功能亦异。津属阳，"温肌肉、充皮肤，为其津"，布于皮肤充斥周身，充养脏腑、器官、经脉、肌肉、皮肤等处，维持其正常的生理活动；液属阴，"流而不行"，填精补髓，渗灌骨节。

（3）津液的分类 津液分为五种，即"津液五别""各走其道"。上走泪道者为"泣"，走廉泉道者为"唾"，走腠理道者为"汗"，下走膀胱者为"尿"，内走骨空者为"髓"。

**2. 影响津液代谢的因素**

影响津液代谢的因素有三。①人体脏腑因素。经文"五脏六腑……故唾出"和"四海闭塞，三焦不泻……不得渗于膀胱"，指出了津液代谢与五脏、胃肠、三焦、膀胱等腑即"四海"的功能活动有关。②情志因素。文中"悲哀气并则为泣"和"心悲气并……则液上溢"，提示了津液代谢与情志活动有关。③自然寒暑因素。"天暑衣厚则腠理开，故汗出……天寒则腠理闭……则为溺与气"，指出了津液代谢与自然气候寒温相关，汗出、溺与气均是人体对外界环境变化的适应性调节反应，说明了自然气候寒温变化对津液代谢有相应影响。这一观点提示临床应用发汗或利尿法时要因时制宜，以免过汗耗伤津液。

## （二）

**【原文阅习】**

五谷之津液，和合而为膏[1]者，内渗入于骨空，补益脑髓，而下流于阴股[2]。阴阳不和[3]，则使液溢而下流于阴[4]，髓液皆减而下，下过度则虚，虚故腰背痛而胫酸。阴阳气道不通[5]，四海闭塞，三焦不泻，津液不化[6]，水谷并行肠胃之中，别于回肠[7]，留于下焦，不得渗膀胱，则下焦胀；水溢则为水胀。此津液五别之逆顺[8]也。

**【校勘注释】**

[1] 膏：指水谷精微所化成的精髓脂膏。张介宾注："此津液之为精髓也。膏，脂膏也。"

[2] 阴股：指阴部。《黄帝内经太素·津液》阴下无"股"字是。杨上善："下流阴中，补益于精。"

[3] 阴阳不和：马莳注："阴阳各经之气不和。"

[4] 液溢而下流于阴：指由于阴阳不和，肾失闭藏而肾精流泄。张介宾注："阴阳不和则精气俱病，气病则不摄，精病则不守，精气不相统摄，故液溢于下而流泄于阴窍。"阴，指前阴。

[5] 阴阳气道不通：指津液运行道路不畅。

[6] 三焦不泻，津液不化：三焦决渎失职，津液不能布化全身。

[7] 别于回肠：水谷不得运化，积聚于回肠。别，此处作积聚解。

[8] 津液五别之逆顺：此指五液运行的异常情况。五别，指津液分为尿、汗、泣、唾、髓五液。逆顺，偏义复词，指反常。

**【要点解析】**

本段经文论述了津液代谢障碍所致的腰背痛、胫酸及水胀病的病因病机。腰背痛、胫酸是由于阴阳之气不和，精气不能统摄，精液从阴窍流泄过度而致肾精亏虚而形成。腰为肾之府，肾精亏虚，腰背失养则腰背痛；肾主骨生髓，肾精亏虚，骨失所养则胫酸。水胀病是阴阳之气不通，四海闭塞，三焦气化失职，津液潴留不化留于下焦，不能渗入膀胱而泛溢肌肤所致。该理论对临床腰背痛、胫酸及水胀病的审因论治具有一定的指导意义。

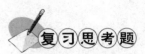

**复习思考题**

1. 怎样理解"三焦出气"的含义？

2. "其液别为五"之"五"指的是什么？"中热胃缓则为唾"的机理是什么？

3. 怎样理解"五脏六腑，心为之主⋯肾为之主外"的意义？

4. "五谷之津液，和合而为膏者"其"膏"指的是什么？有什么作用？亏损后可发生哪些病变？

（蒋　筱）

# 顺气一日分为四时第四十四（节选）

扫码"学一学"

**要点导航**

1. 将一日分为四时，说明人体阳气活动的情况，可以影响邪正斗争的势力，故病情在一日之中，有旦慧、昼安、夕加、夜甚的不同表现。

2. 有些疾病因不应四时之气，脏独主其病，故其轻重变化决定于各脏气与邪气的盛衰，凡脏气不胜邪气则病甚，脏气胜邪气则病轻。

3. 强调在治疗上必须适应时令，不可违逆。

4. "气合而有形，得脏而有名"的病证分类方法。

**【篇名释义】**

顺，按照、依照的意思；气，此指阳气。一日分为四时，是说人体阳气的消长盛衰依照自然界一日中的阴阳消长分成四个阶段。本篇主要讨论了人与四时相应，故病有朝暮轻重的变化，以及刺有五变以应五时。因篇首先论一日分为四时，故名为"顺气一日分为四时"。

**【原文阅习】**

黄帝曰：夫百病之所始生者，必起于燥湿寒暑风雨，阴阳[1]喜怒，饮食居处，气合而有形，得脏而有名[2]，余知其然也。夫百病者，多以旦慧、昼安、夕加、夜甚[3]何也？岐伯曰：四时之气使然。

黄帝曰：愿闻四时之气。岐伯曰：春生、夏长、秋收、冬藏，是气之常也，人亦应之。以一日分为四时，朝则为春，日中为夏，日入为秋，夜半为冬。朝则人气[4]始生，病气衰，故旦慧；日中人气长，长则胜邪，故安；夕则人气始衰，邪气始生，故加；夜半人气入脏，邪气独居于身，故甚也。

黄帝曰：有时有反者，何也？岐伯曰：是不应四时之气，脏独主其病[5]者，是必以脏气之所不胜时者甚[6]，以其所胜时者起[7]也。

黄帝曰：治之奈何？岐伯曰：顺天之时[8]，而病可与期。顺者为工，逆者为粗。

**【校勘注释】**

[1] 阴阳：此指男女性生活不节。

[2] 气合而有形，得脏而有名：邪气入侵而生病证，据其所在予以命名。气，邪气；合，侵入机体；形，病形，即疾病表现出来的脉症；得，停留；脏，脏腑，亦指某个部位；名，病证之名。

[3] 旦慧、昼安、夕加、夜甚：清晨减轻，白天稳定，傍晚加重，夜深严重。慧，神清气爽；安，自觉舒适；甚，病情严重。

[4] 人气：此指阳气。

[5] 脏独主其病：受病脏腑的病邪单独支配着病情的变化。

[6] 以脏气之所不胜时者甚：受病之脏在克我之脏主气的时间里病情加重。

[7] 以其所胜时者起：受病之脏在我克之脏主气的时间里病情减轻。起，减轻。

[8] 顺天之时：每一脏都有自己主气的时间，治疗当顺应五脏主时而为。

**【要点解析】**

**1. 疾病昼轻夜重的规律及意义**

本文指出疾病昼轻夜重的规律取决于人体阳气的消长及其抗邪作用的强弱，其临床意义在于治必"顺天之时"与扶正祛邪。原文把一天分为四时，其意在一年之中，阳气固然有春升夏盛秋降冬藏的消长规律，在一天之中同样如此，即朝升昼盛暮降夜藏。人与天地相应，其阳气皆随自然阴阳的升降而消长。人体阳气具有抗邪抗病的作用，阳升则邪退，阳盛则邪衰，阳降则邪起，阳藏则邪盛，因此一般而言，许多疾病有旦慧、昼安、夕加、夜甚的变化。临床所见的很多病证往往在夜间病情加重亦证明了这一点，这不仅是《内经》"天人相应"学术观念在病理上的具体体现，也充分说明《内经》理论确实是古人长期实践认识的总结。

因此，治疗上首先必须适应时令，即所谓"顺天之时"，尤其在夜晚病多沉重，应事先加强防范，以防意外；其次，阳气的消长决定疾病的变化与转归，故扶助正气以促进人体的抗邪、抗病能力，扶正以祛邪，则是治疗中必须注意与加强的重要环节。然而，疾病的发生与变化，不仅受正邪消长的制约，亦受体内外诸多因素的影响，故其轻重进退并非一成不变，原文所谓"不应四时之气，脏独主其病"特殊变化的意义就在于此。至于"以脏气之所不胜时者甚，以其所胜时者起"，则是根据五行相克观点，指出疾病轻重时日的一种可能性，切不可拘泥。

**2. "气合而有形，得脏而有名"的含义**

说明了《内经》对疾病的一种分类方法。邪气入侵必然滞留在某一个脏腑或部位以致出现相应的症状，因此，根据不同的症状与病变所在的部位对疾病进行分类与命名，与《灵枢·百病始生》中的"气有定舍，因处为名"相一致。这不仅是《内经》病证分类方法之一，也为"审症定位""审症求因"，辨证论治提供了依据。

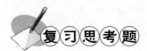

**复习思考题**

1. 人体阳气的昼夜变化规律是什么？对疾病有何影响？

2. "不应四时之气，脏独主其病"说明了什么？

3. 治疗如何"顺天之时"？

（曹 峰）

扫码"学一学"

# 五变第四十六（节选）

**要点导航**

　　本篇以树木材质耐受刀斧砍伐、异常气候的差异为例，阐述人体体质在疾病发病中的重要作用。

**【篇名释义】**

　　变，病变。五变，指"风厥""消瘅""寒热""留痹""积聚"五种病变。本篇通过阐述这五种疾病的发生与人体体质的密切关系，强调了体质在发病中的重要作用。

**【原文阅习】**

　　黄帝曰：一时遇风，同时得病，其病各异，愿闻其故。少俞曰：善乎哉问！请论以比匠人。匠人磨斧斤[1]、砺刀削[2]斫材木[3]。木之阴阳，尚有坚脆[4]，坚者不入，脆者皮弛[5]，至其交节[6]，而缺斤斧[7]焉。夫一木之中，坚脆不同，坚者则刚，脆者易伤，况其材木之不同，皮之厚薄，汁之多少，而各异耶。夫木之蚤花先生叶[8]者，遇春霜烈风，则花落而叶萎；久曝[9]大旱，则脆木薄皮者，枝条汁少而叶萎；久阴淫雨[10]，则薄皮多汁者，皮溃而漉[11]；卒风暴起，则刚脆之木，枝折杌[12]伤。秋霜疾风，则刚脆之木，根摇而叶落。凡此五者，各有所伤，况于人乎！

　　黄帝曰：以人应木，奈何？少俞答曰：木之所伤也，皆伤其枝。枝之刚脆而坚，未成伤[13]也。人之有常病也，亦因其骨节皮肤腠理之不坚固者，邪之所舍也，故常为病也。

**【校勘注释】**

[1] 斧斤：斧头。

[2] 砺（lì）刀削：砺，磨治。削，刀之别名。即磨刀。

[3] 斫（zhuó）材木：斫，砍伐，砍削。即砍削木材。

[4] 木之阴阳，尚有坚脆：树木质地坚硬者属阳，质地松脆者属阴。

[5] 坚者不入，脆者皮弛：质地坚硬的树木，斧斤难以砍伐；质地松脆的树木，皮松弛而易裂开。皮，此作"离"解，即裂开，而非树木之皮。

[6] 交节：树木枝干交接处的节结。

[7] 缺斤斧：使斧斤的刃出现缺口。

[8] 蚤花先生叶：早开的花，先生的叶。蚤，通"早"。

[9] 曝（pù）：晒。

[10] 淫雨：久雨连绵。

[11] 皮溃而漉：树皮溃烂，树汁外渗。漉，水液徐徐渗出之状。

[12] 杌：光秃的树干。张介宾注："木之无枝者也。"

[13] 未成伤：未必受到损伤。成，此作"必"解。

**【要点解析】**

**1. 体质与发病的关系**

《内经》以喘、汗为例说明在某些应激状态下，人体会出现异常状态，而这种异常状态，在不同的人会有不同的结果。"勇者气行则已，怯者则著而为病"，说明体质是决定疾病是否发生的根本因素。还以树木质地的坚硬与松脆喻人的体质有强弱之异，正如张介宾所说："此借木之材质以方人之禀赋也。"质地松脆的树木易于损伤，人之骨节、皮肤、腠理不坚固而体弱者，同样易发疾病。《内经》体质强弱与发病关系的理论，已成为中医体质学说的理论基础，对于指导当今中医体质学说的运用与发展都具有重要的现实意义。

**2. 《内经》体质学说的基本内容**

《内经》虽无"体质"一词，但是其中有丰富的体质学内容。《内经》对体质的分类可归纳为三个方面。①以阴阳归类。如《灵枢·通天》根据人天然禀赋之不同，分为太阴、少阴、太阳、少阳、阴阳和平五种类型，认为"凡五人者，其态不同，其筋骨气血各不等"，并分述了不同类型人的特征。②以五行归类。如《灵枢·阴阳二十五人》运用阴阳五行学说，结合五色、五音，根据人的肤色、体型、性格及与时令适应等各方面，分述了二十五种人的不同特性。③以形体归类。如《灵枢·卫气失常》根据人之"皮肉脂膏""血与气"等的不同，认为有"脂者""膏者""肉者"的差别，并分述了三者不同的体质特点；《灵枢·论勇》根据人的皮肤、肌肉厚薄坚脆和色泽等，判断其对四时邪气的耐受，并将人的内外脏腑形体强弱，与人之忍痛、不忍痛、勇、怯相联系。原书本段下文亦根据人的皮肤、肌肉、腠理、骨节等不同，分述了不同体质的人易患"风厥""消瘅""寒热""痹""积聚"等不同疾病的原理。

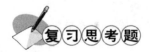

**复习思考题**

1. 论述不同体质和发病的关系。
2. 《内经》中体质学说的基本内容有哪些？
3. 不同体质的发病情况是如何？
4. 何为"五变"？包含哪些内容？

（曹　峰）

# 本脏第四十七（节选）

**要点导航**

1. 论述了经脉、营气、卫气、志意在人体生理以及病理方面的重要作用。

2. 经脉、气血、精神、脏腑是人体生命的物质基础，只有"和"人体才能健康无病。

扫码"学一学"

**【篇名释义】**

本，即本源、根本，作动词用，有推本求源之意。本篇主要讨论了依据体表组织的情况，可以测候内脏的坚脆、厚薄、位置及其多发病，从而阐发了人的体质以及体质与疾病关系等理论，所以篇名"本脏"。正如马莳注："内推本脏吉凶善恶，故名篇。"

**【原文阅习】**

黄帝问于岐伯曰：人之血气精神者，所以奉生而周于性命[1]者也。经脉者，所以行血气而营阴阳[2]，濡筋骨，利关节者也。卫气者，所以温分肉，充皮肤，肥腠理，司开阖者也。志意者，所以御[3]精神，收魂魄，适寒温，和喜怒者也。是故血和则经脉流行，营复[4]阴阳，筋骨劲强，关节清利矣。卫气和则分肉[5]解利，皮肤调柔，腠理致密矣。志意和则精神专直[6]，魂魄不散，悔怒不起，五脏不受邪矣。寒温和则六腑化谷，风痹不作[7]，经脉通利，肢节得安矣。此人之常平[8]也。五脏者，所以藏精神血气魂魄者也。六腑者，所以化水谷而行津液者也。此人之所以具受于天也，无愚智贤不肖无以相倚[9]也。

**【校勘注释】**

[1] 奉生而周于性命：奉，养也；周，周全、保全。张介宾曰："人身以血气为本，精神为用，合是四者以奉生，而性命周全矣。"

[2] 营阴阳：营运气血于三阴三阳之经。营，营运。

[3] 御：驾驭，统率，主持。

[4] 营复：循环往复地运行。营，营运；覆，通"复"，往返回还。

[5] 分肉：指肌肉。张介宾曰："肉有分理，故云分肉。"

[6] 精神专直：思想集中、精神专一而无妄念。专，专一；直，正也。张介宾曰："专直，如易系所谓其静也专、其动也直，言其专一而正也。"

[7] 风痹不作：人体外不受风邪之犯，内不生气血闭阻。《灵枢·寿夭刚柔》云："病在阳者命曰风，病在阴者名曰痹，阴阳俱病命曰风痹。"风，风邪；痹，气血闭阻不通。

[8] 常平：指人的健康状态。

[9] 无以相倚：不偏不倚之意。倚，偏倚。人的体质禀受于先天，亦赖后天调养。人如能做到意志、寒温、气血调和，则自能免除疾病；反之，必不免于病。故健康与疾病对任何人均无偏倚，惟在于是否善于调摄。

**【要点解析】**

**1. 脏腑气血精神的功能特点**

血气精神——奉生而周于性命；经脉——行血气，营阴阳，濡筋骨，利关节；人体卫气——温分肉，充皮肤，肥腠理，司开阖；志意——御精神，收魂魄，适寒温，和喜怒；五脏——藏精神血气魂魄；六腑——化水谷而行津液。

血气精神能够滋养身体，保全生命；经脉是运行气血的通道；卫气既能温煦肌肤腠理，也可温养脏腑组织。志意是后天形成的一种自我调控能力，具有统摄精神、适应寒温变化、调节情志的作用，既是精神活动的一部分，又对精神活动特别是情志思维活动具有调控作用。五脏属阴主藏精气，六腑属阳主传导水谷而布津液。

**2. "和"则健康无病**

血和——经脉流行，营复明阳，筋骨劲强，关节清利；卫气和——分肉解利，皮肤调柔，腠理致密；人之常平、志意和——精神专直，魂魄不散，悔怒不起，五脏不受邪；寒温和——六腑化谷，风痹不作，经脉通利，肢节得安。

经文强调血气和使人气血调畅、脏腑安和、经脉通利，保持内环境和谐；志意和使人情志调畅、精神安定，达到心理状态的平衡；寒温和内可使脏腑各守其职，外可使人与自然协调，达到内外环境的统一，不受邪气侵犯。这里所强调的"和"，即指正常、调和，是《内经》中的一个重要观点，如阴阳调和、气血调和、五脏调和、情志调和、人与外在环境调和等，只有调和方可维持"阴平阳秘"的正常生理状态。张机继承《内经》这一学术观点，在《金匮要略》中指出"五脏元真通畅，人即安和"。后世医家更在此基础上进一步提出气血阴阳"得和则为正，失和则为邪"的论点，这对认识病证、分析病机都具有重要指导意义。

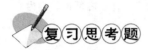

**复习思考题**

1. 据《灵枢·本脏》，简述经脉的作用。
2. 据《灵枢·本脏》，简述卫气的作用。
3. 据《灵枢·本脏》，简述志意的作用。

（王蓓蓓）

# 五色第四十九（节选）

**☞要点导航**

> 1. 面部各位置的名称及望色时脏腑在面部对应的部位。
> 2. 面部五色对于疾病诊断、传变、预后的意义。

扫码"学一学"

**【篇名释义】**

五色，指面部青、赤、黄、白、黑五种色泽。本篇主要论述通过观察面部五色变化来诊断疾病，故以"五色"为篇名。

（一）

**【原文阅习】**

雷公问于黄帝曰：五色独决于明堂[1]乎？小子[2]未知其所谓也。黄帝曰：明堂者鼻也，阙[3]者眉间也，庭[4]者颜也，蕃[5]者颊侧也，蔽[6]者耳门也，其间欲方大[7]，去之十步，皆见于外[8]，如是者，寿必中百岁。

雷公曰：五官之辨奈何？黄帝曰：明堂骨高以起，平以直，五脏次于中央，六腑挟其两侧，首面上于阙庭[9]，王宫在于下极[10]，五脏安于胸中，真色以致，病色不见，明堂润泽以清，五官恶得无辨乎？雷公曰：其不辨者，可得闻乎？黄帝曰：五色之见也，各出其色部。部骨陷[11]者，必不免于病矣。其色部乘袭者[12]，虽病甚，不死矣。雷公曰：官[13]五色奈何？黄帝曰：青黑为痛，黄赤为热，白为寒，是谓五官[14]。

**【校勘注释】**

[1] 明堂：概念有广义、狭义之分，广义指整个面部，狭义指鼻。此处指面部。

[2] 小子：年少之人的自谦词。张介宾注："诸臣之中，惟雷公独少，故自称小子。"

[3] 阙：两眉之中间位置。

[4] 庭：指额部。

[5] 蕃：面部两颊侧。蕃，通"藩"。

[6] 蔽：耳门。形容面颊侧部与耳门好像藩篱屏蔽于面部四旁。

[7] 方大：端正、宽大。

[8] 去之十步，皆见于外：距离十步之外也能看清其人面部。提示五官端正，眉目清朗。

[9] 首面上于阙庭：指额部和两眉间为头面部色诊部位。

[10] 王宫在于下极：两目之中是心的色诊部位。张介宾注："下极居两目之中，心之部也。心为君主，故曰王宫。"

[11] 部骨陷：五脏面部的各个诊位凹陷不正。

[12] 其色部乘袭者：指子色见于母位，面部病色之一。张志聪注："承袭者，谓子袭母气也。如心部见黄，肝部见赤，肺部见黑，肾部见青，此子之气色，承袭于母部。"

[13] 官：观察。官，通"观"。

[14] 五官：指通过观察五色变化来推断疾病情况。

**【要点解析】**

本段经文首先叙述了面部五官的位置及名称，而后提出可通过观察面部五色来判断疾病。明堂为鼻，正常表现当为鼻骨高起，端正平直。阙为两眉间的位置，庭即额前部，蕃为两颊外侧，蔽即耳前方。明堂、阙、庭、蕃、蔽端正、宽大、丰满，十步外尚可清晰看到，则寿命可达百岁。

五脏在面部对应中央位置，六腑在面部的部位为五脏相应部位的两旁。头面的情况反映于两眉间和前额，心的情况反映于两目之间。

五脏所主五色反映于面部可用于辨别脏腑情况。如果五脏面部的各个诊位色泽晦暗、凹陷不正，则是病变的表现。若子色出现于母位，病情虽重但不会死亡。五色主不同的病证，青色、黑色主痛，黄色、赤色主热，白色主寒。

以上通过面部各部位、色泽及五色的观察可推测身体健康状况以及疾病情况，对中医望诊具有重要意义。

<h2 style="text-align:center">（二）</h2>

**【原文阅习】**

雷公曰：人不病卒死，何以知之？黄帝曰：大气[1]入于脏腑者，不病而卒死矣。雷公曰：病小愈而卒死者，何以知之？黄帝曰：赤色出两颧，大如拇指[2]者，病虽小愈[3]，必卒死。黑色出于庭，大如拇指，必不病而卒死。雷公再拜曰：善哉！其死有期乎？黄帝曰：察色以言其时。

雷公曰：善乎！愿卒闻之。黄帝曰：庭者，首面也；阙上[4]者，咽喉也；阙中[5]者，肺也；下极者，心也；直下[6]者，肝也；肝左者，胆也；下[7]者，脾也；方上[8]者，胃也；中央者，大肠也；挟大肠者，肾也；当肾者，脐也；面王[9]以上者，小肠也，面王以下者，膀胱子处[10]也；颧者，肩也；颧后者，臂也；臂下者，手也；目内眦上者，膺乳也；挟绳[11]而上者，背也；循牙车[12]以下者，股也；中央[13]者，膝也；膝以下者，胫也；当胫以下者，足也；巨分[14]者，股里也；巨屈[15]者，膝膑也。此五脏六腑肢节之部也，各有部分。有部分，用阴和阳，用阳和阴[16]，当明部分，万举万当。能别左右，是谓大道，男女异位，故曰阴阳[17]。审察泽夭[18]，谓之良工。

沉浊为内，浮泽为外[19]。黄赤为风，青黑为痛，白为寒。黄而膏润为脓，赤甚者为血[20]，痛甚为挛，寒甚为皮不仁。五色各见其部，察其浮沉，以知浅深；察其泽夭，以观成败；察其散抟，以知远近[21]；视色上下，以知病处[22]；积神于心，以知往今[23]。故相气不微[24]，不知是非，属意勿去[25]，乃知新故。色明不粗，沉夭为甚；不明不泽，其病不甚[26]。其色散驹驹然[27]未有聚，其病散而气痛，聚未成也。

**【校勘注释】**

[1] 大气：大邪之气，指非常厉害的病邪之气。

[2] 大如拇指：指出现病色的范围如拇指大小。

[3] 小愈：疾病稍微好转。

[4] 阙上：眉心之上。

[5] 阙中：两眉之中。

[6] 直下：下极的直下方，即鼻梁处。

[7] 下：鼻梁之下，即鼻准部。

[8] 方上：指两鼻翼处。

[9] 面王：鼻端。

[10] 子处：生殖系统。

[11] 挟绳：面颊近耳边处。

[12] 牙车：颊车穴处。

[13] 中央：即下文"巨屈"，指颊下曲骨处，是膝和髌骨色诊部位。

[14] 巨分：口唇两旁大纹处。

[15] 巨屈：颊下曲骨处。

[16] 用阴和阳，用阳和阴：张介宾注："部分既定，阴阳乃明。阳盛者阴必衰，当助其阴以和之。阴盛者阳必衰，当助其阳以和之。阴阳之用，无往不在，知其盛衰，万举万当矣。"

[17] 能别左右，是谓大道，男女异位，故曰阴阳：张介宾注："阳从左，阴从右。左右者，阴阳之道路也。故能别左右，是谓大道。男女异位者，男子左为逆右为从，女子右为逆左为从，故曰阴阳。阴阳既辨，又必能察其润泽枯夭，以决善恶之几，庶足谓之良工。"

[18] 泽夭：泽，光泽、润泽；夭，枯槁。

[19] 沉浊为内，浮泽为外：面色暗沉晦滞，病已深入内脏；面色浅浮而有光泽，病在浅表部位。

[20] 黄而膏润为脓，赤甚者为血：指疮疡皮损处色黄油润，表示内有脓且病位浅；如果皮损处色暗红或紫红，表示初期血热而瘀血凝滞。

[21] 察其散抟，以知远近：指观察病色，散漫不聚，为疾病初起；结聚不散，为久病。抟，聚结不散；远近，病程的长短。

[22] 视色上下，以知病处：观察面部病色的位置，可以判断疾病的病位。

[23] 积神于心，已知往今：认真地观察面色，分析色泽变化以辨证，可以判断过去与现在的病情。

[24] 相气不微：不能细致入微地观察面部气色。

[25] 属意勿去：神情专注，注意力集中。

[26] 色明不粗，沉夭为甚，不明不泽，其病不甚：面色明亮而有光泽，则病位浅、病情轻；面色晦暗沉滞无光泽，则病位深、病情重。

[27] 驹驹然：指面部病色散漫不聚之状。

【要点解析】

**1. 面部诊断方法**

本段经文叙述了五脏六腑、四肢百骸在面部相应的部位。脏腑、肢体等发生病变时，其在面部相应的部位就会出现色泽异常，因此这些部位可作为色诊的重要观察部位。确定脏腑、肢体在面部的位置，有利于正确诊断相应病证。本段经文还论述了男女不同，面部色泽诊断意义不同。此外，还根据阴阳盛衰，提出不同的针法治疗原则。面部的脏腑、肢节分部理论有效地指导临床，现代临床针灸有用"面针"进行脏腑、肢节疾病治疗者，即是对这一理论的发挥。

**2. 诊察面部五色的重要性**

察面之五色是《内经》"思内揣外"医学思想的体现。五脏藏于体内而其象表现于外，五色是表在外的"象"之一，可反映五脏的病变。观察面部色泽的变化不但可以判断疾病，还可以辨别病位深浅、病情轻重及病程长短。望五色的内容还见于《素问·五脏生成》《素问·脉要精微论》《灵枢·五音五味》等。《内经》望五色为中医望诊提供了重要依据，至今仍指导临床。

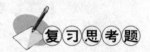

**复习思考题**

1. 如何根据五色诊断疾病的性质？

2. 望面色诊病的要领是什么？

3. 谈谈对面部配属相应脏腑形身诊法理论的见解。

（张远哲）

# 天年第五十四

扫码"学一学"

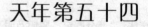 要点导航

1. 人体生成，不仅关乎先天，"以母为基，以父为楯"，而且与后天密切相关，有赖于脾胃化生的水谷精微充养。

2. 尽享天年的前提是形与神俱，其中神为形之主，"失神者死，得神者生"。

3. 寿夭与脏腑强弱、气血盛衰、营卫运行有密切关系，可通过面部特征反映出来。

4. 以十年为一阶段，探讨了人体生命过程各阶段脏气盛衰及外在表现特征。

5. 提出"中寿而尽"的原因及外在的面部特征。

【篇名释义】

本篇讨论了人体生长壮老已各个阶段的表现特征及寿夭等问题。其中指出，脏腑的强弱、血气的盛衰、神的存亡是决定人能否尽享天年、安度百岁的关键，故名为"天年"。正如马莳所说："内以百岁为论，故名篇。"

（一）

【原文阅习】

黄帝问于岐伯曰：愿闻人之始生，何气筑为基，何立而为楯，何失而死，何得而生？岐伯曰：以母为基，以父为楯[1]。失神者死，得神者生也。黄帝曰：何者为神[2]？岐伯曰：血气已和，营卫已通，五脏已成，神气舍心[3]，魂魄毕具，乃成为人。

黄帝曰：人之寿夭各不同，或夭或寿，或卒死，或病久，愿闻其道。岐伯曰：五脏坚固，血脉和调，肌肉解利[4]，皮肤致密，营卫之行不失其常，呼吸微徐[5]，气以度行[6]，六腑化谷，津液布扬，各如其常，故能长久。

黄帝曰：人之寿百岁而死，何以致之？岐伯曰：使道隧以长[7]，基墙高以方[8]，通调营卫[9]，三部三里起[10]，骨高肉满，百岁乃得终。

【校勘注释】

[1] 以母为基，以父为楯：言人体胚胎发生，是以母亲的精血为基础，以父精所化阳气为护卫，阴阳交感，精气相合而成。基，基础。楯，《说文解字》曰："阑槛也。"引申为护卫。

[2] 何者为神：问神何以形成。神，神机，此指生命力。

[3] 神气舍心：心得以藏神，心神生成并展开活动。

[4] 肌肉解利：肌肉分理之间滑润，气行通达无滞。解，通达。

[5] 呼吸微徐：呼吸之气舒缓自然，不粗不疾。

[6] 气以度行：气血运行与呼吸保持正常的节律。杨上善注："呼吸定息，气行六寸，以循度数，日夜百刻。"

[7] 使道隧以长：指鼻孔深而长。杨上善注："谓是鼻孔使气之道。"一说，指人中沟。

[8] 基墙高以方：指面部高厚方正丰满。基，下颌；墙，指四部四旁。张介宾注："指面部而言。骨骼为基，蕃蔽为墙。"

[9] 通调营卫：谓营卫气血通调，表现为面色红润、光泽有神。

[10] 三部三里起：人颜面上（额角）、中（鼻尖）、下（下颌）三部分骨骼高起、肌肉丰满。三部与三里同义，指面部上中下三部分，分别以额角、鼻尖、下颌为标志。

【要点解析】

**1. 人体的生成**

生命如何发生呢？本节从唯物主义的角度做出了解释。人体的生与成，与先后天因素密切相关。①父精母血是成形之本。人体胚胎的发生，全赖父精母血的结合，即"以母为基，以父为楯"。父精母血阴阳交感，母为基，父为楯，和合发生，胚胎乃成。父母之精是生命产生的根本来源。正如《灵枢·经脉》所言："人始生，先成精。"《灵枢·本神》亦言："生之来谓之精。"《灵枢·决气》亦曰："两神相搏，合而成形，常先身生，是谓精。"

②神气毕具，乃成为人。父母阴阳两精，基樯相抱，只是产生了人体最初的胎元，具备了成长为人的一切内在因素。但胚胎既生，要发育成长为一个健康的人，即从胎元在母体内发育，逐渐形成脏腑，魂魄毕具，心神产生，具备基本的生命能力，到离开母体而独立生存，乃至生命的延续，全赖水谷精气的不断充养。父母体健，精血旺盛，胎元形成，加上母体脾胃化生的水谷精气的滋养，胚胎阶段先后天配合，是生命产生和不断成长发育的前提条件。人出生后自身脾胃所化生的水谷精气，则是维持生命活动的必要保证。由此可见，本节原文旨在强调先后天因素对寿夭的影响。

**2. 神的重要性**

原文在论述生命形成的同时，提出"失神者死，得神者生"，强调神是与生俱来的，是生命存亡的重要标志。《灵枢·本神》言："两精相搏谓之神。"那么，何者为神？原文"血气已和，营卫已通，五脏已成，神气舍心，魂魄毕具，乃成为人"做出了回答。可见，神指的是生命活动的具体表现，有形则有神，神随着形体的产生而产生，随着形体内脏的发育成熟而表现出思维、意识、情感等高级情志活动，随着后天的调养、社会知识经验的积累而日益完善，随着中年以后脏腑功能的衰退而逐渐消损，直到百岁，"神气俱去，则形骸独居而终矣"。神离不开形体，同样，"形骸独居"，无神生命也会终结。只有"形与神俱"，才能保证生命活动正常进行。人要尽享天年，形与神俱是前提，是生命存在的基本特征，得神者寿，失神者夭，神是判断寿夭的重要标志；失神者死，得神者生，神也是临床判断预后的重要依据。

**3. 寿夭的内在机制与外在特征**

本节论述了人之寿夭与脏腑强弱、气血盛衰、营卫运行有着密切关系，而脏腑气血强弱，一方面与先天禀赋有关，先天禀赋决定了五脏六腑的发育状态及出生后的功能强弱；另一方面取决于后天水谷精气的充养状态。先后天因素相互配合，先天充足，后天得养，则脏腑功能旺盛。"五脏坚固"，则气血得以化生，精神魂魄得以生旺；"六腑化谷"，则水谷精气充盛，脏腑肢节得养；脏腑功能健全，营卫气血运行和畅，腠理致密则抗病力强，外邪不易入侵。"呼吸微徐，气以度行"是对脏气安宁，精神内守，各项生理功能正常的高度概括，是肺治节有度的体现。凡此，皆标志着体质强壮，具备了长寿的条件。如果先天禀赋不足，或后天失养，则多病、久病、猝死而短寿。通过比较，可观寿夭，正如马莳所说："当观其寿者，而可以推夭者之反是也。"

脏腑气血的盛衰是决定人之寿夭的根本因素，但脏居于内，象见于外，脏腑活动状态通过外在形体的特征而表现出来。头面高居于上，最易观察。张介宾指出："五脏六腑之精气，皆上升于头，以成七窍之用。"故通过观察面部特征，可以测知脏腑强弱，判断人之寿夭。"基墙高以方""三部三里起""骨高肉满"者长寿。骨为肾所主，肾为先天之本；肉为脾所主，脾为后天之本，骨高肉丰提示了先后天精气旺盛，所以人能长寿。"使道隧以长"，以鼻孔深长反映肺能主治节，清浊之气能和畅吐纳。营卫通调，反映心能主血脉，与营卫生成、运行密切相关的脾胃肺肝诸脏腑功能正常协调。因此，头面部的特征是五脏功能状态的标志，也是判断寿夭的标志。除本篇以外，《灵枢·五阅五使》《灵枢·五色》也特别重视对面部特征的观察，认为头面形态是先天发育的标志，方面大耳、五官端正，说明五脏发育良好；颜面狭小、头部畸形、五官不正，是先天发育不良的反映，说明五脏虚怯。故《灵枢·五阅五使》说："五官者，五脏之阅也。"

（二）

**【原文阅习】**

黄帝曰：其气[1]之盛衰，以至其死，可得闻乎？岐伯曰：人生十岁，五脏始定，血气已通，其气在下[2]，故好走[3]。二十岁，血气始盛，肌肉方长，故好趋[3]。三十岁，五脏大定，肌肉坚固，血脉盛满，故好步[3]。四十岁，五脏六腑，十二经脉皆大盛以平定，腠理始疏，荣华颓落[4]，发颇斑白[5]，平盛不摇[6]，故好坐。五十岁，肝气始衰，肝叶始薄，胆汁始灭[7]，目始不明。六十岁，心气始衰，苦[8]忧悲，血气懈惰，故好卧。七十岁，脾气虚，皮肤枯。八十岁，肺气衰，魄离，故言善误。九十岁，肾气焦[9]，四脏[10]经脉空虚。百岁，五脏皆虚，神气皆去，形骸独居而终矣。

黄帝曰：其不能终寿而死者，何如？岐伯曰：其五脏皆不坚，使道不长，空外以张[11]，喘息暴疾，又卑基墙[12]，薄脉少血，其肉不石[13]，数中风寒，血气虚，脉不通，真邪相攻[14]，乱而相引[15]，故中寿而尽也。

**【校勘注释】**

[1] 气：指脏气。

[2] 其气在下：言主持人体生长发育的肾气，在十岁始盛，是生长发育的开端。

[3] 走、趋、步：《说文解字》段注："《释名》曰：徐行曰步，疾行曰趋，疾趋曰走。"

[4] 荣华颓落：言四十岁人体生长发育由盛转衰，气血开始虚弱，面色始现衰老之象。

[5] 发颇斑白：头发花白。《黄帝内经太素》作"发鬓颁白"。

[6] 平盛不摇：盛到极限，不再发展。平盛，盛到极限。摇，《辞海》曰："上升貌。"

[7] 灭：《针灸甲乙经》《黄帝内经太素》均作"减"，义胜，当从。

[8] 苦：《黄帝内经太素》作"喜"。可参。

[9] 肾气焦：肾中精气枯竭。焦，枯竭。

[10] 四脏：指肝心脾肺四脏。

[11] 空外以张：鼻孔外张。空，同"孔"，鼻孔。

[12] 卑基墙：与前文"基墙高以方"相反，指面部瘦薄，两腮无肉。

[13] 石：《黄帝内经太素》作"实"。坚实之意。

[14] 真邪相攻：言正邪相互斗争。真，正气；邪，邪气。

[15] 乱而相引：指正邪相攻，气血紊乱，不能祛除邪气，反而引邪深入。

**【要点解析】**

**1. 人体生命过程各阶段脏气盛衰及表现特点**

本节以十岁为一阶段，具体讨论了人体生长壮老已整个生命过程的脏气盛衰情况及表现特征，进一步证明了五脏气血盛衰与寿夭的密切关系，归纳如表7-1。

表7-1　人体各阶段脏气盛衰的生理变化及表现特征

| 年龄 | 脏气盛衰生理变化 | 表现特征 |
| --- | --- | --- |
| 十岁 | 五脏始定，血气已通，其气在下 | 好走（跑），不知疲倦 |
| 二十岁 | 血气始盛，肌肉方长 | 好趋（快走），行动矫健 |
| 三十岁 | 五脏大定，肌肉坚固，血脉盛满 | 好步（慢走），动作从容 |
| 四十岁 | 五脏六腑，十二经脉皆大盛 | 好坐，荣华颓落，发鬓斑白 |
| 五十岁 | 肝气始衰，胆叶始薄，胆汁减 | 目始不明 |
| 六十岁 | 心气始衰，血气懈堕 | 好卧，苦忧悲 |
| 七十岁 | 脾气始衰 | 皮肤枯 |
| 八十岁 | 肺气始衰，魄离 | 言善误 |
| 九十岁 | 神气始衰，四脏经脉空虚 | - |
| 百岁 | 五脏皆虚，神气皆去 | 形骸独居而终 |

**2. 生命过程的规律和特点**

人体生命过程各阶段脏气盛衰表现有如下几个特点。①人的生命过程是以十岁为一阶段，大致规律为：10～20岁是生长发育期，30～40岁是壮盛期，50～90岁是衰老期，100岁为生命衰老的尽期。②生命过程以脏腑气血盛衰为基础，脏气的盛衰与形体、神志的表现呈正相关性。筋骨肌肉形体状态、感觉、运动及其性情、思维由幼稚到成熟，由盛壮到衰老的过程，也是脏气逐渐充盛，然后由盛到衰的过程。③肾在生命过程中，起着主导作用，制约脏腑经脉气血的盛衰变化。如原文言十岁"其气在下"，九十岁"肾气焦，四脏经脉空虚"，揭示肾气作用于人体由盛到衰的全过程。此可与《素问·上古天真论》肾气在生长发育中的作用论述互参。④衰老过程中各脏功能以五行相生次序次第衰退（肝—心—脾—肺—肾）。证明各脏功能有别，故衰退有早晚。此与临床实际大致相符。

本篇和《素问·上古天真论》相辅相成，说明人体生长壮老已的生命过程。《素问·上古天真论》着重论述了先天，突出肾的作用，论及主生长发育和生殖功能。本篇则先后天并重，着重阐述人体形成及生长发育全过程的变化，重视五脏强弱、气血盛衰对寿夭的影响。两篇都是研究人体生理及养生的重要篇章。

**3. 中寿而尽的原因及外在特征**

本节提出了中寿而尽的主要原因为"五脏不坚""薄脉少血"，脏腑气血不足，常表现出"使道不长，空外以张""又卑基墙""其肉不石"等外在特征，肺主治节不足，呼吸卫外失常，而有"喘息暴疾""数中风寒"等病变。故张志聪说："此言人禀先天之气虚薄，而后天犹可资培，更能无犯贼风虚邪，亦可延年益寿。若禀气虚弱，而又不能调养，兼之数中风寒，以致中道夭而不能尽其天年矣。"中寿而尽的原因及外在特征归纳如表7-2。

表 7-2 中寿而尽的原因及外在特征

| 原因 | 外在特征 | 易患疾病 | 机理 |
|---|---|---|---|
| 五脏不坚 | 使道不长，空外以张 | 喘息暴疾 | 先天禀赋不足，后天失于调养，五脏怯弱，功能不健，气血壅塞， |
| 薄脉少血 | 又卑基墙，其肉不石 | 数中风寒 | 正气虚损，邪易入侵，损伤正气，中寿而尽 |

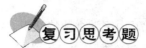

**复习思考题**

1. 如何理解"以母为基，以父为楯"？
2. 如何理解"失神者死，得神者生"的临床意义？
3. 人之寿夭与哪些因素有关？有哪些判断标志？
4. 试述生命过程各阶段的特点和规律。

（田炳坤）

# 五味第五十六（节选）

扫码"学一学"

**要点导航**

本篇论及五味分类与五脏之关系，五味入口，各走其所喜。水谷精微，生成营卫气血，与大气合化为宗气，乃人体生命活动之重要体现。

【篇名释义】

本篇论及五味分类与五脏之关系，因此以"五味"名篇。马莳说："篇内详论五脏所用五味之义，故名篇。"

【原文阅习】

黄帝曰：愿闻谷气有五味，其入五脏，分别奈何？伯高曰：胃者，五脏六腑之海也，水谷皆入于胃，五脏六腑皆禀气于胃。五味各走[1]其所喜，谷味酸，先走肝；谷味苦，先走心；谷味甘，先走脾；谷味辛，先走肺；谷味咸，先走肾。谷气津液已行，营卫大通，乃化糟粕，以次传下。

黄帝曰：营卫之行奈何？伯高曰：谷始入于胃，其精微者，先出于胃之两焦[2]以溉五脏[3]，别出两行营卫之道。其大气[4]之抟而不行者，积于胸中，命曰气海[5]。出于肺，循喉咽，故呼则出，吸则入。天地之精气，其大数常出三入一[6]，故谷不入，半日则气衰，一日则气少矣。

【校勘注释】

[1] 走：作趋向、归向解。

[2] 两焦：指上焦和下焦。

[3] 溉五脏：滋养五脏，《说文解字·水部》："溉，一曰灌注也。"杨上善曰："津液资五脏。"

[4] 大气：张介宾："大气，宗气也。"

[5] 气海：张介宾："气海，即上气海，一名膻中，居于膈上。"

[6] 出三入一：杨上善："气海之中，谷之精气，随呼吸出入也。人之呼也，谷之精气三分出已，及其吸也，一分还入，即须资食，充其肠胃之虚，以接不还之气。"是说呼吸之自然清气，仅一分被人体吸收利用，其余三分则被呼出体外。

**【要点解析】**

本节主要论述了五味对五脏疾病之宜忌。"五味各走其所喜"，此乃中医学之独特认识。基于实践发现，并在阴阳五行学说指导之下，创立了五味理论。五味理论在《内经》中论述颇丰，如《素问·宣明五气篇》说："五味所入：酸入肝，辛入肺，苦入心，咸入肾，甘入脾，是谓五入……五味所禁：辛走气，气病无多食辛；咸走血，血病无多食咸；苦走骨，骨病无多食苦；甘走肉，肉病无多食甘；酸走筋，筋病无多食酸。是谓五禁，无令多食。"《素问·至真要大论》说："夫五味入胃，各归所喜，故酸先入肝，苦先入心，甘先入脾，辛先入肺，咸先入肾，久而增气，物化之常也。气增而久，夭之由也。"《灵枢·五味论》说："五味入于口也，各有所走，各有所病，酸走筋，多食之令人癃；咸走血，多食之令人渴；辛走气，多食之令人洞心；苦走骨，多食之令人变呕；甘走肉，多食之令人悗心。"《素问·生气通天论》说："阴之所生，本在五味，阴之五宫，伤在五味。"这些论述说明五味可养五脏，亦可伤五脏，五味对五脏各有所喜，无论养生或临证，应用五味莫可过度，尤对慢性病之调治护理，更为重要。平时饮食不能过于偏颇，否则会伤及脏腑，百病由生。

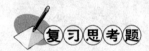

**复习思考题**

1. 简述五味分类及与五脏的关系。
2. 分析营卫二气的生成与作用。
3. 详述宗气的生成与作用。

（辛小红）

# 水胀第五十七

扫码"学一学"

**要点导航**

1. 水胀、臌胀、肤胀形成机理、主要临床表现。
2. 肠覃、石瘕形成机理及主要鉴别要点。
3. 肤胀、臌胀、肠覃、石瘕的治疗。

**【篇名释义】**

水胀，是体内水液运行障碍导致的以腹部胀满、眼睑及下肢浮肿为特点的病证，又称水肿。本篇分别讨论了水胀以及与水胀有类似症状的肤胀、臌胀、肠覃、石瘕诸病证的病因病机、症状、鉴别诊断、治疗等。本文首论水胀病，故以"水胀"名篇。

## （一）

**【原文阅习】**

黄帝问于岐伯曰：水[1]与肤胀、鼓胀、肠覃、石瘕、石水[2]，何以别之？岐伯曰：水始起也，目窠[3]上微肿，如新卧起之状，其颈脉动[4]，时咳，阴股间寒，足胫瘇[5]，腹乃大，其水已成矣。以手按其腹，随手而起，如裹水之状，此其候也。

黄帝曰：肤胀何以候之？岐伯曰：肤胀者，寒气客于皮肤之间，鼛鼛[6]然不坚，腹大，身尽肿，皮厚，按其腹窅而不起[7]，腹色不变，此其候也。鼓胀何如？岐伯曰：腹胀，身皆大，大与肤胀等也，色苍黄，腹筋起[8]，此其候也。

**【校勘注释】**

[1] 水：指水胀病。

[2] 石水：病名。下文未见论及，原文有脱漏。《素问·阴阳别论》云："阴阳结斜，多阴少阳曰石水，少腹肿。"

[3] 目窠：即眼睑。窠，《黄帝内经太素》作"果"，即裹。《金匮要略》《脉经》《诸病源候论》均作"裹"。

[4] 颈脉动：是指水湿内停，内泛血脉，脉中水气涌动，致颈脉异常明显搏动的状态。颈脉，指喉结旁之足阳明胃经人迎脉。

[5] 瘇：同"肿"，指胫肿。《说文解字》："瘇，胫气肿。"

[6] 鼛鼛：鼓音。指腹腔胀气，外观膨隆，叩击时呈鼓音状。

[7] 窅而不起：意为腹部以手按后深陷不起。窅，深也，凹陷的意思。

[8] 腹筋起：《黄帝内经太素》"筋"作"脉"。谓腹壁有脉络显露，突起。

**【要点解析】**

本节主要论述了水胀、肤胀、臌胀的症状特点与鉴别。水胀，是阳气不达、水湿停聚的病证。水饮上泛面目，使人目窠微肿；水气上逆阳明，故人迎脉搏动明显；水气逆于肺，而有咳嗽；阳气不达，故阴股间寒；水流于下，故足胫肿；水聚腹腔，但皮下无水，故腹部鼓大，腹壁无压痕，就像按压在裹水的皮囊上一样。

肤胀，是寒邪所伤，阳气阻滞，水饮留而不行所致。可见腹部胀大、空软不实、皮厚、全身肿，用手按压腹壁深陷不能随手而起，皮色无变化等症。

臌胀，首载于《内经》，除本论明确地记述本病具有腹大、"色苍黄，腹筋起"特征外，《灵枢·经脉》中说足太阴"虚则鼓胀"，认为其发病与脾有关。《素问·腹中论》认为可为"饮食不节"而致，具有"复发"特点。这些认识是后世研究本病的主要依据。臌胀病在历代医书中虽有诸如"水蛊""蛊胀""单腹胀"等不同名称，但对其基本病机的发展仍是以《内经》所论为基础，如张机在《金匮要略·水气病脉证并治篇》中将其归类为肝水、脾水、肾水，从而突出肝、脾、肾三脏功能失常为本病主要机理。本病主要是以肝气郁结，气滞血瘀，遂致脉络壅塞为形成的基本因素；其次是脾脏受损，运化失职，遂致水湿停聚，形成木土同病之势，"色苍黄"正体现了这一病机。肝脾损伤日久则肾脏气化功能受伤，不能蒸化水液，更使水湿停聚加剧。

## （二）

**【原文阅习】**

肠覃[1]何如？岐伯曰：寒气客于肠外，与卫气相搏，气不得荣，因有所系，癖而内著[2]，恶气[3]乃起，瘜肉乃生。其始生也，大如鸡卵，稍以益大，至其成，如怀子之状，久者离岁，按之则坚，推之则移，月事以时下，此其候也。

石瘕[4]何如？岐伯曰：石瘕生于胞中，寒气客于子门，子门闭塞，气不得通，恶血当泻不泻，衃以留止[5]，日以益大，状如怀子，月事不以时下。皆生于女子，可导而下[6]。

黄帝曰：肤胀、鼓胀可刺邪？岐伯曰：先泻其胀之血络，后调其经，刺去其血络也。

**【校勘注释】**

[1] 肠覃：生长于肠外的形如菌状的肿瘤。覃，古与"蕈"通。

[2] 癖而内著：此指寒邪在体内停留。癖，积也；内著，停留。

[3] 恶气：指寒邪与卫气搏结所产生的一种能形成肠覃的致病因素。

[4] 石瘕：是寒邪侵犯使瘀血滞留于子宫的病证，以腹部膨隆、状如怀子、按之坚硬、月事不以时下为主症。

[5] 衃以留止：衃，《说文解字》："衃，凝血也。"全句意为瘀血停留在内。

[6] 可导而下：指用破血逐瘀的方法治疗。

**【要点解析】**

本段论述了肠覃、石瘕的鉴别要点及治疗方法。肠覃是由寒邪入侵肠外，卫气与寒气相互搏结，气血积滞，日益滋生而成。初起如鸡卵大小，渐渐长大，至病的后期，腹胀大如妊娠。触按腹部包块，其质地坚硬，可以移动。由于不在胞宫，女子月经仍能按时来潮。

石瘕是寒邪侵犯子宫口，使子宫闭塞，气血不通，恶血凝结成块，留滞宫内而成。其病发展迅速，病之后期，腹部胀大如妊娠。因病在胞宫，月经不能按时来潮。

两病均为积病，但一在肠外，一在女子胞宫，故月经能否按期来潮为鉴别要点。肠覃病在肠外，女子月经不受影响；石瘕病在子宫，故月经紊乱。

两病都是气滞血瘀之证，都可采用通导攻下、行血逐瘀之法治疗。

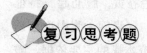

**复习思考题**

1. 根据《灵枢·水胀》，试述水胀、肤胀与臌胀的主要特征及鉴别诊断。

2. 根据《灵枢·水胀》，试述肠覃与石瘕的主要特征及鉴别诊断。

3. 结合《内经》相关篇章，试述积聚的病因病机及基本治法。

（李 霞）

# 贼风第五十八（节选）

## 要点导航

1. 提出"故邪"的概念及"因加而发"的发病学观点。
2. 指出寒痹的病因、病机。
3. 指出疾病的发生是由于内外因素的共同作用，非鬼神所致。

**【篇名释义】**

贼风，泛指四时不正之气。张介宾注："贼者，伤害之名。凡四时不正之气，皆谓之贼风邪气。"本篇着重讨论了贼风伤人的病机、病证，故以"贼风"名其篇。

**【原文阅习】**

黄帝曰：夫子言贼风邪气之伤人也，令人病焉。今有其不离屏蔽，不出室穴[1]之中，卒然病者，非不离[2]贼风邪气，其故何也？岐伯曰：此皆尝有所伤于湿气，藏于血脉之中，分肉之间，久留而不去；若有所堕坠，恶血在内而不去。卒然喜怒不节，饮食不适，寒温不时，腠理闭而不通。其开而遇风寒，则血气凝结，与故邪相袭，则为寒痹。其有热则汗出，汗出则受风，虽不遇贼风邪气，必有因加而发[3]焉。

**【校勘注释】**

[1] 室穴：指洞穴。张介宾注："室穴者，古人多穴居也。"

[2] 不离：此处为遭遇之意。不，《黄帝内经太素》作"必"。离，《淮南子·氾论训》高注："离，遭也。"

[3] 因加而发：因，承袭。此下省"故邪"，即前言之"湿气""恶血"等。加，加以新感之邪。发，发病。张介宾注："谓因于故而加以新也，新故合邪，故病发矣。"

**【要点解析】**

本段提出了"因加而发"的发病学观点。人体"故邪"稽留体内，或因正气尚可而当时不发病，但稽留日久必损伤正气，机体的防御、适应等能力下降，若喜怒不节、起居失常、寒温不时等新感邪气出现，就会引动故邪，两者相合，正气不敌而发病。这一观点旨在强调正气不足是发病的内在根据。如《黄帝内经灵枢注证发微·卷七》注："此言人有故邪，而又有新感，虽不必有贼风邪气之甚，而亦足以病也。"与《素问·生气通天论》《素问·阴阳应象大论》等关于四时邪气中人，留连而后发病的论述互为阐释，亦提示了在临证时询问病史的重要性。

本段指出了寒痹的病因是内有故邪，即湿气、恶血等，外有新感风寒。病机为血气凝滞，经络闭阻。《金匮要略·血痹虚劳病脉证并治》中关于血痹的治疗可作参考。

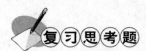

**复习思考题**

1. 据《灵枢·贼风》原文，简述"因加而发"的含义。

2. 简述《灵枢·贼风》原文中"不离屏蔽""因加而发"的临床意义。

3. 简述《灵枢·贼风》中"寒痹"的认识对后世的影响。

（李 霞）

扫码"学一学"

# 玉版第六十（节选）

**要点导航**

本篇论述痈疽的病因和化脓的机理，提出痈疽病情逆顺的辨证，以及"圣人自治于未有形也，愚者遭其已成也"等观点，对后世疮疡科的理论和临床有深刻的影响。

【篇名释义】

本篇主要论述针刺的若干禁忌问题，提出痈疽邪毒内陷脏腑及其他疾病的逆证均不宜刺。指出针虽细物，若用之不当，只能杀生人而不能起死者。作者认为所论述的这些道理，非常值得珍重，因而"请著之玉版，以为重宝，传之后世，以为刺禁，令民勿敢犯也"，故篇名为"玉版"。

【原文阅习】

黄帝曰：病之生时，有喜怒不测，饮食不节，阴气[1]不足，阳气[2]有余，营气不行，乃发为痈疽。阴阳不通，两热相搏，乃化为脓，小针能取之乎？岐伯曰：圣人[3]不能使化者[4]，为之邪不可留也。故两军相当[5]，旗帜相望，白刃陈于中野[6]者，此非一日之谋也。能使其民令行禁止[7]，士卒无白刃之难者，非一日之教也，须臾之得也[8]。夫至使身被痈疽之病，脓血之聚者，不亦离道远[9]乎！夫痈疽之生，脓血之成也，不从天下，不从地出，积微之所生[10]也，故圣人自治于未有形也，愚者遭其已成也。

【校勘注释】

[1] 阴气：指五脏之阴。

[2] 阳气：指六腑之阳。

[3] 圣人：指学识渊博、精通养生之道的人。

[4] 不能使化者：化者，指已化脓者；为之，即治之。意谓痈疽已经化脓，必须及早祛除，不使留在体内。

[5] 两军相当：敌对两军相对阵。

[6] 中野：战场。

[7] 使其民令行禁止：能指挥其民众，有令则执行，有禁则制止。

[8] 非一日之教也，须臾之得也：是说欲使士兵能克敌制胜，免于死难，需要长期训练，非很短时间内所能达到。

[9] 离道远：道，指医疗技术。即言病证已成，脓血已聚，小针治之，远不能取效。

[10] 积微之所生：言痈疽是病邪在机体逐渐蓄积发展而成，非凭空而来。

**【要点解析】**

**1. 痈疽的病因病机**

痈疽的病因病机是"阴气不足，阳气有余，营气不行"，五脏之阴不足，六腑之阳偏盛，营气滞而不畅。"阴阳不通，两热相搏"，五脏六腑间原赖经脉以沟通联络，"行气血，营阴阳"。经络闭塞，营气不行，脏阴腑阳不能相互沟通，则阴虚而生热，阳盛亦生热，两热相搏，则化为脓。

**2. 关于"治未病"的医学思想**

"圣人不能使化者为之，邪不可留也"，是说圣人不会使这种病发展到恶化的地步，对于病邪要尽早消除，早期即采取措施进行治疗。"故两军相当，旗帜相望，白刃陈于中野者，此非一日之谋也。能使其民令行禁止，士卒无白刃之难者，非一日之教也，须臾之得也。夫至使身被痈疽之病，脓血之聚者，不亦离道远乎？夫痈疽之生，脓血之成也，不从天下，不从地出，积微之所生也，故圣人自治于未有形也，愚者遭其已成也"，是说两军交战并非一日之蓄谋，百姓能做到"令行禁止"、士兵敢于拼死杀敌等均非一日之教化，说明痈疽之发生，"不从天下，不从地出"，而是"积微之所生也"。这种未病先防、既病早治、既病防变的"治未病"思想是中医的重要防治原则，有非常重要的实际意义。

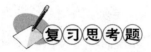

**复习思考题**

1. 形成痈疽的病因、病机是什么？
2. 临床上痈与疽如何进行鉴别？

（刘　磊）

# 百病始生第六十六

扫码"学一学"

**要点导航**

1. 表明疾病发生的唯物观。各种疾病均是相应的邪气引起的，如外界的风雨寒湿、人体内伤的七情之变、饮食失宜、劳逸过度等，而非鬼神作怪。

2. 提出"三部之气，所伤异类"的病因分类法。将病因分为天之风雨、地之寒湿、人体之喜怒不节三类，其分别侵袭伤害人体的上下和内脏。

3. 提出"两虚相得，乃客其形"的发病原理。认为正气不足是发病的内在根据，邪气是发病的重要条件。

4. 分析虚邪发病的传变规律及病因病机。

5. 提出积证的病因病机。明确指出寒邪是积证的重要病因，气机逆乱是重要病机，"积之始生，得寒乃生，厥乃成积。"

6. 总结了内伤五脏的病因，提出内外三部疾病的诊治方法。

**【篇名释义】**

本篇集中讨论了疾病发生的各种原因，正气在发病中的关键作用，外邪侵入的部位及其传变规律，并详析了积证的发生和证候。通篇所论皆关乎疾病的发生，故名篇。

（一）

**【原文阅习】**

黄帝问于岐伯曰：夫百病之始生也，皆生于风雨寒暑，清湿喜怒[1]。喜怒不节则伤脏，风雨则伤上，清湿[2]则伤下。三部之气，所伤异类[3]，愿闻其会。岐伯曰：三部之气各不同，或起于阴，或起于阳[4]，请言其方。喜怒不节则伤脏，脏伤则病起于阴也；清湿袭虚则病起于下；风雨袭虚则病起于上，是谓三部。至其淫泆[5]，不可胜数。

黄帝曰：余固不能数，故问先师，愿卒闻其道。岐伯曰：风雨寒热不得虚，邪不能独伤人[6]。卒然逢疾风暴雨而不病者，盖无虚，故邪不能独伤人。此必因虚邪之风，与其身形，两虚相得，乃客其形[7]。两实[8]相逢，众人肉坚[9]。其中于虚邪也，因于天时，与其身形，参以虚实[10]，大病乃成。气有定舍，因处为名[11]，上下中外，分为三员[12]。

**【校勘注释】**

[1] 喜怒：泛指情志致病因素。

[2] 清湿：指居处环境寒冷潮湿。清，通"清"，寒冷。

[3] 三部之气，所伤异类：三部之气，指伤于上部的风雨、伤于下部的清湿及伤于五脏的喜怒三种不同性质的病邪。所伤异类，指上述邪气性质不同，伤人的部位也不同。

[4] 或起于阴，或起于阳：起，开始、发生。阴、阳，此处指发病部位，阳，指表；阴，指里。

[5] 淫泆（yì）：指病邪在体内浸淫扩散。淫，浸淫。泆，同"溢"，即扩散、散布。

[6] 风雨寒热，不得虚，邪不能独伤人：若人体正气不虚，虽遇四时不正之气，也不感邪发病。风雨寒热，泛指四时不正之气。

[7] 两虚相得，乃客其形：指四时不正之气只有在人体正气不足时，才能作用于机体而发病。两虚，指外界的虚邪和人体正气虚弱。得，合也。

[8] 两实：指自然气候正常（实风）和人体正气充实。

[9] 众人肉坚：指人们腠理固密，健康无病。肉坚，指腠理固密，健康无病。

[10] 参以虚实：指人体正气虚与邪气盛实相合。虚，指正气不足；实，指邪气盛。杨上善注："参，合也。虚者，形虚也；实者，邪气盛实也。两者相合，故大病成也。"

[11] 气有定舍，因处为名：指邪气侵入人体，有一定的部位，根据不同的部位而确定其病名。气，指邪气；舍，指处所、部位。

[12] 三员：即上文所言的三部之气。员，《说文解字》曰："员，物数也。"

**【要点解析】**

**1. 唯物主义发病观**

疾病如何发生呢？本节从唯物主义的角度进行了解释。各种疾病均为相应的邪气引起，如外界的风雨寒湿、人体的喜怒不节，以及饮食不节、起居无常等，绝非鬼神作怪。在

《素问·调经论》《灵枢·口问》等中均有论述。《素问·调经论》认为："夫邪之生也，或生于阴，或生于阳。其生于阳者，得之风雨寒暑，其生于阴者，得之饮食居处，阴阳喜怒。"将病因分为阴阳两类。《灵枢·口问》则说："夫百病之始生也，皆生于风雨寒暑，阴阳喜怒，饮食居处，大惊卒恐。"均与本篇有相似之处。《灵枢·贼风》更旗帜鲜明地批判了当时鬼神致病的错误认识，在解释没有明显病因而发病是否由于鬼神作祟时，认为："此亦有故邪留而未发，因而志有所恶，及有所慕，血气内乱，两气相搏。其所从来者微，视之不见，听而不闻，故似鬼神。"创立了唯物主义的发病观，即一切疾病的发生必为一定的邪气所致。《素问·至真要大论》明确指出："必伏其所主，而先其所因。"因此，驱除病邪、消除病因、恢复正气，就成为中医治疗疾病的基本原则之一。

**2. 病因分类方法**

病因如何分类呢？本节将病因和发病途径、侵犯人体的部位结合起来，从两个不同角度对病因做出了分类。一是根据病因的性质及其伤人部位的特异性将其分为三类：天之风雨寒暑等六淫邪气，易伤人体的上部；地之寒湿之邪，易伤人体的下部；人体自身的喜怒不节等情志因素，易伤人体脏腑。所谓"三部之气，所伤异类"，即邪气不同，侵犯人体的途径不同，伤害人体的部位就不同。二是根据病因始发途径的内外，将其分为阴阳两大类：七情伤人，直接伤及在内的脏腑，引起五脏之气异常变化，或脏气虚损，或气机失调，故曰病起于阴；风雨寒湿等天地自然之邪伤人，自外而内从肌表而入，故曰病起于阳。《素问·调经论》也指出："夫邪之生也，或生于阴，或生于阳。其生于阳者，得之风雨寒暑；其生于阴者，得之饮食居处，阴阳喜怒。"可以互参。上述两种病因分类法又有内在联系，如在起于阳的天地邪气中，又有伤于上、伤于下的不同，其中"上"有上部、外部之义，因天阳主动，故风雨伤人，疾病初起多有上半身症状突出的表证，传变较快；所谓"下"，有下部、在里之义，因地阴主静，寒湿之邪伤人，多无明显的表证，多停留于肌肉筋脉，传变较慢。此两种病因分类法，经文概括为"上下中外，分为三员"。

本节所述的"三部之气，所伤异类"的分类，主要依据于邪气的来源、侵袭人体的途径与伤人致病的始发部位而划分，为后世病因分类奠定了基础。东汉·张机的"千般疢难，不越三条"、南宋·陈无择的"三因学说"，均以此为基础形成和发展。此外，其对于临床实践也有一定指导意义。如临床"审因论治"时，内脏发病首先考虑喜怒不节等内伤病因；体表受邪首先考虑六淫外感；上部多为风雨所伤，下部多为寒湿所伤。

**3. 外感病的发病机理**

本节在正邪斗争的发病观基础上，紧紧围绕着正气和邪气两个方面论述了外感病的发病机理，强调了正气在发病中的主导作用。经文通过人体感受邪气后病与不病的对比，说明了正气不足是发病的内在根据，反复强调"邪不能独伤人"，其根本原因是"盖无虚"，所以发病，则因为邪气乘虚而入。显然，正气不足是发病的决定因素。与此同时，本节反复指出，疾病之生，"必因虚邪之风""因于天时""风雨袭虚""清湿袭虚"，只有"两虚相得"方能发病，而"两实相逢"则不发病。可见，在强调正气主导作用的同时，也不排除邪气的重要作用，这与《素问遗篇·刺法论》"正气存内，邪不可干，避其毒气"及《素问·评热病论》"邪之所凑，其气必虚"的观点完全一致。因此，强调正气的抗邪作用，重视邪气的伤害作用，辨证地看待正气和邪气在发病中的作用，才是《内经》完整的发病学观点，扶正与祛邪也就成为不可偏废的基本治疗原则。此外，在某些特定条件下，病邪亦可成为矛盾的主要方面而支配着发病，如某些烈性传染病的发病。因此，我们要正确认识《内经》的发病观，全面认识正气、邪气在发病中的意义，不可断章取义。

<h2 style="text-align:center">（二）</h2>

**【原文阅习】**

是故虚邪之中人也，始于皮肤，皮肤缓[1]则腠理开，开则邪从毛发入，入则抵深，深则毛发立，毛发立则淅然[2]，故皮肤痛[3]。留而不去，则传舍于络脉，在络之时，痛于肌肉，故痛之时息[4]，大经乃代[5]。留而不去，传舍于经，在经之时，洒淅喜惊[6]。留而不去，传舍于输[7]，在输之时，六经不通，四肢则肢节痛，腰脊乃强。留而不去，传舍于伏冲之脉[8]，在伏冲之时，体重身痛。留而不去，传舍于肠胃，在肠胃之时，贲响[9]腹胀，多寒则肠鸣，飧泄，食不化；多热则溏出麋[10]。留而不去，传舍于肠胃之外、募原[11]之间，留着于脉。稽留而不去，息而成积[12]。或着孙脉，或着络脉，或着经脉，或着输脉，或着于伏冲之脉，或着于膂筋[13]，或着于肠胃之募原，上连于缓筋[14]，邪气淫泆，不可胜论。

**【校勘注释】**

[1] 皮肤缓：指腠理疏松，表虚也。缓，疏松。

[2] 淅然：形容怕冷的样子。

[3] 皮肤痛：张介宾注："寒邪伤卫，则血气凝滞，故皮肤为痛。"

[4] 痛之时息：疼痛时作时止。息，止也。《针灸甲乙经》作"其病时痛时息。"

[5] 大经乃代：指病邪由络脉深入经脉，经脉代替络脉受邪。大经，指经脉；代，代替。

[6] 洒淅喜惊：形容恶寒、惊恐不安状。洒淅，寒冷不安的样子。喜，《针灸甲乙经》《黄帝内经太素》均作"善"，可参。

[7] 输：即下文的"输脉"，指足太阳膀胱经。杨上善注："输脉者，足太阳，以管五脏六腑之输，故曰输脉。"

[8] 伏冲之脉：指冲脉循行于脊柱内的部分，部位较深，故名。

[9] 贲响：有气攻冲而鸣响，即肠鸣。贲，同"奔"。

[10] 溏出麋：指令之热性泻痢。溏，大便稀溏。麋，同"糜"，指大便糜烂腐败，恶臭难闻。丹波元简注："溏出麋，盖谓肠垢齿白滞下之属。"

[11] 募原：胃肠外之脂膜。募，通"膜"。张志聪注："募原者，肠胃外之膏膜。"

[12] 息而成积：言虚邪滞留于肠外募原之间的脉中，气血凝聚不行，日久长成积块。息，生长；积，积块。杨上善注："传入肠胃之间，长息成于积病。"

[13] 膂筋：附于脊膂之筋。膂，脊骨。杨上善注："膂筋，谓肠后脊膂之筋也。"

[14] 缓筋：循行于腹内的足阳明之筋。

**【要点解析】**

**1. 虚邪发病的传变规律与机理**

百病始生，可分三部。然其传变，不可胜数。本节以四时不正之气乘人体正气虚弱之时伤人致外感病为例，一方面说明了虚邪侵袭人体的传变途径，另一方面也是对"上部之气"的进一步论述，是对"风雨则袭上"的举例说明。虚邪伤人，一般先客皮肤，按照皮肤→络脉→经脉→肠胃→肠胃之外募原之间→血脉之中的规律传变，由表入里，由浅入深。外邪渐次内传的机理是正不胜邪，邪气留而不去。在传舍过程中，"气有定舍，因处为名"，因邪气停留之处不同，会出现各种复杂的证候，且邪气益深，病情益重，传变日久，病情也会随着虚邪的传变日趋复杂，即"邪气淫泆，不可胜数"。提示应早期诊治，防微杜渐，正如《素问·阴阳应象大论》所说："故邪风之至，疾如风雨，故善治者治皮毛，其次治肌肤，其次治筋脉，其次治六腑，其次治五脏，治五脏者，半死半生也。"这种由表及里、由浅入深的传变过程，对于外感病的辨证论治、控制病变发展、推测疾病预后，均有重要的指导意义。叶天士"先安未受邪之地"以及现代学者治疗外感病"截断扭转"等论述，均是对《内经》理论的发挥。但正如原文所说，邪气传变的层次并不是固定不变的，病邪表里出入的变化也是很复杂的，"邪气淫泆，不可胜数"，故临证还要根据证候表现具体分析。

**2. 疾病发展的渐进性与阶段性**

虚邪伤人的传变规律为由表及里、由浅入深的渐次内传，在传舍的过程中，"气有定舍，因处为名"，因停留部位不同而出现不同的症状特征。这反映了疾病发展渐进性与阶段性的统一，中医学正是着眼于疾病发展的阶段性，临床上根据疾病表现出的不同证候予以相应治疗。正如《素问·调经论》所言："五脏者，故得六腑与为表里，经络肢节，各生虚实，其病所居，随而调之。"

## （三）

【原文阅习】

黄帝曰：愿尽闻其所由然。岐伯曰：其著孙络之脉而成积者，其积往来上下，臂手[1]孙络之居也，浮而缓，不能句积而止之[2]，故往来移行肠胃之间，水凑渗注灌[3]，濯濯有音，有寒则膜膜满雷引[4]，故时切痛。其著于阳明之经，则挟脐而居，饱食则益大，饥则益小。其著于缓筋也，似阳明之积，饱食则痛，饥则安。其著于肠胃之募原也，痛而外连于缓筋，饱食则安，饥则痛。其著于伏冲之脉者，揣之应手而动，发手则热气下于两股，如汤沃[5]之状。其著于脊筋，在肠后者，饥则积见，饱则积不见，按之不得。其著于输之脉者，闭塞不通，津液不下，孔窍干壅[6]，此邪气之从外入内，从上下也。

黄帝曰：积之始生，至其已成奈何？岐伯曰：积之始生，得寒乃生，厥乃成积[7]也。黄帝曰：其成积奈何？岐伯曰：厥气生足悗[8]，悗生胫寒，胫寒则血脉凝涩，血脉凝涩则寒气上入于肠胃，入于肠胃则膜胀，膜胀则肠外之汁沫[9]迫聚不得散，日以成积。卒然多食饮则肠满，起居不节，用力过度则络脉伤。阳络[10]伤则血外溢，血外溢则衄血[11]；阴络[12]伤则血内溢，血内溢则后血[13]。肠胃[14]之络伤，则血溢于肠外，肠外有寒汁沫与血相抟，则并合凝聚不得散而积成矣。卒然外中于寒，若内伤于忧怒，则气上逆，气上逆则六输[15]不通，温气[16]不行，凝血蕴里[17]而不散，津液涩渗，著而不去，而积皆成矣。

**【校勘注释】**

[1] 臂手：《针灸甲乙经》作"擘乎"，宜从。擘，通"辟"，聚也；乎，于也。

[2] 不能句积而止之：不能约束积块而使之固定不移。句，通"拘"。《针灸甲乙经》作"拘"。拘，约束使之固定。

[3] 凑渗注灌：指水液汇聚渗流灌注。

[4] 腫腫满雷引：腹部胀满肠鸣，挛急而痛。

[5] 汤沃：热水浇灌。汤，《说文解字》曰："汤，热水也。"

[6] 孔窍干壅：皮毛孔窍干燥壅塞。

[7] 厥乃成积：寒气上逆，气血津液凝滞而渐成积块。

[8] 足悗：足部酸困疼痛不舒。悗，同"闷"。

[9] 汁沫：指津液。

[10] 阳络：指在上、在表的络脉。

[11] 衄血：泛指肌肤、鼻、齿、耳等处出血。衄，《说文解字》曰："衄，鼻出血也。"

[12] 阴络：指在下、在里的络脉。

[13] 后血：原指大便出血，此处泛指前后二阴出血。

[14] 肠胃：《黄帝内经太素》作"肠外"，宜从。

[15] 六输：指六经。

[16] 温气：即阳气。

[17] 凝血蕴里：言阳气运行不畅，则凝结之血聚积包裹在一起而不能消散。里，《黄帝内经太素》《针灸甲乙经》均作"裹"，宜从。蕴，蓄积。

**【要点解析】**

**1. 不同部位积证的临床表现**

积证以腹内结块，或胀或痛为主要临床特征。本节原文承接上文，阐述了不同部位积证的临床表现，进一步说明了"气有定舍，因处为名"发病学思想。对于积证，可以从积证的部位、大小形态、活动程度、应手感觉、饮食前后的变化及各种兼症等方面，加以分析鉴别，才能准确辨证治疗。上述论述，为临床对积证的分类与辨证提供了参考，也丰富了中医腹诊的内容。

《内经》中根据积证的临床体征不同而有多种名称，如血瘕、石瘕、肠瘤、肠覃等，而且对积聚也未做详细区分。《难经·五十五难》始对积聚加以区分："病有积有聚，何以别之……故积者，五脏所生；聚，六腑所成也。积者阴气也，其始发有常处，其痛不离其部，上下有所终始，左右有所穷处。聚者阳气也，其始发无根本，上下无所留止，其痛无常处，谓之聚。"《金匮要略·五脏风寒积聚脉证并治》也指出："积者，脏病也，终不移；聚者，腑病也，发作有时，辗转痛移。"

**2. 积证的病因病机**

本节提出积证的病因主要是寒邪，即所谓"积之始生，得寒乃生，厥乃成积"。但不同原因引起积证，其病理过程不同，本节将其概括为三个方面。①外感寒邪。清湿之气袭下，寒起于足，血脉凝涩，胫寒足闷，寒邪循脉上犯胃肠，肠胃寒凝气厥腫胀，迫使肠外汁沫聚结，日久成积。②饮食居处失节、劳力过度致使肠胃络伤出血，血溢遇寒，凝聚成积。③忧患情志太过，导致气机紊乱，气血凝滞，津液输布失常，寒邪与水、瘀相互搏结而成积证。以上积证形成的三种情况，提示积证的主因是寒邪，但饮食起居失常、劳逸过度、七情过激等致病因素均可影响津液、血脉运行而久见积证。其病机总不外乎寒凝、气滞、血瘀、津停四个方面，四者常互为因果。尤怡说："痰食气血，非得风寒未必成积，风寒之邪，不遇痰食气血，亦未必成积。"这对于后世关于肿瘤病因病机及治疗的研究颇有启迪。提示治疗积证的时要紧紧抓住寒凝、气滞、血瘀、津停四个环节，考虑从温散、行气、活血、化痰、软坚散结等方面入手。

（四）

**【原文阅习】**

黄帝曰：其生于阴者[1]奈何？岐伯曰：忧思伤心；重寒伤肺[2]；忿怒伤肝；醉以入房，汗出当风伤脾；用力过度，若入房汗出浴，则伤肾。此内外三部之所生病者也。

黄帝曰：善。治之奈何？岐伯答曰：察其所痛，以知其应[3]，有余不足，当补则补，当泻则泻，毋逆天时，是谓至治[4]。

**【校勘注释】**

[1]　生于阴者：指内伤五脏的病证。张介宾注："凡伤脏者，皆病生于阴也。"

[2]　重寒伤肺：马莳注："即本经《邪气脏腑病形》云'形寒寒饮'是也。"

[3]　察其所痛，以知其应：审察疾病外在症状，可以了解内在相应脏腑的病变。

[4]　至治：最佳治疗原则。至，极也。

**【要点解析】**

**1. 五脏病的常见病因**

本节论述了五脏病的常见病因，与篇首"喜怒不节则伤脏，风雨则伤上，清湿则伤下，三部之气，所伤异类"相呼应，前文通过对虚邪发病的传变和积证病因病机的论述，已分别就上部之气和下部之气做了详细阐述，本节是对中部之气的进一步讨论，总结说"此内外三部所生病者也"。可见"喜怒不节则伤脏"只是五脏所伤的一个例证，除情志外，尚有饮食、起居、房事、劳倦等，均为人为的生活因素，故此节原文可以说是"邪气淫泆"变化多端的体现。与《灵枢·邪气脏腑病形》所说"愁忧恐惧则伤心。形寒寒饮则伤肺，以其两寒相感，中外皆伤，故气逆而上行。有所堕坠，恶血留内，若有所大怒，气上而不下，积于胁下，则伤肝。有所击仆，若醉入房，汗出当风，则伤脾。有所用力举重，若入房过度，汗出浴水，则伤肾"和《素问·本病论》所言"忧愁思虑则伤心""饮食劳倦即伤脾""久坐湿地，强力入房即伤肾""或喜怒，气逆上而不下，即伤肝也"等五脏常见病因大同小异，可以相互发明。均体现了人体正气，特别是五脏精气在发病中的重要性，说明正气在外感病和内伤病的发病中均起决定性的作用。本节还揭示了五脏病的常见病因：心肝多为情志所伤，肺多伤于外内寒邪，脾多伤于饮食不节，肾多伤于劳倦或房劳。五脏发病，常由内外合邪。这为后世的脏腑辨证提供了理论依据。

**2. 内外三部疾病的诊治原则**

本节针对前文所说内外三部疾病的病因和发病机理，提出了基本的诊治原则。①"察痛知应"。根据疾病临床表现，了解相应脏腑的病情。后世发展为审证求因。②补虚泻实。根据疾病的邪正虚实，及时给以补泻，即"有余不足，当补则补，当泻则泻"。③因时制宜。根据时令季节确定治法，治疗用药要顺应四时阴阳规律，即"毋逆天时"。概括起来，就是要辨证论治、因时制宜，这就是原文所说的"至治"。

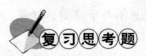

**复习思考题**

1. 如何理解《灵枢·百病始生》中的"三部之气，所伤异类"？

2. 结合《灵枢·百病始生》，谈谈正气和邪气在发病过程中的关系，有何指导意义？

3. 如何理解《灵枢·百病始生》中积证发生的机理？有何指导意义？

4.《灵枢·百病始生》针对内外三部的疾病提出了怎样的诊治原则？

（田炳坤）

# 邪客第七十一（节选）

**要点导航**

1. 营气、卫气、宗气的生成、分布及作用。

2. 不寐的病机和治法。

**【篇名释义】**

邪客，即邪气侵犯人体之意。本篇主要论述邪气侵入人体的部位不同，引起的病证各异，治疗上以祛邪为主，故以"邪客"为篇名。

（一）

**【原文阅习】**

黄帝问于伯高曰：夫邪气之客人也，或令人目不瞑者，何气使然？伯高曰：五谷入于胃也，其糟粕、津液、宗气分为三隧[1]。故宗气积于胸中，出于喉咙，以贯心脉[2]，而行呼吸焉。营气者，泌其津液，注之于脉，化以为血，以荣四末，内注五脏六腑，以应刻数[3]焉。卫气者，出其悍气之慓疾，而先行于四末分肉皮肤之间，而不休者也；昼日行于阳，夜行于阴，常从足少阴之分间[4]行于五脏六腑。

**【校勘注释】**

[1] 三隧：张介宾注："隧，道也。糟粕之道出于下焦，津液之道出于中焦，宗气之道出于上焦，故分为三隧。"指水谷入胃后代谢转归的三条道路（三个方向）。

[2] 脉：《针灸甲乙经》《黄帝内经太素》均作"肺"，可从。

[3] 以应刻数：古人以铜壶滴漏法计时，一昼夜为一百刻。营气一昼夜运行人身五十周，每周用时二刻，共一百刻，故曰以应刻数。

[4] 足少阴之分间：指足少阴肾经和足太阳膀胱经。

**【要点解析】**

本节主要论述了宗气、营气、卫气的生成、分布及作用。三者均来源于饮食水谷，《内经》对营卫二气的论述已详载于《灵枢》的五十营、营气、营卫生会、卫气、卫气行诸篇，宗气在本篇论述较为详细。宗气来源于水谷，积聚于胸中，贯注于心肺。向上循喉走息道而为呼吸运动，使体内浊气得以呼出，外界清气得以吸入，所以积于胸中的宗气包含水谷之精气和自然界之清气两部分。宗气积于胸中,下贯心脉使营血得到气的温煦与推动,以帮助心脏推动气血运行。营气与卫气亦来源于饮食水谷,昼夜运行人身共五十周;其剽悍部分,化为卫气,日行于阳经体表,夜行于阴经五脏,常交会于足少阴肾经。

(二)

**【原文阅习】**

今厥气客于五脏六腑,则卫气独卫其外,行于阳不得入于阴。行于阳则阳气盛,阳气盛则阳跷满[1],不得入于阴,阴虚故目不瞑。

黄帝曰:善。治之奈何?伯高曰:补其不足,泻其有余,调其虚实,以通其道而去其邪,饮以半夏汤一剂,阴阳已通,其卧立至。

黄帝曰:善。此所谓决渎壅塞,经络大通,阴阳和得者也。愿闻其方。伯高曰:其汤方以流水千里以外者八升,扬之万遍,取其清五升煮之,炊以苇薪,火沸,置秫米一升,治半夏五合,徐炊,令竭为一升半,去其滓,饮汁一小杯,日三,稍益,以知为度[2]。故其病新发者,覆杯则卧,汗出则已矣。久者,三饮而已也。

**【校勘注释】**

[1] 阳跷满:据《灵枢·大惑论》:"卫气不得入于阴,常留于阳,留于阳则阳气满,阳气满则阳跷盛。"

[2] 以知为度:以感到药物发挥作用为适度。其表现为大肠通利、微汗、欲眠等。

**【要点解析】**

本节论述了不瞑的病机和治法。《内经》多篇论及寤寐与卫气的关系最为密切,并通过跷脉得以实现,如《灵枢》的营卫生会、寒热病、口问、脉度等篇。本篇亦论卫气独行于阳而不入阴,致阳盛阴虚目不瞑。不瞑的主要病机在于卫气失常的阳盛阴虚,本篇治疗不瞑以先通卫气运行之道,针药并举,药用半夏秫米汤泄阳和阴,使阴阳和得,营卫正常而病愈。

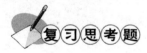

复习思考题

1. 试述宗气的来源、分布及作用。

2. 除本篇对寤寐的机理进行论述外,《内经》还有哪些篇章对其进行了相关论述?

3. 请对半夏秫米汤进行方义分析。

(张远哲)

# 九针论第七十八(节选)

👉 **要点导航**

本篇阐述了六经气血多少及表里相合。

**【篇名释义】**

九为数之极，古人制针具取其与天地阴阳数之极相应而为九种，以表明其用途广泛，无所不治，名为九针。本篇主要讨论九针的制法及其用途等，故篇名"九针论"。

**【原文阅习】**

阳明多血多气，太阳多血少气，少阳多气少血，太阴多血少气，厥阴多血少气，少阴多气少血。故曰：刺阳明出血气，刺太阳出血恶[1]气，刺少阳出气恶血，刺太阴出血恶气，刺厥阴出血恶气，刺少阴出气恶血也。

足阳明太阴为表里，少阳厥阴为表里，太阳少阴为表里，是谓足之阴阳也，手阳明太阴为表里，少阳心主为表里，太阳少阴为表里，是谓手之阴阳也。

**【校勘注释】**

[1] 恶：不宜伤及、不宜泄。指根据经脉气血之多少针刺或宜出血气，或宜出血不宜出气，或宜出气不宜出血。

**【要点解析】**

本段经文论述了六经气血多少、不同经脉由于气血多少之不同而对应不同的针刺法，以及经脉的表里相合关系。阳明为多气多血之经，故针刺宜出血气；太阳和厥阴为多血少气之经，故针刺宜出血不宜出气；少阳、少阴、太阴为多气少血之经，针刺宜出气不宜出血。经络血气的多少与针刺的深浅和补泻具有一定关系，并为经脉表里相合关系奠定基础，如太阳多血少气，少阴多气少血，太阳和少阴构成气血协调平衡的表里配合关系。

张志聪注："夫气为阳，血为阴，腑为阳，脏为阴，脏腑阴阳，雄雌相合，而气血之多少，自有常数，如太阳多血少气，则少阴少血多气，少阳少血多气，则厥阴多血少气，阳有余则阴不足，阴有余则阳不足，此天地盈虚之常数也，惟阳明则气血皆多，盖气血皆生于阳明也。"张志聪认为六经气血之多少与脏腑生理相关，一定程度上反映了"天人相应"的整体观念。

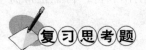

**复习思考题**

1. 结合《内经》其他篇章论述为何阳明多气多血？

2. 简述六经的表里关系。

3. 针刺六经需注意哪些？为什么？

(张远哲)

# 大惑论第八十（节选）

**要点导航**

本篇论述了眼的解剖结构及其与五脏藏精气的生理和病理联系，奠定了后世眼科学的"五轮学说"基石，对眼科学的发展具有深刻的意义。

扫码"学一学"

【篇名释义】

惑，迷乱、眩晕；大，言甚也。本篇重点分析眩晕病的发生机制，继而阐述了眼的解剖结构、生理功能、病理变化及其与五脏藏精的关系，还论及善忘、善饥、不得卧、多卧、不得视等病证。本篇对眩晕论述最详，故名"大惑论"。马莳说："首二节论大惑之义，故名篇。"

【原文阅习】

五脏六腑之精气，皆上注于目而为之精。精之窠[1]为眼，骨之精为瞳子[2]，筋之精为黑眼，血之精为络[3]，其窠气之精为白眼，肌肉之精为约束[4]，裹撷筋骨血气之精而与脉并为系，上属于脑，后出于项[5]中。

【校勘注释】

[1] 窠：眼眶。张介宾："窠者，窝穴之谓。"

[2] 瞳子：瞳孔。张介宾："瞳子，眸子也。骨之精，主于肾，肾属水，故瞳子内明而色正黑。"

[3] 络：眼球脉络。张介宾："络，脉络也。血脉之精，主于心，心色赤，故赤络之色皆赤。"

[4] 约束：上下眼睑及相关组织。张介宾："约束，眼胞也，能开能阖，为肌肉之精，主于脾也。"

[5] 项：指颈后。杨上善："后曰项，前曰颈。"

【要点解析】

本节论述了目与五脏之关系。《灵枢·五阅五使》说："目者肝之官。"在五行属木。在本篇中，又将目部分属五脏，后世医家据此构建了"五轮学说"，即黑睛属肝为风轮，两眦血络属心为血轮，眼睑约束属脾为肉轮，白睛属肺为气轮，瞳仁属肾为水轮。五轮学说在中医眼科学中十分重要，用于指导临床价值颇大。

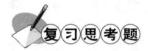

复习思考题

简析五轮学说的临床指导意义。

（辛小红）

# 痈疽第八十一（节选）

扫码"学一学"

要点导航

本篇论及痈疽之区别，涉及其其临床表现、病因病机、分类、治法、预后等，可以说是历代论述痈疽之先导。

【篇名释义】

本篇乃论痈疽之专篇，论及痈疽之病因、病机、所发部位、预后、治疗等内容，故以"痈疽"名篇。

**【原文阅习】**

黄帝曰：夫子言痈疽，何以别之？岐伯曰：营卫稽留于经脉之中，则血泣而不行，不行则卫气从之而不通，壅遏而不得行，故热。大热不止，热胜则肉腐，肉腐则为脓。然不能陷于骨髓，骨髓不为燋枯，五脏不为伤，故命曰痈。

黄帝曰：何谓疽？岐伯曰：热气淳盛[1]，下陷肌肤，筋髓枯[2]，内连五脏，血气竭，当其痈下筋骨良肉皆无余，故命曰疽。疽者，上之皮夭[3]以坚，上如牛领之皮[4]。痈者，其皮上薄以泽。此其候也。

**【校勘注释】**

[1] 淳盛：即大盛。

[2] 筋髓枯：《针灸甲乙经》"枯"作"骨肉"。杨上善："痈下者，即前之痈盛。肌、肤、肉、筋、骨、髓，斯之六中，皆悉破坏。"两者论述一致，"枯"恐为"骨肉"之误，若此，文理医理皆通。

[3] 夭：色黑无光泽。张介宾："夭以色言，黑黯不泽也，此即皮色之状，其可辨其浅深矣。"

[4] 牛领之皮：喻颈项厚且坚也。领，颈项也。

**【要点解析】**

本节论及痈疽之区别，就其临床表现来说，发于表，皮薄色泽，未及骨髓五脏，为痈；下陷肌肤，累及筋髓五脏，皮坚色晦，为疽。就其病因病机而言，"热胜则肉腐，肉腐则为脓"者为痈；热气大盛，邪气下陷肌肤，累及五脏，血气大亏者为疽。就其分类而言，本篇列举十九种痈疽，皆有外证，至于内痈，该篇未论。就其治法而说，有内治法、外治法之别，对后世启发颇大，内治法主要有消、托、补三大法，外治法则有药物、手术等法。就痈与疽而言，痈多以消法为主，疽多以托、补法为主。就其预后而言，痈预后相对较好，疽相对较差。

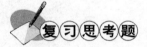

复习思考题

简述痈疽的临床表现、病因病机、常用治法。

（辛小红）

扫码"练一练"

# 附 篇

《内经》中的主要治疗手段为针刺，方药运用较少，包括《素问遗篇·刺法论》的小金丹在内，共记载了十三首方剂，现总称为"内经十三方"。由于《内经》之前及《内经》同时代的古方大多亡佚，故十三方的历史价值应予以重视。这些方剂可视为我国早期运用方剂治疗疾病的经验总结，对于后世中药的应用和方剂学的发展均有重要意义。

## 一、汤液醪醴（《素问·汤液醪醴论》）

【原文阅习】

黄帝问曰：为五谷汤液及醪醴，奈何？

岐伯对曰：必以稻米，炊之稻薪。稻米者完，稻薪者坚。

帝曰：何以然？

岐伯曰：此得天地之和，高下之宜，故能至完；伐取得时，故能至坚也。

【要点解析】

汤液、醪醴均以五谷为原料，经酿制而成，其清稀液薄者为汤液，稠浊甘甜者为醪醴，古人视其为五脏滋补品。文中强调以稻米为最佳原料，以稻薪为最好燃料，可制出具有治疗作用的汤液和醪醴，此可认为是汤剂的雏形。汤液、醪醴具有壮神活血、通经御寒、消除疲劳、舒筋活络等功效。《内经》中其他一些方剂，如左角发酒、鸡矢醴、马膏膏方、寒痹熨方等都运用了酒剂。在此启发下，张机在《金匮要略》中创立了瓜蒌薤白白酒汤和红蓝花酒，后世以酒入药或用酒制剂者更为丰富。中医方剂中用到的粳米、秫米、薏米、赤小豆、白扁豆、绿豆、浮小麦、红枣等，也都从汤液醪醴发展而来。

## 二、鸡矢醴（《素问·腹中论》）

【原文阅习】

黄帝问曰：有病心腹满，旦食则不能暮食，此为何病？

岐伯对曰：名为鼓胀。

帝曰：治之奈何？

岐伯曰：治之以鸡矢醴，一剂知，二剂已。

帝曰：其时有复发者，何也？

岐伯曰：此饮食不节，故时有病也。虽然其病且已，时故当病，气聚于腹也。

**【要点解析】**

矢，同屎。《圣济总录》中记载有鸡矢醴的制作方法："鸡矢干者，右一味为末，每用醇酒调盏半，生姜三片，煎七分，食前服。"《本草纲目》中指出："屎白，气味微寒，无毒。"鸡屎白具有下气消积、通利二便的功效，对臌胀有特效。后世常将此品与鸡内金共研末，水吞服，治疗小儿消化不良之腹胀。

## 三、乌鲗骨蘆茹丸（《素问·腹中论》）

**【原文阅习】**

帝曰：有病胸胁支满者，妨于食，病至则先闻腥臊臭，出清液，先唾血，四肢清，目眩，时时前后血，病名为何？何以得之？

岐伯曰：病名血枯。此得之年少时，有所大脱血，若醉入房中，气竭肝伤，故月事衰少不来也。

帝曰：治之奈何？复以何术？

岐伯曰：以四乌鲗骨一蘆茹二物并合之，丸以雀卵，大如小豆，以五丸为后饭，饮以鲍鱼汁，利肠中及伤肝也。

**【要点解析】**

血枯，古病名。是精血枯竭而致月经闭止不来的病证。文中指出本病是由少年时吐、衄、崩漏等失血过多，或醉后行房事等导致阴精耗竭，精血亏虚，气血耗散而成。病及肝、肾、肺等多脏，以致清气不升、浊气不降，气逆于上，则见文中所述诸症。

乌贼骨，又名海螵蛸，气味咸温而涩，主女子赤白漏下及血枯经闭。蘆茹，即茜草，气味甘寒，止血止崩，和血通经。麻雀卵、鲍鱼属血肉有情之品，补益精血，能治血枯精亏诸证。故合方具有补养精气血、强肺肝肾、和血通经的作用。民国张锡纯所设名方安冲汤、固冲汤也寓此方意。

## 四、生铁洛饮（《素问·病能论》）

**【原文阅习】**

帝曰：有病怒狂者，此病安生？

岐伯曰：生于阳也。

帝曰：阳何以使人狂？

岐伯曰：阳气者，因暴折而难决，故善怒也，病名曰阳厥。

帝曰：何以知之？

岐伯曰：阳明者常动，巨阳少阳不动，不动而动大疾，此其候也。

帝曰：治之奈何？

岐伯曰：夺其食即已。夫食入于阴，长气于阳，故夺其食即已。使之服以生铁洛为饮，夫生铁洛者，下气疾也。

**【要点解析】**

洛，通"落"。生铁落即冶铁时锤落之铁屑。其属金，性寒而重，故能坠热开结、平肝降痰，又能重镇心神。《本草纲目》中称其"平肝去怯，治善怒发狂"。历代临床常用于治疗癫痫、躁狂一类的神志病证，如清·程钟龄之生铁落饮，用此药与胆南星、贝母、橘红、菖蒲、远志、茯神、朱砂、天冬、麦冬、玄参、连翘等配伍，治疗痰火上扰所致之狂证。

## 五、泽泻饮（《素问·病能论》）

**【原文阅习】**

帝曰：善。有病身热解堕，汗出如浴，恶风少气，此为何病？

岐伯曰：病名曰酒风。

帝曰：治之奈何？

岐伯曰：以泽泻、术各十分，麋衔草五分，合以三指撮为后饭。

**【要点解析】**

酒风，在《素问·风论》中称为漏风，为嗜酒生湿伤脾、湿郁化热所致，以全身发热、身体倦怠无力、大汗如浴、恶风、少气为主症。湿热不除，致筋脉弛纵，身体懈堕，倦怠无力；湿热郁蒸，则汗出如浴，卫气虚则恶风；热甚则耗气。

泽泻甘寒淡渗，能利水道、清湿热。白术苦温，能健脾燥湿止汗。麋衔即鹿衔草，性温平，补肾祛风湿、通络强筋骨，为治风湿之药。本方对湿热内蕴，汗出恶风，筋缓身重体倦之"酒风"，有一定的疗效。本方在服法方面提出了"为后饭"，这是我国现存医学文献中对服药时间要求的最早记载。《金匮要略》中去麋衔，名曰泽泻饮，治心下有支饮，其人苦眩冒。

## 六、兰草汤（《素问·奇病论》）

**【原文阅习】**

帝曰：有病口甘者，病名为何？何以得之？

岐伯曰：此五气之溢也，名曰脾瘅。夫五味入口，藏于胃，脾为之行其精气，津液在脾，故令人口甘也，此肥美之所发也。此人必数食甘美而多肥也，肥者令人内热，甘者令人中满，故其气上溢，转为消渴。治之以兰，除陈气也。

**【要点解析】**

瘅，指热证。脾瘅即脾胃湿热证，以口甘为主症，可发展为消渴。其成因多为嗜食肥甘厚味，助湿生热，湿热困阻脾气，津液不得输布，上溢于口。

兰草，又称香草，即今之佩兰，《本经》认为兰草功效"祛秽浊，主利水道，杀蛊毒"，可除腹中陈腐之气，故可治脾瘅口甘。

## 七、左角发酒（《素问·缪刺论》）

**【原文阅习】**

邪客于手足少阴太阴足阳明之络，此五络皆会于耳中，上络左角，五络俱竭，令人身脉皆动，而形无知也，其状若尸，或曰尸厥。刺其足大指内侧爪甲上，去端如韭叶，后刺足心，后刺足中指爪甲上各一痏，后刺手大指内侧，去端如韭叶，后刺手心主，少阴锐骨之端各一痏，立已，不已，以竹管吹其两耳，鬄其左角之发方一寸燔治，饮以美酒一杯，不能饮者灌之，立已。凡刺之数，先视其经脉，切而从之，审其虚实而调之，不调者经刺之，有痛而经不病者缪刺之，因视其皮部有血络者尽取之，此缪刺之数也。

**【要点解析】**

尸厥，指突然昏倒、不省人事、状如死尸的凶险病证，常兼手足逆冷、头面青黑、呼吸微弱而不连续、脉微欲绝等症。

血余炭乃头发烧制，烧炭存性，性味苦涩微温，能消瘀利窍，《本草纲目》中记载："发乃血余，故能治血病，补阴。"酒性温热，能温经散寒、活血通络。突然气机逆乱、血瘀气阻所致之尸厥证，用左角发酒则通行经络，消瘀利窍，和畅气血，从而使经脉通，气血行，阴阳调，神志清。后世临床多将血余炭用于各种出血证，如《赤水玄珠》中的血余炭散，用此药配伍蒲黄、生地、甘草，水煎服，用治血淋。

# 八、寒痹熨法（《灵枢·寿夭刚柔》）

**【原文阅习】**

黄帝曰：刺寒痹内热，奈何？

伯高答曰：刺布衣者，以火焠之；刺大人者，以药熨之。

黄帝曰：药熨奈何？

伯高答曰：用淳酒二十升，蜀椒一升，干姜一斤，桂心一斤，凡四种，皆㕮咀，渍酒中，用绵絮一斤，细白布四丈，并内酒中。置酒马矢煴中，盖封涂，勿使泄。五日五夜，出布绵絮，曝干之，干后渍，以尽其汁。每渍必晬其日，乃出干。干，并用滓与绵絮，复布为复巾，长六七尺，为六七巾，则用之生桑炭炙巾，以熨寒痹所刺之处，令热入至于病所，寒，复炙巾以熨之，三十遍而止。汗出，以巾拭身，亦三十遍而止。起步内中，无见风。每刺必熨，如此病已矣。此所谓内热也。

**【要点解析】**

寒痹是寒邪侵袭所致，部位相对固定。寒性收引，易致经络血脉凝滞不行，不通则痛；病情较重者，营卫运行受阻，可致肢体麻木不仁。因此，寒痹的治疗应以纳热温补阳气、驱散寒邪、通行经络、调和营卫为原则。

用棉布浸药酒熨贴以治寒痹，是现存记载较早的外治方法。《五十二病方》中虽然记载了多种单味药热熨，但《内经》提出的寒痹熨法则是多味药配合组方，有了很大发展。方中蜀椒辛辣性热、干姜辛散温热、桂心温经散寒，再以酒性增强药力。药汁浸渍于布袋，再借助桑枝炭火的热力，在针刺前后，熨贴患处，施行三十遍，则通行营卫，通阳发汗，对寒痹疼痛有一定的疗效，为后世痹证外治提供了范例。

## 九、马膏膏法（《灵枢·经筋》）

### 【原文阅习】

足阳明之筋，起于中三指，结于跗上，邪外上加于辅骨，上结于膝外廉，直上结于髀枢，上循胁，属脊；其直者，上循骭，结于膝；其支者，结于外辅骨，合少阳；其直者，上循伏兔，上结于髀，聚于阴器，上腹而布，至缺盆而结，上颈，上挟口，合于頄，下结于鼻，上合于太阳，太阳为目上网，阳明为目下网；其支者，从颊结于耳前。其病足中指支胫转筋，脚跳坚，伏兔转筋，髀前肿，㿉疝，腹筋急，引缺盆及颊，卒口僻；急者目不合，热则筋纵，目不开；颊筋有寒，则急引颊移口；有热，则筋弛纵缓不胜收，故僻。治之以马膏。膏其急者；以白酒和桂以涂其缓者；以桑钩钩之，即以生桑灰置之坎中，高下以坐等。以膏熨急颊，且饮美酒，啖美炙肉，不饮酒者自强也，为之三拊而已。治在燔针劫刺，以知为数，以痛为输，名曰季春痹也。

### 【要点解析】

"胫转筋"，是小腿拘急挛缩之症；"脚跳坚"，指小腿在运动时肌肉痉挛而显坚硬；"㿉疝"，是疝气的一种，症见睾丸肿痛下坠；"卒口僻"，指口角突然㖞斜。文中以足阳明之筋为例，阐述了感受寒邪后所发生的一些病证及其治疗。由于经筋布于体表，不与内在脏腑直接相连，且易于受邪者正气必虚。因此，治疗应补虚祛寒，壮阳除阴，调和气血，温通经络。

马膏膏法内外同治，用于治疗口眼㖞僻之病。明·李时珍认为其病机是"风中血脉也……寒则筋急而僻，热则筋缓而纵"，故治宜"急者缓之，缓者急之。故用马膏之甘平柔缓，以摩其急，以润其痹，以通其血脉。用桂酒之辛热急束，以涂其缓，以和其荣卫，以通其经络。桑能治风痹，通节窍也。病在上者，酒以行之，甘以助之；故饮美酒，啖炙肉云"，即在拘急一侧涂以马膏，滋养其筋；在弛缓一侧涂白酒调和桂末，以温通经络。再用桑钩牵引，钩正其口角，并生桑炭火，温润颊部，起到热敷作用。在外治的同时，饮酒行气血，通经络，食炙肉补体虚，其目的在于助血舒筋而补虚。

## 十、半夏秫米汤（《灵枢·邪客》）

### 【原文阅习】

今厥气客于五脏六腑，则卫气独卫其外，行于阳不得入于阴。行于阳则阳气盛，阳气盛则阳蹻陷；不得入于阴，阴虚故目不瞑。

黄帝曰：善。治之奈何？

伯高曰：补其不足，泻其有余，调其虚实，以通其道而去其邪。饮以半夏汤一剂，阴阳已通，其卧立至。

黄帝曰：善。此所谓决渎壅塞，经络大通，阴阳和得者也。愿闻其方。

伯高曰：其汤方：以流水千里以外者八升，扬之万遍，取其清五升煮之，炊以苇薪，火沸，置秫米一升，治半夏五合，徐炊，令竭为一升半，去其滓，饮汁一小杯，日三，稍益，以知为度。故其病新发者，覆杯则卧，汗出则已矣。久者，三饮而已也。

### 【要点解析】

人之寤寐与卫气循行密切相关。卫气由阴出阳则寤，由阳入阴则寐。若厥逆之气入侵脏腑，迫使卫气运行失常，不得入于阴，则阳气盛于外而阴虚于内，故不得眠。治疗当以调和阴阳。

半夏秫米汤中半夏辛温通阳，祛邪降逆；秫米，甘而微凉，能养营补阴，《本草纲目》谓其"益阴气而利大肠"，二药寒温配伍，可使卫气入于阴而失眠自愈。流水千里，扬之万遍的甘澜水，其性柔，也有交通阴阳的作用。

此方临床可用于痰浊、食滞胃肠所导致的失眠、胸膈胀满。后世常用半夏与夏枯草配伍作为治疗失眠的对药，《冷庐医话》云："盖半夏得阴而生，夏枯草得阳而长，是阴阳配合之妙也。"

## 十一、豕膏（《灵枢·痈疽》）

### 【原文阅习】

黄帝曰：愿尽闻痈疽之形与忌日名。

岐伯曰：痈发于嗌中，名曰猛疽。猛疽不治，化为脓，脓不泻，塞咽，半日死；其化为脓者，泻已则合豕膏，无令食，三日而已。

### 【要点解析】

猛疽，古病名，又称结喉痈，发于咽喉。其发病急，病情凶险，容易引起咽喉阻塞。其症见咽喉肿痛、吞咽困难、呼吸不畅，常伴恶寒发热。此外，本篇中还载有生于腋窝的米疽。两者从气所发部位及症状辨析，皆为肺经火毒炽盛所致。

豕膏，即炼过滤净之猪脂油，性味甘微寒，无毒，可滑利血脉，补虚润肺，入膏药主诸疮。早在《五十二病方》中就有豕膏治病的记载。《千金要方》曾设猪膏酒，用猪膏、姜汁煎汁加酒治肝劳虚寒。

## 十二、蓤翘饮（《灵枢·痈疽》）

### 【原文阅习】

发于胁，名曰败疵。败疵者，女子之病也。久之，其病大痈脓，其中乃有生肉，大如赤小豆。治之，剉蓤翘草根各一升，以水一斗六升煮之。竭为取三升，则强饮厚衣，坐于釜上，令汗出至足已。

### 【要点解析】

败疵，亦称胁痈。李杲指出："胁者，肝之部也。如人多郁怒，故患此疮。"

一说蔆，即菱角，《本草纲目》认为菱角可解丹石毒、酒毒、伤寒极热；翘，即连翘，善于清热解毒，消肿散结。两者并用，辅以蒸气熏之，可以清热解毒，使热毒以汗而出，败疵得愈。一说蔆翘，即连翘。单用连翘一味，就可以治疗败疵。

## 十三、小金丹（《素问遗篇·刺法论》）

**【原文阅习】**

小金丹方：辰沙二两，水磨雄黄一两，叶子雌黄一两，紫金半两，同入合中，外固了，地一尺筑地实，不用炉，不须药制，用火二十斤煅之也。七日终，候冷七日取，次日出合子，埋药地中。七日取出，顺日研之，三日炼白沙蜜为丸，如梧桐子大，每日望东吸日华气一口，冰水下一丸，和气咽之，服十粒，无疫干也。

**【要点解析】**

方中的辰沙（朱砂）、雄黄、雌黄、金箔均是辟瘟防疫常用药物，四味合用，可以镇心安神，辟秽解毒，对于疫疠流行有一定的防治作用。《内经》虽有疫病的相关论述，但至《肘后备急方》《诸病源候论》《千金方》几部书才对疫病有了较为详细的记载。清·周学海认为小金丹非《内经》原有，属后人伪托，其方应成于《诸病源候论》之后。本方的服食法也与道家的益气养生有关。

（吴筱枫）

# 参考文献

[1] （晋）皇甫谧.《针灸甲乙经》[M].北京：人民卫生出版社，2006.

[2] （隋）杨上善.《黄帝内经太素》[M].北京：人民卫生出版社，1981.

[3] （唐）王冰.《黄帝内经素问》[M].北京：人民卫生出版社，1979.

[4] （宋）林亿.《重广补注黄帝内经素问》（新校正）[M].北京人民卫生出版社，1979.

[5] （明）马莳.《黄帝内经素问注证发微》[M].北京：学苑出版社，2003.

[6] （明）马莳.《黄帝内经灵枢注证发微》[M].北京：学苑出版社，2003.

[7] （明）吴崑.《内经素问吴注》[M].济南：山东科学技术出版社，1984.

[8] （明）张介宾.《类经》[M].北京：人民卫生出版社，1980.

[9] （明）张介宾.《类经图翼》[M].北京：人民卫生出版社，1980.

[10] （明）张介宾.《类经附翼》[M].北京：人民卫生出版社，1980.

[11] （明）李中梓.《内经知要》[M].北京：人民卫生出版社，2007.

[12] （明）张志聪.《黄帝内经素问集注》[M].北京：中医古籍出版社，2011.

[13] （明）张志聪.《黄帝内经灵枢集注》[M].北京：中医古籍出版社，2011.

[14] （清）高士宗.《黄帝内经直解》[M].北京：科学技术文献出版社，1980.

[15] （清）姚止庵.《素问经注节解》[M].北京：人民卫生出版社，1983.

[16] （日）丹波元简.《素问识》[M].北京：中医古籍出版社，2017.

[17] （日）丹波元简.《灵枢识》[M].北京：中医古籍出版社，2017.

[18] 龙伯坚.《黄帝内经概论》[M].上海：上海科学技术出版社，1980.

[19] 郭霭春.《黄帝内经素问校注》[M].北京：人民卫生出版社，1996.

[20] 程士德.《素问注释汇粹》[M].北京：人民卫生出版社，1982.

[21] 王洪图.《黄帝内经研究大成》[M].北京：人民卫生出版社，1996.

[22] 张登本，武长春.《内经词典》[M].北京：人民卫生出版社，1990.

[23] 南京中医学院.《黄帝内经素问译释》[M].上海：上海科学技术出版社，1982.

[24] 山东中医学院，河北医学院.《黄帝内经素问校释》[M].北京：人民卫生出版社，1998.

[25] 河北医学院.《灵枢经校释》[M].北京：人民卫生出版社，1982.

[26] 马烈光，张新渝.《黄帝内经素问》[M].成都：四川科学技术出版社，2008.

[27] 张新渝，马烈光.《黄帝内经灵枢》[M].成都：四川科学技术出版社，2008.